Pankreaserkrankungen

Büchler · Uhl · Malfertheiner

Pankreaserkrankungen

Akute Pankreatitis
Chronische Pankreatitis
Tumore des Pankreas

2., vollständig überarbeitete Auflage
168 Abbildungen, davon 36 vierfarbig, und 87 Tabellen, 2004

KARGER

Basel · Freiburg · Paris · London · New York
Bangalore · Bangkok · Singapore · Tokyo · Sydney

Markus W. Büchler, Prof. Dr. med., Dr. med. h.c.

Geschäftsführender Direktor
Chirurgische Klinik
Abteilung für Allgemein-, Viszeral-, Unfallchirurgie und Poliklinik
Ruprecht-Karls-Universität Heidelberg
D-69120 Heidelberg (Deutschland)

Waldemar Uhl, Priv.-Doz., Dr. med.

Geschäftsführender Oberarzt
Chirurgische Klinik
Abteilung für Allgemein-, Viszeral-, Unfallchirurgie und Poliklinik
Ruprecht-Karls-Universität Heidelberg
D-69120 Heidelberg (Deutschland)

Peter Malfertheiner, Prof. Dr. med.

Direktor
Klinik für Gastroenterologie, Hepatologie und Infektiologie
Otto-von-Guericke-Universität Magdeburg
D-39120 Magdeburg (Deutschland)

Bibliografische Information der Deutschen Bibliothek
Die Deutsche Bibliothek verzeichnet diese Publikation in der Deutschen Nationalbibliografie; detaillierte bibliografische Daten sind im Internet über http://dnb.ddb.de abrufbar

Dosierungsangaben von Medikamenten: Autoren und Verlag haben alle Anstrengungen unternommen, um sicherzustellen, dass Auswahl und Dosierungsangaben von Medikamenten im vorliegenden Text mit den aktuellen Vorschriften und der Praxis übereinstimmen. Trotzdem muss der Leser im Hinblick auf den Stand der Forschung, Änderungen staatlicher Gesetzgebungen und den ununterbrochenen Fluss neuer Forschungsergebnisse bezüglich Medikamentenwirkung und Nebenwirkungen darauf aufmerksam gemacht werden, dass unbedingt bei jedem Medikament der Packungsprospekt konsultiert werden muss, um mögliche Änderungen im Hinblick auf Indikation und Dosis nicht zu übersehen. Gleiches gilt für spezielle Warnungen und Vorsichtsmassnahmen. Ganz besonders gilt dieser Hinweis für empfohlene neue und/oder nur selten gebrauchte Wirkstoffe.

Printed in Switzerland on acid-free paper by Reinhardt Druck, Basel
ISBN 3-8055-7460-6

Für Hedi, Karin und Regina

Inhalt

Abkürzungen

AIP	akute interstitiell-ödematöse Pankreatitis
ALAT	Alaninaminotransferase
AP	alkalische Phosphatase
APACHE II	applied physiology and chronic health evaluation score
ARDS	adult respiratory distress syndrome
ASAT	Aspartataminotransferase
α_1-AT	α_1-Antitrypsin
ATP	Adenosintriphosphat
BII	Billroth-II-Resektion
BE	Basenexzess
BFGF	basic fibroblast growth factor
BUN	Harnstoff
BZ	Blutzucker
CA 19-9	Tumormarker
cAMP	Adenosinmonophosphat
CAPAP	activation peptide of carboxypeptidase B
CAPD	continuous ambulatory peritoneal dialysis
CCE	Cholezystektomie
CCK	Cholezystokinin
CEA	karzinoembryonales Antigen
CEH	Karboxylesterhydrolase
CFTR	cystic fibrosis transmembrane conductance regulator
CGRP	calcitonin gene-related peptide
COX II	Cyclooxigenase II
CRP	C-reaktives Protein
CT	Computertomographie
D	Dalton
DDI	2′-3′-Dideoxyinosin
DIK	disseminierte intravasale Koagulation
ECL-Zellen	Histaminproduzenten
EF	efficacy factor
EGF	epidermal growth factor
EGFR	epidermal growth factor receptor
EKG	Elektrokardiogramm
EPT	endoskopische Papillotomie
ERC	endoskopisch retrograde Cholangiographie
ERCP	endoskopisch retrograde Cholangiopankreatikographie
ERP	endoskopisch retrograde Pankreatikographie
ESWL-Therapie	extrakorporale Stosswellenlithotripsie
FGF	fibroblast growth factor
FiO_2	inspiratorische Sauerstoffkonzentration
FIP	Fédération Internationale Pharmaceutique
FNA	Feinnadelaspiration
FNP	Feinnadelpunktion
FNP+	Feinnadelpunktion mit positivem Keimnachweis
G	Giga, Dezimalvorsatz für Faktor 10^9
GAP43	growth-associated protein
G-CSF	granulozytenkoloniestimulierender Faktor
GEP	gastroenteropankreatisch
GI	gastrointestinal
γ-GT	γ-Glutamyltranspeptidase
HGF	hepatocyte growth factor
HK	Hämatokrit
HLA-Haplotypen	Histokompatibilitätsantigen-Genkomplexe
hPASP	humanes pankreasspezifisches Protein
IAPP	insulin-like amyloid polypeptide
ICU	Intensivstation
IDDM	insulin-dependent diabetes mellitus
IGF	insulin-like growth factor
IL-4	Interleukin-4
IL-6	Interleukin-6
IL-8	Interleukin-8
IMC	intermediate care
IPMN	intraduktal papillär-muzinöse Neoplasie
IU	internationale Einheiten
LDH	Laktatdehydrogenase
LH-RH-Analoga	«Luteinizing-hormone-releasing-hormone»-Analoga
LWS-Syndrom	Lendenwirbelsäulensyndrom mit radikulären Schmerzen
α_2-M	α_2-Makroglobulin
MCV	mittleres korpuskuläres Volumen von Erythrozyten

MCT	mittelkettige Triglyzeride
MEN	multiple endokrine Neoplasie
MOF	Multiorganversagen
MRCP	magnetic resonance cholangiopancreatography
MRSA	Methicillin-resistente *Staphylococcus aureus*
MRSE	Methicillin-resistente *Staphylococcus epidermis*
MRT	Magnetresonanztomographie
NBT-PABA-Test	N-Benzoyl-*L*-Tyrosyl-*p*-Amino-benzoesäure(PABA)-Test
NCT	normalkettige Triglyzeride
NET	neuroendokrine Tumore
NGF	nerve growth factor
NP	akute nekrotisierende Pankreatitis
o.B.	ohne pathologischen Befund
OGTT	oraler Glukosetoleranztest
ORC-Kanäle	outward rectifying chloride channels
PAF	platelet-activating factor
PBC	primary bilirary cirrhosis
PCA	patient controlled anesthesia
pCO_2	Kohlendioxidpartialdruck
PCR	polymerase chain reaction
PCT	Prokalzitonin
PDGF	platelet-derived growth factor
PEEP	positive endexpiratory pressure
PET	Positronenemissionstomographie
PLA_2	Phospholipase A_2
PLT-Test	Pankreolauryltest
PMN-Elastase	polymorphkernige Elastase
pO_2	arterieller Sauerstoffpartialdruck
PP	pankreatisches Polypeptid
PPOm	pankreatisches Polypeptinom
PP-Whipple	pyloruserhaltende partielle Duodenopankreatektomie
PSC	primäre sklerosierende Cholangitis
PSTI	pancreatic secretory trypsin inhibitor
PT	Papillotomie
PTC	perkutane transhepatische Cholangiographie
PTCD	perkutane transhepatische Cholangiodrainage
PTT	partielle Thromboplastinzeit
SAPS	simplified acute physiology score
SIRS	systemic inflammatory response syndrome
SP	Substanz P
SPINK1	Serinproteaseinhibitor Kazal-Typ 1
TAF	thrombozytenaktivierender Faktor
TAP	trypsinogen-activation peptide
TGF	transforming growth factor
TNF-α	tumor necrosis factor-α
TNM-System	Tumor-Staging-System
U	unit(s), Einheit(en)
UICC	Union Internationale contre le Cancer
US	Ultraschall = Sonographie
VEGF	vascular epithelial growth factor
VRE	Vancomycin-resistente Enterokokken
ZF	zystische Fibrose
ZVD	zentraler Venendruck
ZVK	zentraler Venenkatheter

Vorwort zur 2. Auflage

Unser Buch «Pankreaserkrankungen» ist nach seinem Erscheinen 1996 auf grosses Echo gestossen. Acht Jahre nach der Erstauflage hat es aber an Aktualität verloren. Wir haben das in dieser Zeit gewonnene immense neue Wissen in einer überarbeiteten Auflage zusammengefasst. Gedankt sei neben den Lesern auch den vielen Rezensenten für ihr Lob und ihre Kritik, die in der interdisziplinären Überarbeitung miteingeflossen sind. Die vorliegende, vollständig überarbeitete 2. Auflage stellt eine Synopsis aus evidenzbasierter Literatur und der eigenen langjährigen Expertise auf dem Gebiet der Pankreaserkrankungen dar. Aufgenommen wurde das aktuelle Wissen zur Diagnose und Therapie bei der akuten Pankreatitis. Neben neuen Nekrosemarkern wurde vor allem der Bildgebung mittels Kernspintomographie und den verschiedenen randomisierten kontrollierten Studien zur Therapie grosse Aufmerksamkeit geschenkt. Bei der chronischen Pankreatitis wurden Ätiologie und Klassifikation überarbeitet und Klinik, Pankreasfunktion und Bildgebung wesentlich mehr Tribut gezollt. Was die evidenzbasierte Therapie anbelangt, wurden neue klinische Studien aufgenommen. Bei den Pankreastumoren wurden vor allem die Bildgebung mit der revolutionären Technik des Spiral-CT und die ultraschnelle Kernspintomographie in der «All-in-one»-Technik herausgestellt. Letztere ermöglicht die gleichzeitige Darstellung von Morphologie, Gefäss- und Gangverhältnissen. Der in Zukunft immer wichtiger werdenden Molekularbiologie und den den Erkrankungen zugrundeliegenden Genpolymorphismen wurde besondere Aufmerksamkeit geschenkt. Am Ende folgt ein umfassendes Literaturverzeichnis, geordnet nach «Evidence-based-medicine»-Kriterien, um dem Leser die Möglichkeit zu geben, selbst in den Originalarbeiten nachzulesen. Bewusst wurde darauf verzichtet, die Literatur in den Text einzubauen, um den Lesefluss nicht zu behindern.

Die vorliegende 2., vollständig überarbeitete Auflage soll fachübergreifend klinisch relevant informieren und dem Wohle unserer Patienten mit Pankreaserkrankungen dienen.

Eine erste englische Ausgabe wird 2004 aufgelegt.

Heidelberg/Magdeburg, im Dezember 2003

Markus W. Büchler
Waldemar Uhl
Peter Malfertheiner

Vorwort zur 1. Auflage

Das vorliegende Buch richtet sich an Ärzte in Klinik und Praxis, an Studenten der klinischen Semester sowie an Fachärzte und Spezialisten mit Interesse am Pankreas.

Die Zielsetzung des Buches heisst: Sinnvolle fundamentale Darstellung der drei wesentlichen Erkrankungen der Bauchspeicheldrüse mit didaktischen, grafischen und Stilelementen im Text, die die Aufnahme der Inhalte so einfach und nachdrücklich wie möglich machen.

Lehr- und Handbücher setzen sich in der Regel aus vielen Einzelbeiträgen verschiedener Spezialisten zusammen, mit dem Nachteil mangelnder Homogenität. Das vorliegende Buch wurde deshalb von den drei Autoren interdisziplinär – Innere Medizin/Chirurgie – verfasst, um dem tätigen Arzt eine ganzheitliche Sicht zu vermitteln.

Die Autoren beschäftigen sich seit mehr als 10 Jahren gemeinsam mit dem klinischen Thema «Pankreas». Daher war es ein besonderes Anliegen, im Text und in den Abbildungen zwischen diesen beiden grossen Fächern der Medizin einen patientenorientierten und vor allen Dingen für den lernenden Arzt konsensfähigen Inhalt über die Lehre der Pankreaserkrankungen, deren Diagnostik und Therapie zu finden.

Klinische Themen sind für den tätigen Arzt weitaus wichtiger als grundlagenwissenschaftliche, weshalb im vorliegenden Buch klinischen Inhalten der Vorzug gegeben wurde; trotzdem kommt die Pathophysiologie nicht zu kurz. Mit dem Auge das bewusst kurzgehaltene Geschriebene in Form von Tabellen und schematischen Abbildungen zu vertiefen, war ein wesentliches Ziel. Der Leser findet in den Abschnitten «Diagnostik» und «Therapie» immer klare Aussagen, deren Wertigkeit in vielen Jahren klinischer Arbeit erprobt wurde und die ihre Bewährungsphase durchlaufen haben.

Unseren Patienten gerecht zu werden in ihrem Anspruch auf eine fachübergreifende krankheitszentrierte Medizin, war die wesentliche Triebkraft zur Konzeption des vorliegenden Buches.

Bern/Magdeburg, im April 1996

Markus W. Büchler
Waldemar Uhl
Peter Malfertheiner

Akute Pankreatitis

Fall 1

40 Jahre, männlich, verheiratet, 2 Kinder, von Beruf Maurer, seit Jahren kompensiertes Alkoholproblem

Anamnese

Der Patient stellte sich am Montagvormittag bei seinem Hausarzt vor. Am Tag zuvor hatte er an einer Vereinsfeier teilgenommen und reichlich Alkohol konsumiert. In der vergangenen Nacht waren starke Oberbauchschmerzen aufgetreten, mit Ausstrahlung in den Rücken. Der Patient hatte zu Hause bereits 1 g Paracetamol und 20 mg Butylscopolaminiumbromid peroral zu sich genommen. Danach war keine wesentliche Schmerzlinderung eingetreten. Mittlerweile hatten die Oberbauchschmerzen an Stärke dramatisch zugenommen, und der Patient wurde von seiner Ehefrau mit der dringenden Bitte um Schmerzlinderung in die Praxis gebracht.

Untersuchungsbefund

Patient schwitzt. Gerötetes Gesicht. Bei der Untersuchung des Abdomens werden starke epigastrische Schmerzen angegeben, mit radiärer Ausstrahlung in den Rücken. Das Abdomen ist im Oberbauch gespannt, jedoch nicht peritonitisch. Deutlicher Druckschmerz im Epigastrium. Teigige Schwellung des Oberbauchs tastbar. Bei der Auskultation ist das Abdomen stumm. Perkutorisch findet sich ein Meteorismus.

Körpergewicht 81 kg, Körpergrösse 170 cm.
Körpertemperatur 37,9°C (rektal), Herzfrequenz 105/min, Blutdruck 150/105 mm Hg.
Laborwerte: Hämoglobin 14,5 g/dl, Leukozyten 13,5 G/l, Amylase 2025 U/l, ASAT 18 U/l, ALAT 21 U/l, γ-GT 85 U/l, alkalische Phosphatase 95 U/l, Glukose 93 mg/dl, Bilirubin 10 μmol/l, Kreatinin 98 μmol/l, Natrium 138 mmol/l, Kalium 4,4 mmol/l, Kalzium 2,2 mmol/l, CRP 35 mg/l.

Sonographie

Deutlicher Meteorismus, deswegen insgesamt schwer beurteilbare Verhältnisse. Leber vergrössert, Verdacht auf Steatose, Gallenblase unauffällig, insbesondere kein Anhalt für Gallensteine. Extrahepatische Gallenwege nicht dilatiert. Pankreas nur im Korpusbereich einsehbar, hier Struktur aufgelockert, Organ verbreitert. Kein Anhalt für Pankreasgangdilatation, keine Kalzifikationen, kein Tumorbefund, keine freie Flüssigkeit im Abdomen.

Diagnose

Akute ödematöse Pankreatitis, wahrscheinlich alkoholbedingt.

Therapieentscheidung

In der Arztpraxis intramuskuläre Injektion von 20 mg Pethidin, anschliessend Einweisung ins Krankenhaus zur stationären Betreuung.

Verlauf

Im Krankenhaus Aufnahme in der Inneren Medizin (Überwachungsstation). Es werden ein Blasenkatheter sowie ein zentraler Venenkatheter plaziert. Nahrungskarenz. Kontinuierliche Schmerztherapie mit 2 g Prokainhydrochlorid/Tag via Dauerinfusion (Perfusor). Tägliche Kontrolle des CRPs, welches nie über 50 mg/l ansteigt. Infusionstherapie mit kristalloiden Lösungen: Tag 1 und Tag 2 jeweils 4,5 Liter/24 h, Tag 3 Reduktion auf 3 Liter/24 h. Unter dieser Behandlung kommt es innerhalb von 24 h zu Schmerzfreiheit. Patient erholt sich rasch. Serumamylase am Tag 4 bereits im Normbereich. Beginn der Nahrungsaufnahme mit Tee am Tag 5 mit anschliessender langsamer Steigerung bis zum kompletten Nahrungsaufbau am Tag 8. ERCP am Tag 9 zeigt normales Pankreasgangsystem ohne Anhalt für Stenose, Zysten oder Kontrastmittelaustritt. Entlassung des Patienten am Tag 10 in gutem Allgemeinzustand.

Prognose

Bei Alkoholkarenz ist die Prognose gut. In Anbetracht der beruflichen und sozialen Situation ist jedoch Alkoholkarenz unwahrscheinlich. Daher ist mit rezidivierenden Schüben von akuter Pankreatitis zu rechnen.

Fallbeschreibung

Anamnese	24 h zuvor Alkoholexzess (Vereinsfeier)
Diagnose	akute Pankreatitis
Ätiologie	Alkohol
Labor	Amylase 2025 U/l CRP 35 mg/l keine Cholestase
Sonographie	normale Gallenblase/Gallenwege ödematöse Pankreatitis
Staging	ödematöse (leichte) Form
Therapie	Nahrungskarenz Infusionstherapie (ZVK) Blasenkatheter
Verlauf	Besserung in 7 Tagen Entlassung am Tag 10
Prognose	gut bei Alkoholkarenz

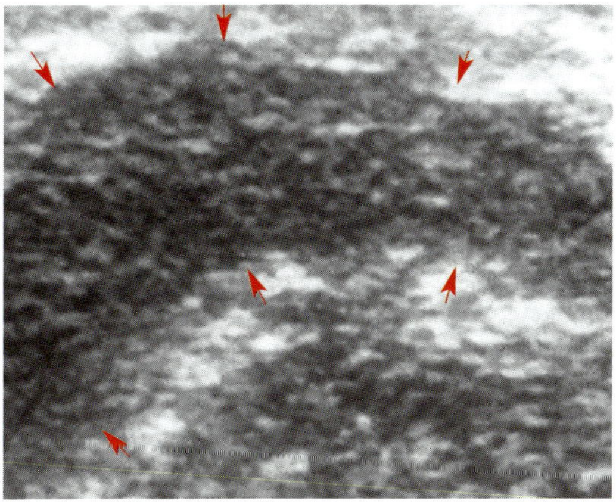

Ödematöse Pankreatitis in der Sonographie. Aufgelockerte Organstruktur mit unscharfen Organgrenzen (Pfeile).

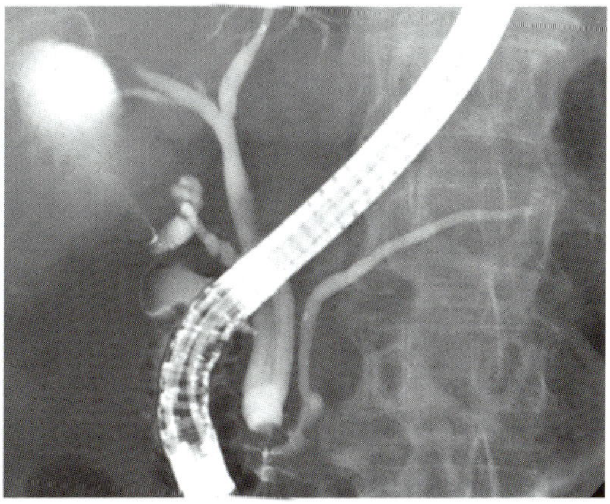

ERCP mit unauffälligem Gallen- und Pankreasgangsystem.

Fall 2

64 Jahre, weiblich, verheiratet, 3 Kinder, Hausfrau

Anamnese

Die Patientin hat 3 Kinder geboren. Seit ihrem 40. Lebensjahr ist eine Adipositas bekannt. Bei einer Routineuntersuchung 2 Jahre zuvor wurden sonographisch Gallenblasensteine diagnostiziert. Die Patientin wurde am Vormittag in ein Krankenhaus eingewiesen. Am Vorabend waren 20 min nach dem Abendessen kolikartige Oberbauchschmerzen rechts aufgetreten. Diese hatte die Patientin zu Hause durch Selbstmedikation mit Butylscopolaminiumbromid-Zäpfchen erfolgreich therapiert. Seit den frühen Morgenstunden waren jedoch dumpfe anhaltende diffuse Oberbauchschmerzen dazugekommen, vor allem im Epigastrium, mit Ausstrahlung nach rechts in den Rücken. Der Hausarzt hatte anlässlich eines Hausbesuchs den Verdacht auf eine therapierefraktäre Gallenkolik geäussert und die Klinikeinweisung angeordnet.

Untersuchungsbefund

Die Patientin hat die Beine angezogen, sie kann nicht gestreckt auf dem Rücken liegen. Sie klagt über starke anhaltende bohrende epigastrische Schmerzen. Zusätzlich Übelkeit bei Zustand nach zweimaligem Erbrechen.

Das Abdomen ist bei deutlich adipösen Bauchdecken sehr druckschmerzhaft, vor allem im Epigastrium und rechts unter dem Rippenbogen. Peritonismus wird nicht erhoben. Peristaltik sehr spärlich. Deutliche Luftfüllung des Intestinums im Klopfschall. Skleren angedeutet ikterisch, Zunge trocken, belegt.

Körpergewicht 77 kg, Körpergrösse 161 cm.

Körpertemperatur 38,2 °C (rektal), Herzfrequenz 94/min, Blutdruck 155/80 mm Hg.

Laborwerte: Hämoglobin 12,6 g/dl, Leukozyten 17,5 G/l, Amylase 3750 U/l, Lipase 2360 U/l, ASAT 105 U/l, ALAT 98 U/l, γ-GT 65 U/l, alkalische Phosphatase 314 U/l, Bilirubin 66 µmol/l, Kreatinin 67 µmol/l, Glukose 112 mg/dl, Natrium 140 mmol/l, Kalium 4,3 mmol/l, Kalzium 2,1 mmol/l, CRP 66 mg/l.

Sonographie

Gallenblase gross, mit multiplen Konkrementen bis 0,8 cm Durchmesser. Extrahepatische Gallenwege mit 9 mm dilatiert. Ein Konkrement in den Gallenwegen kann nicht sicher dargestellt werden. Pankreas mit Strukturinhomogenitäten, deutlicher Auflockerung des Parenchyms im Sinne einer diffusen Hypodensität. Pankreas vergrössert. Peripankreatisch Nachweis von Flüssigkeit. Deutliches Ödem in der Mesenterialwurzel, etwa 100 ml Flüssigkeit im Douglas-Raum.

Diagnose

Akute ödematöse Pankreatitis, wahrscheinlich gallensteinbedingt.

Therapieentscheidung

ERC ± gegebenenfalls Papillotomie.

Verlauf

Die Patientin wird auf der Überwachungsstation einer internen medizinischen Abteilung hospitalisiert. Es werden ein Blasenkatheter, ein zentraler Venenzugang sowie eine Magensonde plaziert. Nach 4 h erfolgt eine endoskopisch-retrograde Darstellung des Gallenwegsystems. Dabei finden sich ein erweitertes extrahepatisches Gallenwegsystem mit mehreren Steinen und ein 0,4 cm grosses inkarzeriertes Papillenkonkrement, welche via Papillotomie und Steinextraktion geborgen werden.

12 h nach Papillotomie und Steinextraktion sind die Beschwerden rückläufig. Es werden Nahrungskarenz und Infusionstherapie (3–5 Liter kristalloide Lösungen/Tag) über 6 Tage durchgeführt. Anschliessend Nahrungsaufbau, klinisch deutliche Erholung. Laparoskopische Cholezystektomie am 7. Tag nach Krankenhauseintritt, postoperativ unkomplizierter Verlauf, Entlassung der Patientin am 12. Tag nach Klinikeinweisung bei ständiger Normalisierung der klinischen Symptomatik und der Laborparameter. Eine Kontrollsonographie am Tag 10 zeigt das Pankreas von normaler Grösse und Struktur bei noch vorhandener Flüssigkeit in geringen Mengen im Abdomen.

Prognose

Die Patientin ist als geheilt zu betrachten.

Fallbeschreibung

Anamnese	Gallensteine bekannt 24 h zuvor Koliken im rechten Oberbauch	
Diagnose	akute Pankreatitis	
Ätiologie	Gallensteine	
Labor	Amylase 3750 U/l CRP 66 mg/l	ASAT 105 U/l Bilirubin 66 μmol/l
Sonographie	Cholelithiasis ödematöse Pankreatitis	
Staging	ödematöse (leichte) Form	
Therapie	Nahrungskarenz Infusionstherapie (ZVK) Blasenkatheter ERC, Papillotomie und Steinextraktion	
Verlauf	Besserung in 5 Tagen laparoskopische Cholezystektomie am Tag 7 Entlassung am Tag 12	
Prognose	gut, geheilt	

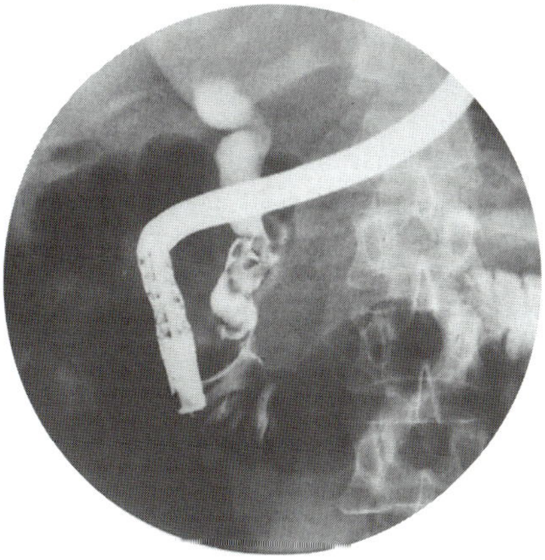

ECRP mit Choledochuskonkrement.

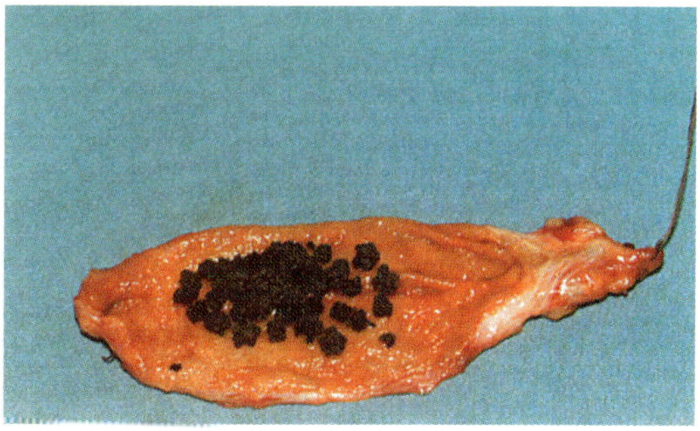

Gallenblase mit multiplen kleinen Konkrementen bei akuter biliärer Pankreatitis.

Fall 3

40 Jahre, weiblich, verheiratet, 1 Kind, Bürokauffrau

Anamnese

Mit seit 42 h zunehmenden Abdominalschmerzen und Schockzustand wurde die Patientin nach einem Alkoholexzess bei bekanntem Abusus in einem peripheren Krankenhaus hospitalisiert. Bei rascher klinischer Verschlechterung und Diagnosestellung einer schweren akuten Pankreatitis mit Beatmungspflichtigkeit wurde die Patientin in die Zentrumsklinik verlegt.

Untersuchungsbefund

Patientin tachypnoisch, tachykard, hypoton. Abdomen prallelastisch gespannt, mit Peritonismus im Oberbauch, somnolent.

Körpergewicht 103 kg, Körpergrösse 175 cm.
Körpertemperatur 38,9 °C (rektal), Herzfrequenz 132/min, Blutdruck 95/55 mm Hg.
Laborwerte: Hämoglobin 11,2 g/dl, Leukozyten 16,5 G/l, Amylase 1405 U/l, Lipase 1896 U/l, ASAT 29 U/l, γ-GT 115 U/l, Kreatinin 194 mmol/l, Kalzium 1,75 mmol/l, Blutzucker 312 mg/dl, Quick 60%, CRP 347 mg/l, Blutgasanalyse: pO_2 62 mm Hg bei 6 Liter Sauerstoff/min, pH 7,3, pCO_2 31,4 mm Hg, Basenexzess −10,9.

Sonographie

Nachweis einer Cholezystolithiasis und Litersteatose. Pankreasregion bei massiver Luftgasüberlagerung nicht einsehbar.

Kontrastmittel-CT

Nachweis einer akuten nekrotisierenden Pankreatitis mit 50% Parenchymnekrosen, vor allem in Korpus und Kaput bei normaler Perfusion des Pankreasschwanzes. Ausgedehnte peripankreatische Nekrosen mit Nekrosestrassen links und rechts retrokolisch. Freie Flüssigkeit intraabdominell. Deutliche Zeichen eines paralytischen Ileus mit distendierten Dünn- und Dickdarmschlingen.

Diagnose

Nekrotisierende Pankreatitis mit Multiorganversagen (pulmonal, renal, kardiozirkulatorisch, Gerinnung, zerebral).

Therapieentscheidung

Einweisung auf Intensivstation.

Verlauf

Die Patientin wird intubiert und mechanisch kontrolliert beatmet mit einem FiO_2 von 80% und einem PEEP von 10 mm Hg. Die konservative Therapie mit Nahrungskarenz, Magensonde, Blasenkatheter und Infusionstherapie entsprechend dem ZVD wird fortgeführt. Initiierung einer intravenösen Antibiotikatherapie mit Imipenem/Cilastatin. Bei Oligurie Verordnung von kristalloiden Infusionslösungen mit initial 6 Liter/24 h, kontrolliert nach ZVD. Zusätzlich Gabe von 200 mg Furosemid/24 h. Applikation von Noradrenalin bei Hypotonie, Dosis 7μg/kg/min, und Verabreichung von Dopamin zur Erhöhung des renalen Blutflusses, Dosis 10 mg/h. Im Verlauf Stabilisierung, jedoch am 18. Tag erneute deutliche Kreislaufverschlechterung mit septischen Temperaturen. Kontroll-CT. Feinnadelaspiration von Nekrosesekret. Im Grampräparat Nachweis von gramnegativen Keimen und späterer Kulturnachweis von *E. coli, Proteus* und *Candida*. Laparotomie mit Entfernung der Pankreas- und Retroperitonealnekrosen. Die Patientin erholt sich im Anschluss und kann 3 Wochen später von der Intensivstation mit reduzierter geschlossener kontinuierlicher Retroperitoneallavage verlegt werden. Sukzessives Sistieren der Spülung, Kostaufbau und Mobilisation der Patientin. Weitere 2 Wochen später Entwicklung von Temperaturen bis 39 °C und erhöhten Entzündungsparametern. Im CT Nachweis einer retrokolischen Kollektion rechts, die in der gleichen Sitzung interventionell drainiert wurde. Entfernung dieser Abszessdrainage nach 10 Tagen. Entlassung nach 56 Tagen bei persistierender Pankreasfistel mit Sekretmengen von 50 ml/Tag.

Fallbeschreibung

Anamnese	Zuweisung in Zentrumsklinik	
Diagnose	akute Pankreatitis	
Ätiologie	Alkohol (Kofaktor: Gallensteine)	
Labor	Leukozyten 16,5 G/l Lipase 1896 U/l γ-GT 115 U/l Kreatinin 194 mmol/l Kalzium 1,75 mmol/l Blutzucker 312 mg/dl	CRP 347 mg/l pO_2 62 mm Hg bei 6 Liter Sauerstoff/min Basenexzess –10,9
CT	Pankreasnekrosen (50%) und ausgedehnte peripankreatische Nekrosen	
Staging	nekrotisierende Pankreatitis	
Therapie	Intensivstation maschinelle Beatmung Katecholamine	Diuretika Antibiotikum
Operation	Nekrosektomie und Retroperitoneallavage	
Verlauf	interventionelle Abszessdrainage, Spontanverschluss der persistierenden Pankreasfistel nach 2 Monaten, rückläufiger Bedarf an Insulin	
Prognose	gut, mit Erholung der exokrinen und endokrinen Pankreasfunktion	

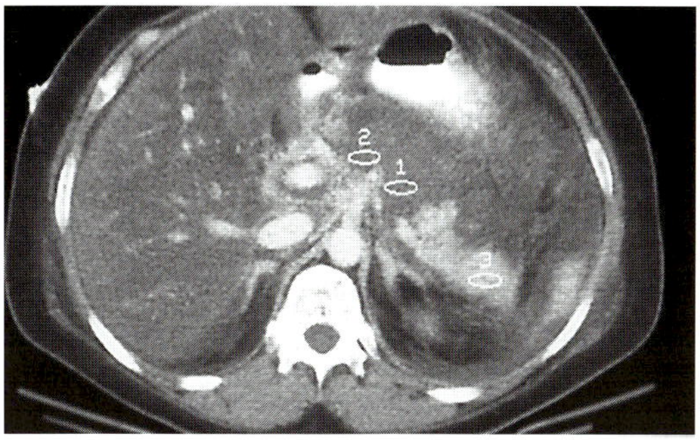

Kontrastmittel-CT. Pankreaskopf- (2) und -korpusnekrose (1), Schwanz (3) gut perfundiert.

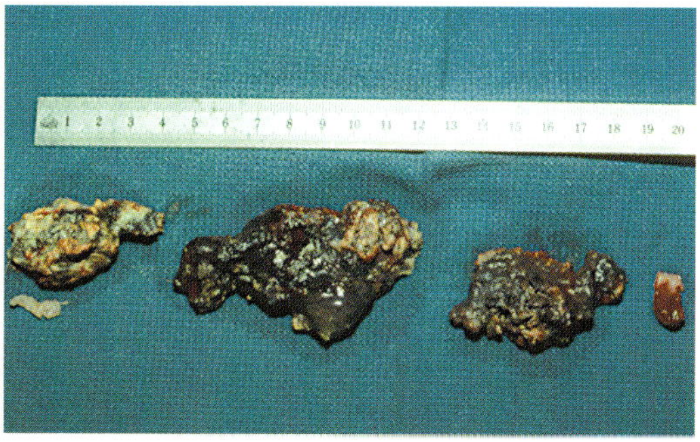
Infizierte Pankreasnekrosen.

Der besondere Fall

49 Jahre, männlich, verheiratet, Informatiker

Anamnese

Der Patient wird von seinem Hausarzt notfallmässig eingewiesen mit Verdachtsdiagnose «Myokardinfarkt». Seit 4 h klagt er über linksseitige Oberbauchschmerzen mit Ausstrahlung in die linke Thoraxhälfte. Diese Beschwerden sind zum ersten Mal aufgetreten, keine Vorerkrankungen und keine Voroperationen.

Untersuchungsbefund

Patient tachykard, hypoton und tachypnoisch. Abdomen weich mit Druckschmerzen im Epigastrium.

Körpergewicht 52 kg, Körpergrösse 175 cm.
Körpertemperatur 37,5 °C (rektal), Herzfrequenz 110/min, Blutdruck 95/70 mm Hg.
Laborwerte: Leukozyten 14,3 G/l, Amylase 3830 U/l, Lipase 7790 U/l, ASAT 49 U/l, ALAT 93 U/l, CRP 390 mg/l. Übrige Laborwerte einschliesslich Kreatinkinase im Normbereich.

EKG

Sinustachykardie; sonst normales EKG ohne Hinweise auf Herzinfarkt oder Rhythmusstörungen.

Sonographie

Normale Darstellung der Gallenblase ohne Hinweise auf Vorliegen einer Cholezystolithiasis. Keine Dilatation der intra- oder extrahepatischen Gallenwege. Das Pankreas konnte bei Gasüberlagerung nicht eingesehen werden.

Kontrastmittel-CT

Nachweis einer schweren akuten Pankreatitis mit partiellen Randnekrosen und Exsudationen vor allem in den vorderen linken Pararenalraum.

Diagnose

Nekrotisierende Pankreatitis unklarer Ätiologie.

Therapieentscheidung

Einweisung auf Intensivstation, maximale Überwachung und Früh-ERCP-Untersuchung.

ERCP

Diese zeigt eine normale Papilla maior mit unauffälligem extrahepatischem Gallenwegsystem. Der Pankreashauptgang ist nur kurz darstellbar im Sinne eines Pancreas divisum. Die Papilla minor ist ödematös geschwollen, mit einem impaktierten weisslichen Konkrement. Über dieses Hindernis wird ein Katheter in die Papilla minor vorgeschoben und es stellt sich der Ductus Santorini dilatiert dar. Unter Retraktion des Katheters mit Ballon wird der Stein aus der Papille entfernt, mit promptem Abfluss von Kontrastmittel und Pankreassaft.

Verlauf

Der Patient erholte sich in den nächsten 4 Tagen rasch, ohne dass Organinsuffizienzen manifest wurden. Die intravenöse parenterale Ernährung wurde gestoppt und ein rascher Kostaufbau durchgeführt. Nach 16 Tagen konnte der Patient die Klinik verlassen. Mittlerweile ist der Patient 2 Jahre beschwerdefrei, ohne erneute akute Pankreatitis.

Fallbeschreibung

Anamnese	Zuweisung mit Verdacht auf Herzinfarkt
Diagnose	nekrotisierende Pankreatitis
Ätiologie	Konkrement in der Papilla minor bei Pancreas divisum
Labor	Leukozyten 14,3 G/l, Amylase 3830 U/l, Lipase 7790 U/l, ASAT 49 U/l, ALAT 93 U/l, CRP 390 mg/l, übrige Laborwerte einschliesslich Kreatinkinase im Normbereich
CT	Pankreasnekrosen (< 30%)
Staging	nekrotisierende Pankreatitis (sterile Nekrosen)
Therapie	Intensivstation, konservative Maximaltherapie
ERCP	Steinextraktion aus der Papilla minor
Verlauf	keine Komplikationen gute Prognose gegebenenfalls Papillotomie der Papilla minor bei rezidivierenden Beschwerden

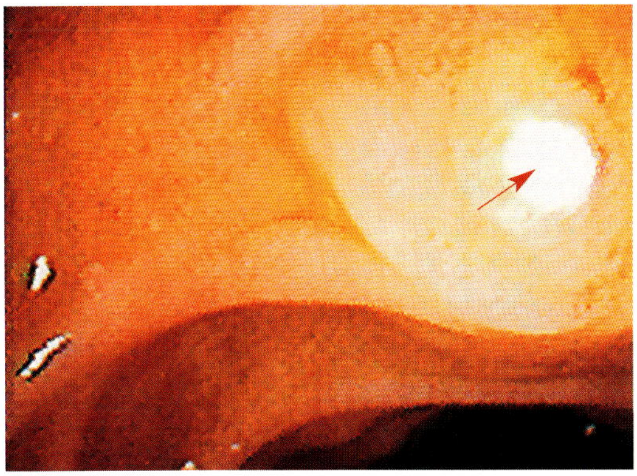

Endoskopisches Bild der Papilla minor mit Nachweis des impaktierten Steins (Pfeil).

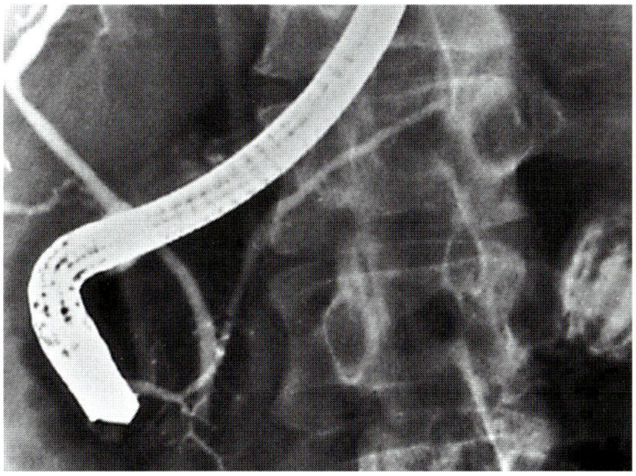

ERCP mit Darstellung des Pancreas divisum.

Definition und Klassifikation

Die Definition der akuten Pankreatitis spiegelt ein langjähriges Bemühen wider, ein Krankheitsbild mit vielen Facetten in eine klinisch fassbare und anwendbare Konzeption einzuordnen. Die Grundlage für die jetzige Definition wurde 1984 in der zweiten Konsensuskonferenz von Marseille zur Klassifikation der akuten Pankreatitis geschaffen. Diese Klassifikation wurde in Atlanta 1992 sinnvoll weiterentwickelt und hat insbesondere auf den Fortschritt diagnostischer Methoden für die Evaluierung des klinischen Schweregrads der Erkrankung zurückgegriffen.

Die drei ineinanderfliessenden Aspekte der Erkrankung sind das *klinische Erscheinungsbild*, die *morphologischen Läsionen* und die *Einbusse der Funktion.*

Die *Diagnose* der akuten Pankreatitis wird aufgrund *akuter abdomineller Schmerzen* in Verbindung mit einem Anstieg (3fach über der Norm) der pankreasspezifischen *Enzyme im Blut* gestellt. In der Mehrzahl der Fälle (etwa 85%) nimmt die Krankheit einen leichten Verlauf (Ödem) mit kompletter Rückbildung der klinischen Symptome. Bei einer kleinen Gruppe von Patienten (etwa 15%) verläuft das Krankheitsbild schwer (Nekrose) infolge Auftretens zumindest einer organischen bzw. systemischen Komplikation, Herzkreislauf, Lunge oder Niere betreffend. In ihrer schwersten Verlaufsform kommt es zum Multiorganversagen mit Todesfolge.

Die akute Pankreatitis kann als einmaliges Ereignis auftreten oder rezidivierenden Charakter haben.

Morphologisch unterscheidet sich eine *interstitiell-ödematöse* von einer *nekrotisierenden Form* der akuten Pankreatitis. Die ödematöse Pankreatitis kann von einem gering ausgeprägten retropankreatischen Fettgewebsnekrosensaum und einer retroperitonealen Flüssigkeitsexsudation (2–10 Liter) begleitet sein. Folgeentwicklung dieser Flüssigkeitsansammlung kann die Bildung von Pseudozysten (frühestens nach 4 Wochen) sein. Die nekrotisierende Pankreatitis ist durch intra- und extrapankreatische Fettgewebs- und Parenchymnekrosen mit Einblutungen charakterisiert. Diese Form der Schädigung kann lokal begrenzt sein oder das ganze Pankreas erfassen. Peripankreatisch ist die Fettgewebsnekrose meist sehr viel stärker ausgeprägt und häufig mit einem hämorrhagischen Exsudat assoziiert. Die nekrotisierten Gebiete können steril bleiben oder sich infizieren, wodurch in entscheidender Weise der klinische Verlauf der Krankheit bestimmt wird. Folgeentwicklungen der akuten nekrotisierenden Pankreatitis können Pseudozysten und Pankreasabszesse sein, die sich 4–6 Wochen nach dem akuten Ereignis als Spätformen der akuten Pankreatitis unterscheiden lassen. Beide sind in der Regel raumfordernd und von einer Pseudokapsel umgeben.

Morphologie und Verlauf

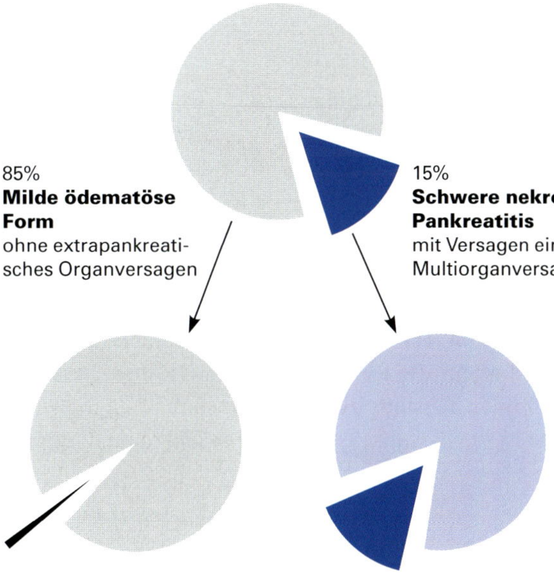

85%
Milde ödematöse Form
ohne extrapankreatisches Organversagen

15%
Schwere nekrotisierende Pankreatitis
mit Versagen eines Organs oder Multiorganversagen

Letalität 1%
Exokrine und endokrine Funktion passager eingeschränkt

Letalität 10–20%
Exokrine und endokrine Funktion passager eingeschränkt, permanent in schweren Fällen

Folgeentwicklung:
Pseudozyste, Pankreasabszess

Definition

Akute Oberbauchschmerzen
Signifikante (> 3fache) Erhöhung der Pankreasenzyme im Blut (Amylase, Lipase)

Klassifikationen

Atlanta 1992		Ulm 1987	
I	Akute Pankreatitis	I	Akute interstitiell-ödematöse Pankreatitis
II	Milde akute Pankreatitis	II	Akute nekrotisierende Pankreatitis
III	Schwere akute Pankreatitis		Sterile Nekrosen
IV	Akute Flüssigkeitskollektion/ Fettgewebsnekrosen		Infizierte Nekrosen
V	Pankreasnekrosen	III	Pankreasabszess
VI	Pseudozyste	IV	Postakute Pseudozyste
VII	Pankreasabszess		

Die *Pankreasfunktion* ist bei akuter Pankreatitis sowohl in ihren exokrinen als auch endokrinen Anteilen mitbetroffen, abhängig vom Ausmass der morphologischen Schädigung. Bei der interstitiell-ödematösen Pankreatitis kommt es zur kompletten Erholung der Drüsenfunktion (innerhalb von 4 bis 12 Wochen), während nach nekrotisierender Pankreatitis in der Hälfte der Fälle eine unterschiedlich ausgeprägte Reduktion der exokrinen und endokrinen Leistung zurückbleibt.

Eine exakte Definition und Schweregradeinteilung des Krankheitsbilds in seiner klinischen und morphologischen Ausprägung ist sowohl für die Behandlung des akuten Geschehens als auch für daraus resultierende Folgeerscheinungen von entscheidender Bedeutung. Nur über eine entsprechend genaue und allgemein akzeptierte Terminologie ist die Kommunikation zwischen den Ärzten über dieses Krankheitsbild möglich und auch für die weitere Entwicklung einer verbesserten Therapie unerlässlich.

Pankreasnekrose

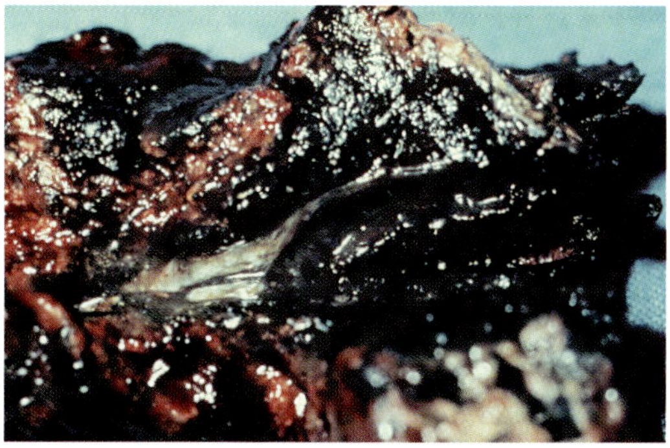

Makropräparat einer Totalnekrose.

Postakute Pankreaspseudozyste

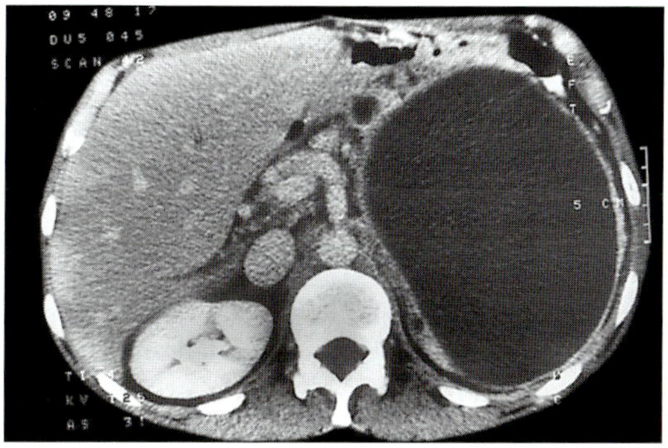

CT-Bild mit grosser Pankreaspseudozyste nach nekrotisierender Pankreatitis.

Pankreasabszess

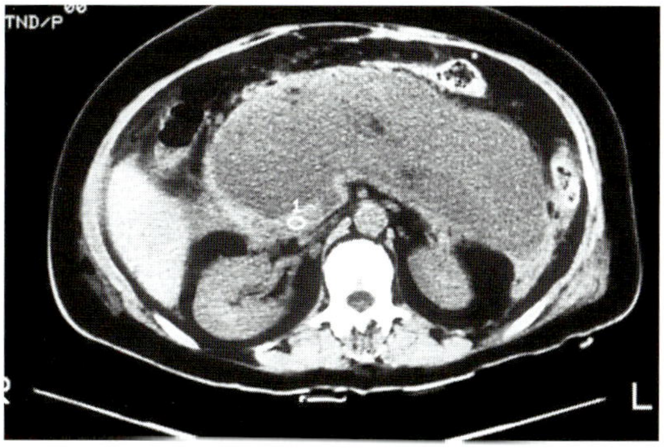

CT-Bild mit Darstellung eines Abszesses in Pankreaskopfbereich und Bursa omentalis.

Epidemiologie

Zahlen zur Inzidenz und Prävalenz der akuten Pankreatitis in verschiedenen Bevölkerungsgruppen liegen nur in begrenztem Umfang vor. Für die USA und Grossbritannien sprechen die Angaben zur Inzidenz von 11 bis 23 Fällen/100000 Einwohner. In Deutschland, beispielsweise im Stadtgebiet von Bonn, wurden im Jahre 1994 22 Fälle mit akuter Pankreatitis/100000 Einwohner beobachtet. Bezieht man auch solche Fälle mit ein, die als Rezidive einer chronischen Pankreatitis zu betrachten sind, dann erhöht sich die Zahl pro Jahr auf etwa 40 Patienten/100000 Einwohner, die wegen eines akuten Pankreatitisschubs hospitalisiert werden. Aufgrund der in aller Regel massiven Schmerzsymptomatik ist es unwahrscheinlich, dass eine grössere Zahl von Patienten nicht der richtigen Diagnose zugeführt und wegen unspezifischer abdomineller Schmerzsymptomatik zuhause ärztlich versorgt wird.

Der hohe Alkoholkonsum sowie die hyperkalorische Ernährung mit häufig assoziiertem Gallensteinleiden sind die wesentlichen Ursachen dieses Krankheitsbilds (gemeinsam für 80–90% aller Fälle mit akuter Pankreatitis verantwortlich). In Deutschland halten sich die alkoholische und biliäre Genese der akuten Pankreatitis etwa die Waage, während beispielsweise in Grossbritannien dem Gallensteinleiden eine primäre Rolle zugeschrieben wird (60%). Während bei der alkoholischen Genese der akuten Pankreatitis primär das männliche Geschlecht betroffen ist und der Häufigkeitsgipfel zwischen dem 30. und 45. Lebensjahr liegt, findet sich die biliäre Genese der akuten Pankreatitis bevorzugt in der Altersgruppe zwischen 50 und 70 Jahren, mit einer relativen Häufung beim weiblichen Geschlecht. Die Frequenz der leichten Verlaufsform der akuten Pankreatitis liegt bei etwa 85%, die der schweren Verlaufsform bei 15%. Aufgrund besserer diagnostischer und therapeutischer Verfahren, die in sinnvoller Weise an die individuellen Probleme des einzelnen Patienten angepasst werden können, ist die Letalität der akuten Pankreatitis in den letzten Jahren unter 10% gesunken, während sie noch anfangs der 80er Jahre bei 20% und darüber gelegen hatte.

Inzidenz pro 100 000 Einwohner

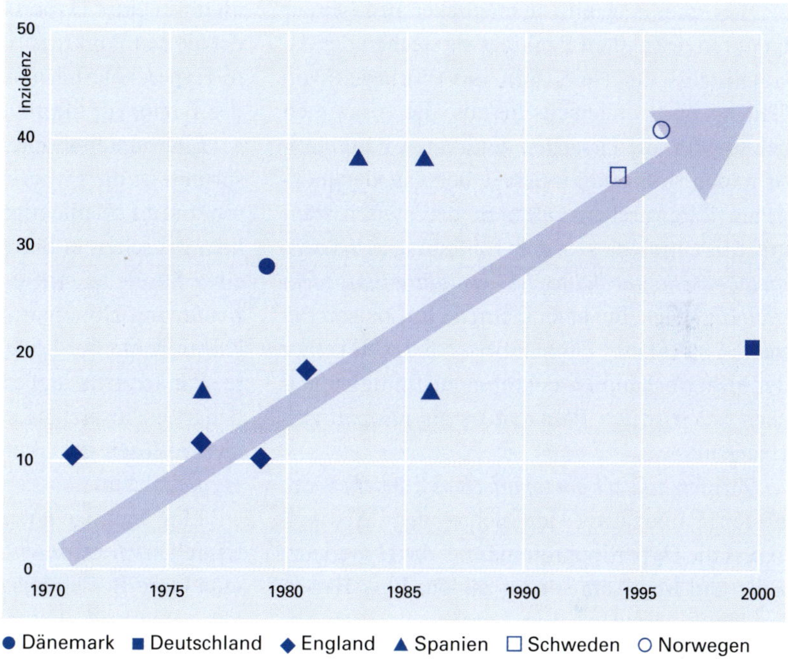

Ursachen

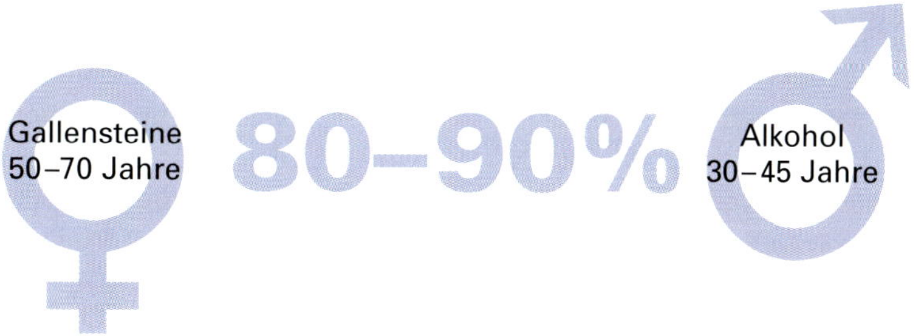

Ätiologie

Aus einer langen Liste möglicher auslösender Faktoren der akuten Pankreatitis stechen der Alkoholexzess einerseits und das Vorliegen von Gallensteinen anderseits heraus, die zusammen bei 80–90% die Ursachen der akuten Pankreatitis bilden. Für eine bessere Übersicht der möglichen ätiologischen Faktoren der akuten Pankreatitis empfiehlt sich eine Einteilung in *toxisch-metabolische, mechanische, vaskuläre und infektiöse Ursachen*. Bei einer kleinen Gruppe von Patienten mit akuter Pankreatitis, bei denen keiner der bisher bekannten Faktoren ausfindig zu machen ist, wird die Pankreatitis als idiopathisch eingestuft.

Zu den *toxisch-metabolischen Ursachen* der akuten Pankreatitis sind neben dem Alkoholexzess die Hyperlipoproteinämie, die Hyperkalzämie und Medikamente zu zählen. Eine Hyperlipidämie, vorwiegend in Form einer Hypertriglyzeridämie mit leichter bis mässiger Erhöhung der Serumkonzentration, wird bei knapp der Hälfte der Patienten mit akuter Pankreatitis angetroffen. Häufig sind es sekundäre Formen der Hyperlipidämie, meist der Typen IV und V nach Fredrickson, nur sehr selten handelt es sich um eine primäre Form der Hyperlipidämie. Da Hyperlipidämien der Typen IV und V häufig als Folge des Alkoholexzesses zu finden sind, kann ihnen lediglich eine aggravierende oder begünstigende Rolle zugesprochen werden. Eine primär kausale Rolle ist bislang nur für die Hyperlipoproteinämie vom Typ I nachgewiesen. Diese führt aufgrund des Chylomikronengehalts (milchig-trübes Serum) zur Verschlechterung der rheologischen Eigenschaften des Bluts und möglicherweise über Ischämie und Schock zur akuten Pankreatitis. Eine Hypercholesterinämie ist gelegentlich kombiniert mit einer Hypertriglyzeridämie im Rahmen der akuten Pankreatitis anzutreffen. Die familiäre Hypercholesterinämie stellt keinen auslösenden Faktor für die akute Pankreatitis dar.

Eine metabolische Ursache endokrinen Ursprungs ist die Hyperkalzämie. Auch dieser Faktor kommt als alleinige Ursache der akuten Pankreatitis selten in Betracht, bedenkt man, dass in einer Studie an einem grossen Kollektiv von Patienten mit Hyperparathyreoidismus und Hyperkalzämie nur bei 1,5% dieser Patienten eine akute Pankreatitis aufgetreten ist. Offensichtlich bedarf es zusätzlicher permissiver Faktoren für das Auslösen der akuten Pankreatitis durch die Hyperkalzämie.

Eine wichtige Ursache der akuten Pankreatitis stellen *Medikamente* dar, wobei es schwerfällt, eine klare Beziehung zwischen einzelnen Medikamenten und akuter Pankreatitis herzustellen. Häufig nehmen Patienten gleichzeitig mehrere Medikamente ein, und die Bedeutung einzelner Medikamente wird in solchen Fällen schwer beurteilbar. Unter den als sicher anzuschuldigenden Medikamenten sind Furosemid, Östrogene, Azathioprin, *L*-Asparaginase, 6-Mercaptopurin, Methyldopa, Sulfonamide, Tetrazykline und Pentamidin aufzuzählen. Das Azathioprin wird angeschuldigt, bei 1–4% der Patienten mit Morbus Crohn, die Asparaginase bei 7% der Patienten mit Leukämie eine akute Pankreatitis zu induzieren. Für alle anderen Medikamente liegt die Induktionsrate der akuten Pankreatitis wesentlich niedriger. Neu ist ein im Rahmen der Aids-Erkrankung angewandtes Medikament, das DDI (Antiretrovirusmedikament), das bei 20% der Behandelten eine akute Pankreatitis auslösen kann. Die Mechanismen der medikamenteninduzier-

Ätiologie

Toxische und metabolische Faktoren
Alkohol Hypertriglyzeridämie (endogen, exogen) Urämie, Hyperkalzämie (Hyperparathyreoidismus, exogen) Skorpiongift (Trinidad) Medikamente Sicher: Azathioprin; Sulfonamid; Thiazide; Furosemid; Pentamidin, DDI (Antiretrovirusmedikament); Tetrazykline; Östrogene; *L*-Asparaginase; 6-Mercaptopurin; Methyldopa Wahrscheinlich: Chlorthalidon; Kortikosteroide; Etakrynsäure

Vaskuläre Faktoren
Zirkulationsschock (Herzchirurgie) Periarteriitis nodosa Embolus Hypothermie Maligne Hypertonie

Mechanische Faktoren
Gallensteine Traumen (stumpfes Bauchtrauma, Operation) ERCP Pankreastumor Duodenaldivertikel

Infektionen
Viren (Mumps, Coxsackie, Adenovirus) Mykoplasmen Würmer

Idiopathische Pankreatitis

ten Schädigung mit Auslösen der akuten Pankreatitis sind sehr unterschiedlich und noch weitgehend ungeklärt. Für die Thiazide beispielsweise wird ein über das Kalzium vermittelter Effekt verantwortlich gemacht, bei Östrogenen wird der Effekt über Induktion einer Hypertriglyzeridämie diskutiert. Kontrovers wird die schädigende Wirkung von Kortikosteroiden eingestuft. Beim einzelnen Patienten ist zu empfehlen, jedes potentiell für eine akute Pankreatitis verantwortliche Medikament abzusetzen.

Eine gesonderte Betrachtung verdient die «laborchemische Pankreatitis», d.h. ein Anstieg von Pankreasenzymen ohne begleitende Symptome. In solchen Fällen wird das Absetzen der verordneten Medikamente geraten, jedoch sind keine weiteren klinisch-therapeutischen Konsequenzen zu ziehen. Aufgrund der häufigen Einnahme von aspirinhaltigen Medikamenten sollte das Auftreten von Enzymerhöhungen auch unter diesen Präparaten erwähnt werden. Eine seltene Form der metabolischen Ursache ist die akute nekrotisierende Pankreatitis infolge des Stichs eines Skorpions. Diese Ätiologie ist bislang nur in Trinidad beobachtet worden.

Unter die *mechanischen Ursachen* fallen neben den Gallensteinen postoperative anatomische Veränderungen im Bereich von Magen und Gallenwegen, Traumen, Pankreasgangobstruktion durch Tumore oder andere seltene Ursachen. Unter den postoperativen Ursachen sind Magenoperationen nach Billroth II sowie verschiedene Formen der Gastrojejunostomie zu nennen, bei denen mit einem Anstieg des intraduodenalen Drucks der Reflux aktivierter, bakteriell kontaminierter Verdauungssäfte in den Pankreasgang begünstigt wird. Erstaunlicherweise ist das Auftreten einer akuten Pankreatitis im Spätverlauf nach Papillotomien eine absolute Rarität. Manipulationen an der Papille und Injektion von Kontrastmitteln sowohl in den Pankreasgang als auch in den Gallengang im Rahmen der ERCP führen bei 1–3% zu einer akuten Pankreatitis. Bei therapeutischen Interventionen an der Papille kommt es sogar bei 5–8% zur akuten Pankreatitis mit überwiegend mildem Verlauf.

Tumore an der Bauchspeicheldrüse mit Kompression des Pankreasgangs äussern sich bei 3–5% der Patienten mit einer akuten Pankreatitis als Erstmanifestation. Neben dem duktalen Adenokarzinom, endokrinen Tumoren und Lymphomen sind auch Pankreasmetastasen anderer Tumore verantwortlich. Eine seltene Form von Tumoren mit niedriger Malignität, aber konstantem klinischem Bild rezidivierender akuter Pankreatitiden ist der intraduktal-papillär-muzinöse Tumor. Stumpfe Bauchtraumen (bei Verkehrsunfällen, Pferdetritt u.a.) führen häufig zur akuten Pankreatitis mit nicht selten damit verbundener Pankreasgangruptur. Umstritten ist die Pankreasanomalie in Form des Pancreas divisum als Ursache der akuten Pankreatitis. Etwa 6–10% aller Menschen sind von dieser Anomalie betroffen, die in der fehlenden Fusion zwischen ventraler und dorsaler Pankreasanlage besteht. Dabei wird der Pankreassaft zum grossen Teil über die Papilla minor in das Duodenum sezerniert. Hierbei kann es in Einzelfällen aufgrund der zu schmalen Öffnung zu einer Obstruktion des Abflusses kommen. Bei einer sehr kleinen Gruppe von Patienten, die an einem zu schmalen Ostium infolge erworbener Stenosierung der Papille leiden, kommt es anfänglich zu akuten Schüben, die dann in die chronisch-obstruktive Form der Pankreatitis münden.

Häufigkeit

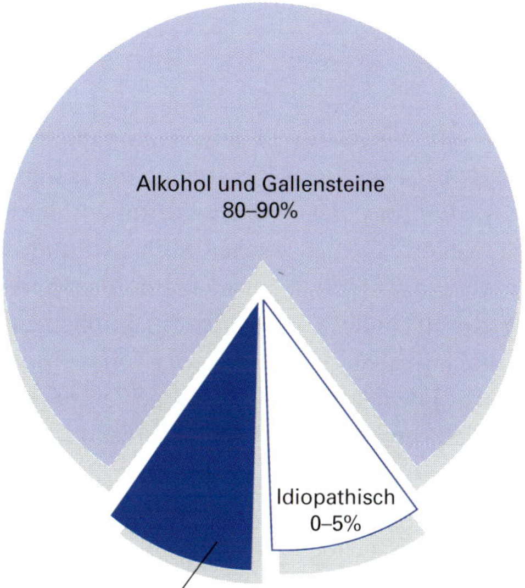

Inkarzerierter Papillenstein

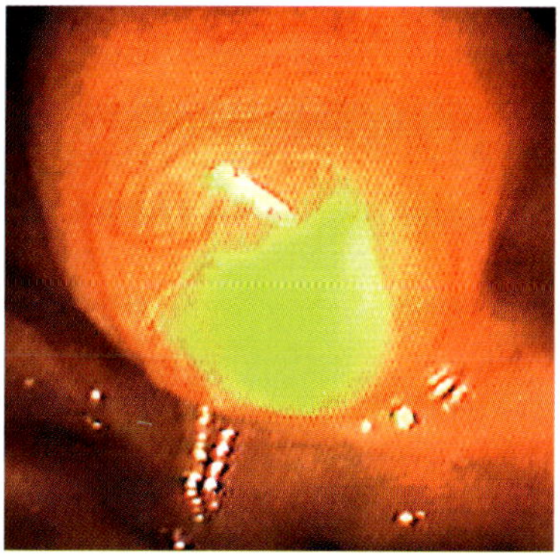

Endoskopisches Bild. Prominente Papille bei inkarzeriertem Stein.

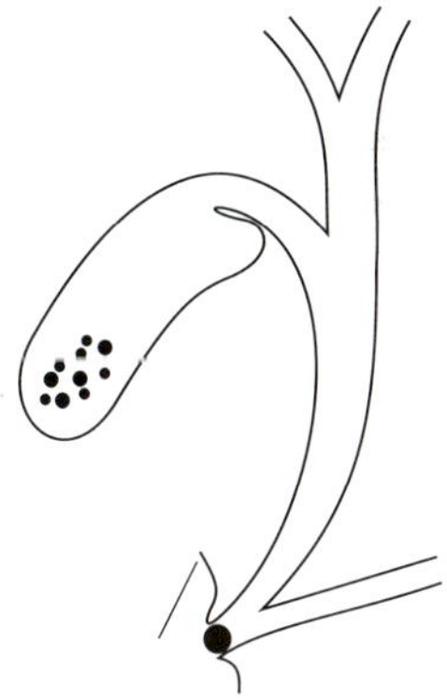

Stein im «common channel».

Eine extrem seltene Ursache einer mechanisch induzierten akuten Pankreatitis ist die Infestation mit Parasiten, wie *Ascaris lumbricoides* und *Clonorchis sinensis.*

Zu den *vaskulären Faktoren* werden systemische Erkrankungen, wie die Periarteriitis nodosa, verschiedene Kollagenosen und die generalisierte Arteriosklerose, gezählt. Nach kardiochirurgischen und ausgedehnten thoraxchirurgischen Eingriffen ist die akute Pankreatitis mit einer Prävalenz von 4 bis 5% anzutreffen. Auslösender Mechanismus bei dieser Kategorie von Ursachen ist ein Perfusionsabfall mit gestörter Mikrozirkulation. In diesen Zusammenhang fügt sich auch die schwere Hypothermie als auslösender Faktor der akuten Pankreatitis ein. Gemeinsam mit der Vaskulitis werden auch immunologische Faktoren für das Entstehen der akuten Pankreatitis diskutiert. Der Mechanismus kann sowohl über eine gefässvermittelte Störung der Perfusion als auch über eine direkte immunologisch getriggerte Azinuszellschädigung erfolgen.

Eine Sonderform der akuten Pankreatitis ist die Transplantatpankreatitis im Rahmen der Organübertragung zur Behandlung des Diabetes mellitus, die sich als «Frühform» oder als «Spätform» manifestieren kann. Die Frühform der Transplantatpankreatitis ist am ehesten als Folge der Ischämie und Reperfusion zu sehen, während die Spätform aus der Komplexität von mechanischer Abflussstörung, immunologischen Mechanismen, immunsuppressiven Medikamenten und viralen Infektionen entstehen kann.

Zu den *infektiösen Ursachen* sind Mumpsvirus, Coxsackievirus und Mykoplasmen zu zählen, wobei sich der kausale Zusammenhang mit diesen Erregern aus einem Antikörpertiteranstieg herleiten lässt. In seltenen Fällen kommt es auch im Verlaufe von infektiösen Durchfallerkrankungen, die durch *Campylobacter jejuni* und *Campylobacter coli* oder Salmonellen verursacht werden, zur akuten Pankreatitis.

Als seltene Ursache der Pankreatitis ist die hereditäre Form zu nennen, die bereits im 4. und 5. Lebensjahr klinisch durch akute abdominelle Schmerzen manifest wird und früh in eine chronische Form übergeht.

Wenn man keine mögliche Ursache unter den angeführten findet, wird die Pankreatitis als idiopathisch bezeichnet. Dies wird um so häufiger sein, je weniger präzise alle bekannten und gesicherten Faktoren ausgeschlossen werden.

Pankreastrauma (Huftritt) mit Gangruptur

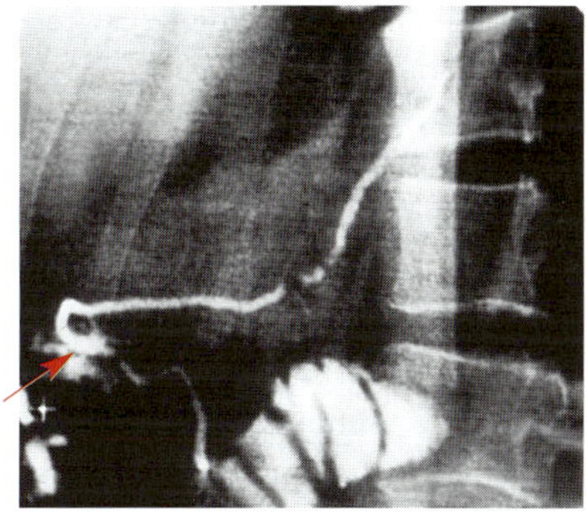

ERP. Kontrastmittelaustritt in Höhe des Pankreaskopfs (Pfeil).

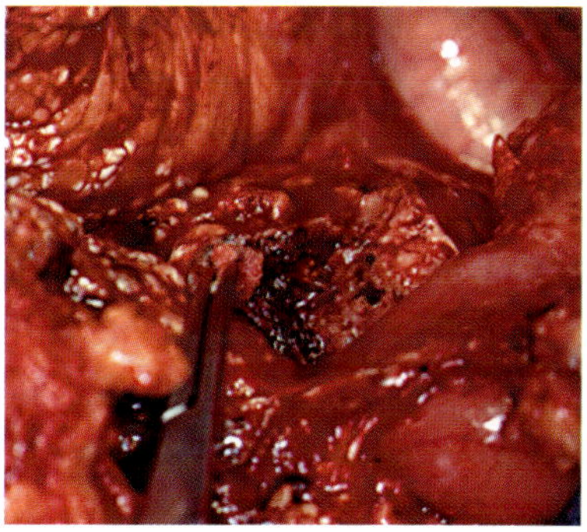

Intraoperativer Befund mit lokalen Nekrosen.

Wurmbefall

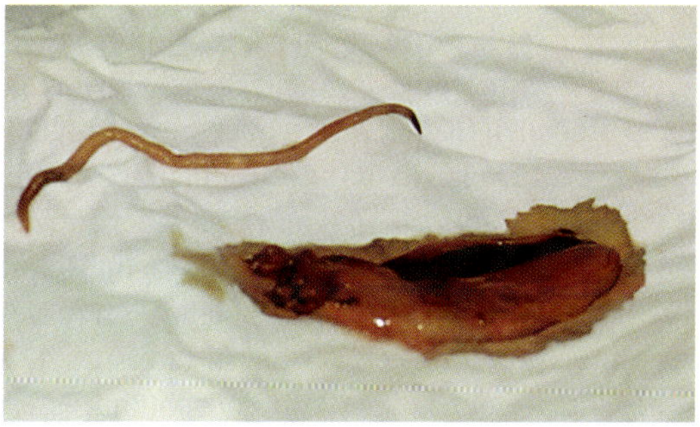

Ascaris lumbricoides, welcher bei einem Patienten mit akuter Pankreatitis aus der Gallenblase entfernt wurde.

Pathogenese und Pathophysiologie

Abhängig vom auslösenden Faktor entwickelt sich die pathogenetische Sequenz der akuten Pankreatitis entweder aus der direkten Azinuszellschädigung, wie dies vor allem bei metabolischen Ursachen zu erwarten ist, oder über eine intraduktal eingeleitete Aktivierung von Enzymen und deren Übertritt in den interstitiellen Bereich des Pankreasgewebes. Über eine dieser beiden Sequenzen mündet das Krankheitsgeschehen in die gemeinsame Endstrecke der pathomorphologischen Schädigung. Möglicherweise kommt es bei verschiedenen Faktoren sogar von Anfang an zu einer Überlagerung der intraduktalen Gangpermeabilitätsstörung und direkten Azinuszellschädigung. Das bisher vorhandene Wissen über die pathogenetische Sequenz der akuten Pankreatitis wird nahezu ausschliesslich von Tierexperimenten abgeleitet. In verschiedenen Modellen (Ratte, Maus, Opossum, Hund) kann die akute Pankreatitis durch Induktion eines erhöhten Pankreasgangdrucks mit Störung der Gangpermeabilität oder über direkte Azinuszellschädigung durch toxische Substanzen oder Überstimulation mit Sekretagoga (CCK, Zärulein) ausgelöst werden.

Der Mechanismus der direkten Zellschädigung läuft über eine Auflösung der normalen Zellkompartimentierung. Während unter physiologischen Bedingungen Vorstufen der Pankreasenzyme gegen eine frühzeitige Aktivierung und die dadurch eingeleitete Selbstverdauung in intrazellulären «Hüllen» (Kompartimenten) geschützt sind, wird diese Anordnung durch den pankreatitisauslösenden Faktor aufgehoben. Es kommt zur Verschmelzung von Zymogengranula mit den inaktiven Enzymvorstufen und lysosomalen Hydrolasen, wodurch die Enzyme innerhalb der Zelle aktiviert werden und den Zelluntergang einleiten (Chrinophagie). Begünstigt wird dieser Vorgang der Verschmelzung von Zymogengranula und lysosomalen Hydrolasen möglicherweise durch einen Sekretionsstopp (Ausschüttung der Enzyme) der Azinuszelle infolge des auslösenden Faktors. Zur Begrenzung der zellulären Schädigung durch die Enzymaktivierung setzt zunächst ein komplexes System von Eigenschutzmechanismen ein, die von einer Gruppe von Antiproteasen (α_1-Antitrypsin, α_1-Intertrypsin, α_2-Makroglobulin) gebildet sind. Werden diese Schutzmechanismen lokal verbraucht, lässt sich der akute Krankheitsprozess nicht aufhalten. Ein weiterer Schaden auf systemischer Ebene kann nur unterbunden werden, wenn dieses komplexe Antiproteasensystem zumindest die aus der Bauchspeicheldrüse fortgeschwemmten aktivierten Enzyme auszuschalten vermag. Alternativ zur intrazellulären Aktivierung der Pankreasenzyme kann über einen intraduktal eingeleiteten Schädigungsprozess im Rahmen von mechanischen Ursachen eine Aktivierung der Enzyme im Gewebe erfolgen. Interstitiell sind es vor allem die Lipase und Phospholipase A_2, die den Entzündungsprozess über die Fettgewebsnekrose in Gang setzen.

Unabhängig von der Lokalisation der Initialzündung kommt es zur anschliessenden Aktivierung einer Vielzahl von Enzymen, Faktoren aus dem Gerinnungssystem und Entzündungsmediatoren, die die Schädigung abhängig von den ihnen entgegengesetzten Abwehrstrategien des Pankreasgewebes in unterschiedlicher Ausprägung ablaufen lassen.

Nach wie vor ist ungeklärt, welcher Mechanismus zu welchem Zeitpunkt die interstitiell-ödematöse Form der akuten Pankreatitis in eine nekrotisierende Form fortschreiten lässt, oder ob

Pathophysiologie (Azinuszelle)

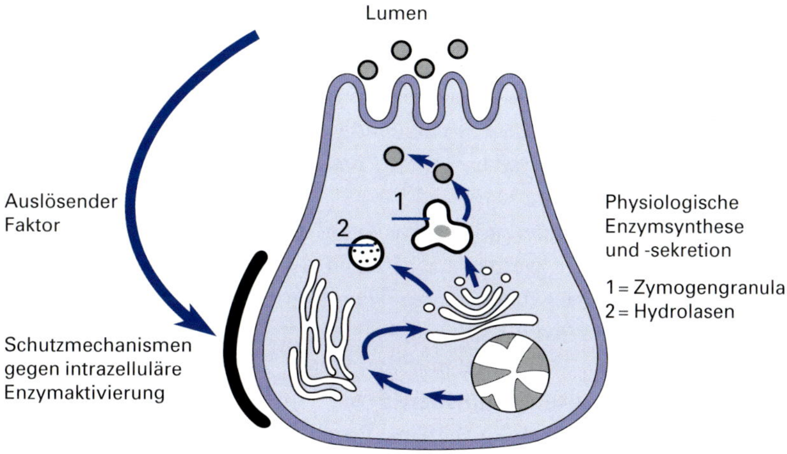

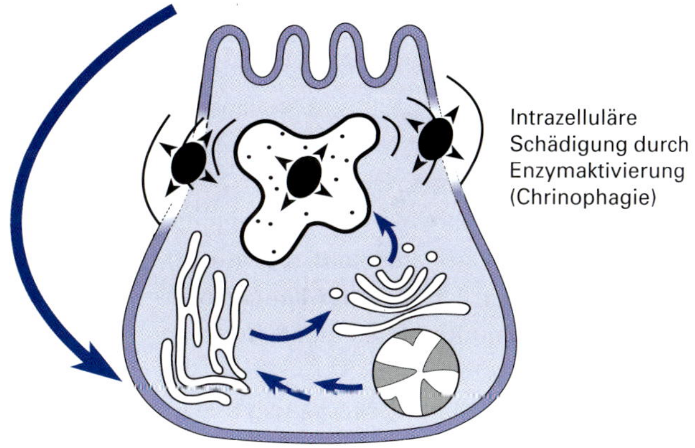

Auslösender Faktor
Obstruktion des Transportwegs Systemtoxische Schädigung der Azinuszelle Veränderung der Zell- und Gewebekompartimentierung Intrazelluläre-intrapankreatische Enzymaktivierung

Schutzmechanismen
Synthese der Enzyme als inaktive Zymogene Speicherung in Zymogengranula Inhibitoren (Azinuszellen) Serumantiproteasen Ungehinderter Sekret- und Lymphabfluss Organdurchblutung

diese beiden Entitäten von der allerersten Phase an völlig getrennt verlaufen. Entscheidenden Anteil an dem Schädigungsgrad haben die Phospholipase A_2 und die Elastase.

Aufgrund der dominierenden Rolle von Alkohol und Gallensteinen werden nachfolgend die hypothetischen Abläufe dieser beiden Hauptformen der akuten Pankreatitis skizziert.

Alkoholbedingte Pankreatitis

Allgemein sprechen die bisherigen Erkenntnisse dafür, dass Alkoholabusus über viele Jahre zur chronischen Pankreasschädigung führt und auf diesem Wege einen initialen akuten Pankreatitisschub bei bereits bestehender Schädigung einleitet. Daneben gibt es die klinische Beobachtung von Einzelfällen einer akuten Pankreatitis nach gelegentlichem Exzess. Der primäre Schädigungsmodus des Alkohols und seiner Metaboliten (u.a. Azetaldehyd) wird über direkte Zytotoxizität vermittelt, die in den schon erwähnten intrazellulären Abläufen des Zellkompartimentverlusts und der intrazellulären Aktivierung von Enzymen erfolgt. Als weiterer Mechanismus wird eine Beeinflussung des Sphinkters an der Papille mit pathologischem Reflux von Duodenalinhalt und nachfolgender interstitieller Enzymaktivierung diskutiert. Durch den Alkoholabusus wird die Bildung eines kalzium- und proteinreichen viskösen Pankreassekrets begünstigt, das zur Blockierung der Enzymsekretion mit nachfolgender intrazellulärer Enzymaktivierung führen kann. Das Zusammenwirken dieser verschiedenen Faktoren und ihre relative Gewichtung sind bislang nicht untersucht.

Gallensteinpankreatitis

Diese ätiologische Form ist erstmals durch die von Opie 1901 beschriebene Kasuistik bekannt geworden. Es handelte sich um einen Patienten, der an akuter Pankreatitis verstarb und bei dem anlässlich der Obduktion ein eingeklemmter Stein in der Ampulla Vateri gefunden wurde. Spätere klinische Studien zur biliären Pankreatitis unterstützten diese erstmalige Beschreibung dahingehend, dass Gallensteine das auslösende Moment darstellen. Im Gegensatz zur Originalkasuistik zeigte sich jedoch, dass diese Steine in der Regel bei 80–95% der Patienten die Papille spontan passieren. Entsprechend ist die Ursache nicht in der persistierenden Obstruktion des Gallenabflusses, sondern in einem möglicherweise transienten Abflusshindernis mit vorübergehender Störung des Sphinktermechanismus zu suchen. Auch eine transiente Obstruktion der Papille ist offensichtlich für das Auslösen der Pankreatitis ausreichend. Anlagebedingt findet sich bei etwa zwei Dritteln der Menschen eine kleine gemeinsame Endstrecke zwischen Pankreas- und Gallengang kurz vor der Einmündung in die Papille («common channel»). Dies wurde lange Zeit als notwendige Voraussetzung für die Induktion einer Gallensteinpankreatitis angesehen. Darauf basierte die Vorstellung, dass dadurch die in den Pankreasgang zurückfliessende Galle die intraduktale Permeabilität stört und den Entzündungsprozess in der Bauchspeicheldrüse startet. Aufgrund einer Reihe tierexperimenteller Untersuchungen am Opossum wird dem Druckanstieg im Pankreasgang und nicht dem Reflux von Galle in den Pankreasgang die entscheidende Bedeutung für die Krankheitsentstehung beigemessen.

Pathogenese

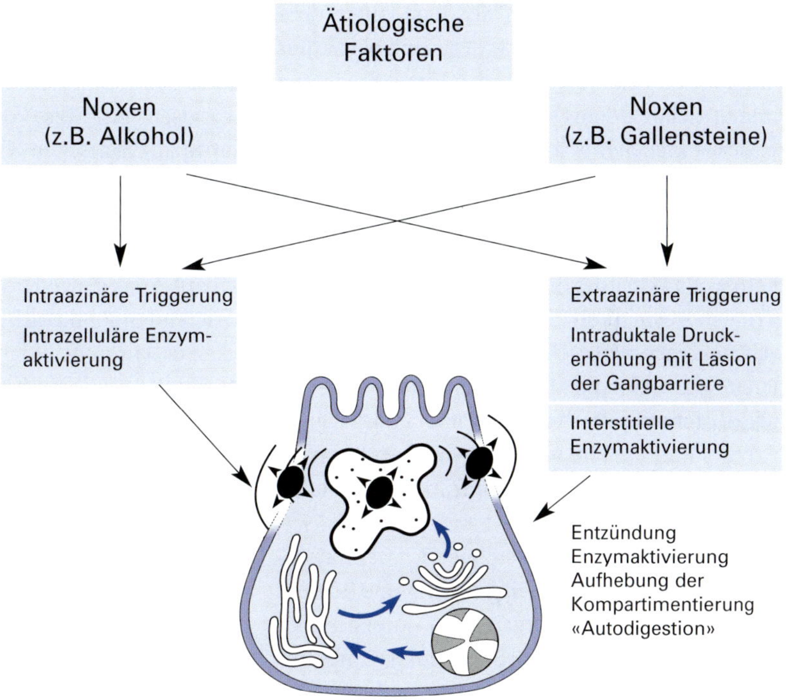

Lokale Wirkung

Ödem
Nekrose
Hämorrhagie
} Pankreas
Ileus
Aszites / Pleuraerguss
Verschlussikterus

Systemische Wirkung

Organinsuffizienzen (pulmonal, renal, kardiozirkulatorisch)
Aktivierung der Kaskadensysteme

Pathomorphologie

Sowohl makroskopisch als auch unter dem Mikroskop können die Veränderungen bei akuter Pankreatitis von einer leichten Organschwellung (interstitielles Ödem) bis hin zur völligen Nekrose des Parenchyms reichen. Pathoanatomisch sind die Veränderungen nicht qualitativer, sondern zunehmend quantitativer Natur. Das bedeutet: Eine klinisch leichte interstitiell-ödematöse Pankreatitis kann durchaus mit einem geringen Ausmass an extrapankreatischen Fettgewebsnekrosen vergesellschaftet sein. Auf der anderen Seite kann die klinisch schwer verlaufende nekrotisierende Pankreatitis mit überwiegend extrapankreatischen Nekrosen in Kombination mit kaum nachweisbaren intraparenchymalen Läsionen vonstatten gehen.

Im Durchschnitt zeigt sich jedoch bei Patienten mit klinisch leichter Pankreatitis eine ödematöse Schwellung des Organs mit interstitieller Flüssigkeitsanreicherung, einem leukozytären Infiltrat in der Bauchspeicheldrüse und wenigen fleckförmigen Parenchymnekrosen. Ebenso findet sich bei klinisch schwerer nekrotisierender Pankreatitis in der Regel mikroskopisch eine ausgedehnte Nekrotisierung von Azinuszellen, vergesellschaftet mit einer erheblichen leukozytären interstitiellen und intravasalen Infiltration und einer Mikrozirkulationsstörung, welche sich histologisch als Stase oder gar Thrombose von intrapankreatischen Gefässen darstellt. Veränderungen der Mikrozirkulation im Bereich der Bauchspeicheldrüse sind wahrscheinlich geeignet, im Rahmen der Frühläsionen bei akuter Pankreatitis das ganze Krankheitsbild hin zur nekrotisierenden Pankreatitis zu triggern.

Aus klinischer Sicht ist die Entwicklung der Nekrose das wichtigste fatale Moment im Verlauf der akuten Pankreatitis, da sich in der weiteren Kausalkette alle gefährlichen Komplikationen, seien sie lokaler oder systemischer Natur, auf der Basis des Gewebsuntergangs am Pankreas entwickeln. Zu erwähnen sind die Infektion (infizierte Nekrose und Pankreasabszess), die Pseudozyste, die Hämorrhagie, die Ischämie von Pankreas und angrenzenden Organen und das systemische Multiorganversagen, welches durch Freisetzung von vasoaktiven Substanzen und aktivierten Pankreasenzymen aus dem Gewebsuntergang in die Zirkulation verursacht wird.

Normales Pankreas

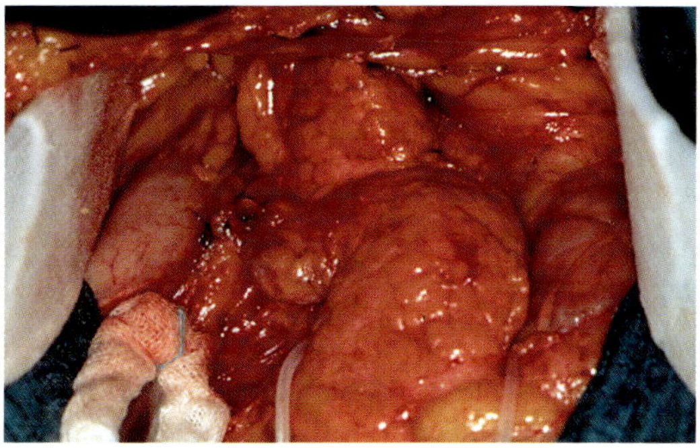

Normales Pankreas in situ (Zügel um Isthmus).

Makropräparate

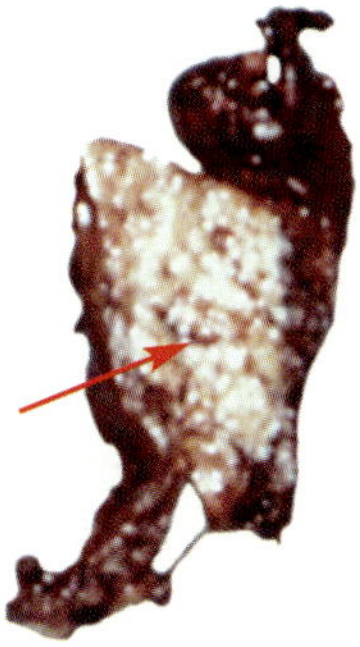

Periphere Nekrosen mit normalem Parenchym zum Ductus Wirsungianus (Pfeil).

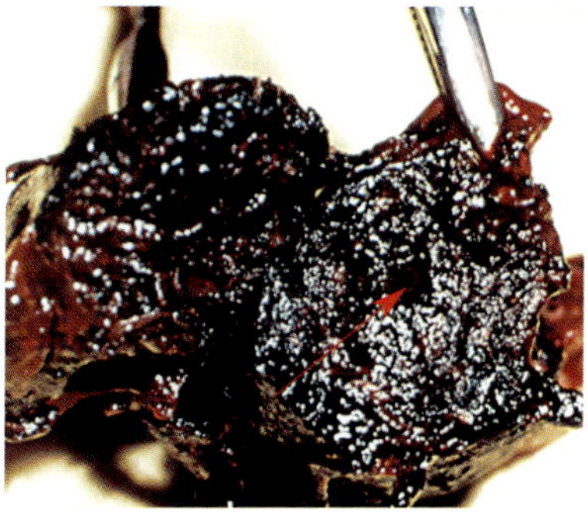

Totale Pankreasnekrose. Ductus Wirsungianus (Pfeil).

Histologie

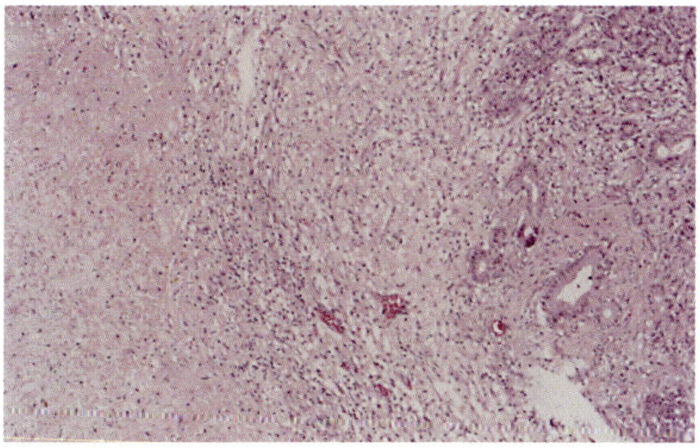

Nekrotisierende Pankreatitis. Azinuszellnekrose, ausgedehntes leukozytäres Infiltrat.

Klinik

Leichte und schwere Form der akuten Pankreatitis unterscheiden sich in ihrer primären klinischen Manifestation nicht voneinander. Leitsymptom sind Schmerzen, die sich in der Regel in der Oberbauchregion manifestieren und innerhalb kurzer Zeit eine dramatische Intensität entwickeln. In den meisten Fällen breitet sich der Schmerz gürtelförmig über den Ober- und Mittelbauch aus und strahlt bei etwa der Hälfte der Patienten in den Rücken aus. Die Intensität der Schmerzen kann sich – im Gegensatz zur einfachen Gallenkolik – während der ersten Stunden noch steigern und veranlasst den Patienten zu einer raschen Arztkonsultation. Nichtansprechen auf ein Spasmolytikum (z.B. Butylscopolaminiumbromid) erhöht die Wahrscheinlichkeit des Vorliegens einer akuten Pankreatitis. Die Schmerzsymptomatik ist allerdings auch uncharakteristisch genug, um die akute Pankreatitis von einer Reihe anderer Erkrankungen abzugrenzen. In erster Linie muss differentialdiagnostisch an einen akuten Myokardinfarkt, eine Ulkusperforation, einen Mesenterialinfarkt sowie an andere entzündliche Erkrankungen in der Bauchhöhle und im Thoraxraum gedacht werden. Das völlige Fehlen von Schmerzen ist extrem selten, es wird bei ausgeprägter autonomer Neuropathie im Rahmen eines lange bestehenden Diabetes mellitus beschrieben. In einzelnen Fällen mit verschleppter Diagnose kann eine systemische oder extrapankreatische Organkomplikation den Verdacht auf das Krankheitsbild lenken, ohne dass anamnestisch das Schmerzereignis noch eruierbar wäre. Im Rahmen der intensivmedizinischen Therapie und bei beatmeten Patienten kann gelegentlich eine schwere nekrotisierende Pankreatitis auftreten, die natürlich völlig maskiert ist und allenfalls durch eine Verschlechterung der Kreislaufparameter oder eine Sepsis auf sich aufmerksam machen kann.

Die den Schmerz am häufigsten begleitenden Symptome bei akuter Pankreatitis sind erhöhte Temperatur, Übelkeit, Erbrechen sowie ein paralytischer Ileus. Wichtig ist dabei, dass nicht die Intensität der Schmerzen zwischen den beiden Verlaufsformen unterscheiden lässt, dass Fieber in der Initialphase der akuten Pankreatitis nicht Ausdruck des bakteriell-entzündlichen, sondern vielmehr des systemisch-toxischen Geschehens ist und entsprechend nicht eine automatische Behandlungsindikation mit Antibiotika darstellt.

Klinischer Befund

Der Patient ist in der Regel agitiert, tachykard, oft kaltschweissig. Das Abdomen ist bei Berührung sehr schmerzempfindlich, die Palpation vermittelt ein prallelastisches Abdomen mit mässiggradig angespannten Bauchdecken, die sich jedoch deutlich von einer klassischen Peritonitis mit bretthartem Bauch unterscheiden lassen. Die Druckdolenz ist meist betont über Ober- und Mittelbauch und etwas abgeschwächt in der Unterbauchregion, kann jedoch auch ganz diffus sein.

Nur sehr selten (1–3% der Patienten mit nekrotisierender Pankreatitis) kommt es zu charakteristischen Hautzeichen infolge subkutaner Fettnekrosen und Einblutungen in der Abdominalregion. Die zunächst rot-bläuliche Verfärbung der Haut geht innerhalb von 1 bis 2 Tagen in eine zunehmend abblassende gelbliche Farbe über und wird abhängig von der Lokalisation als Cullen-Zeichen um den Bauchnabel herum, als Fox-Zeichen in der Leistenregion und als Grey-Tur-

Symptomatik

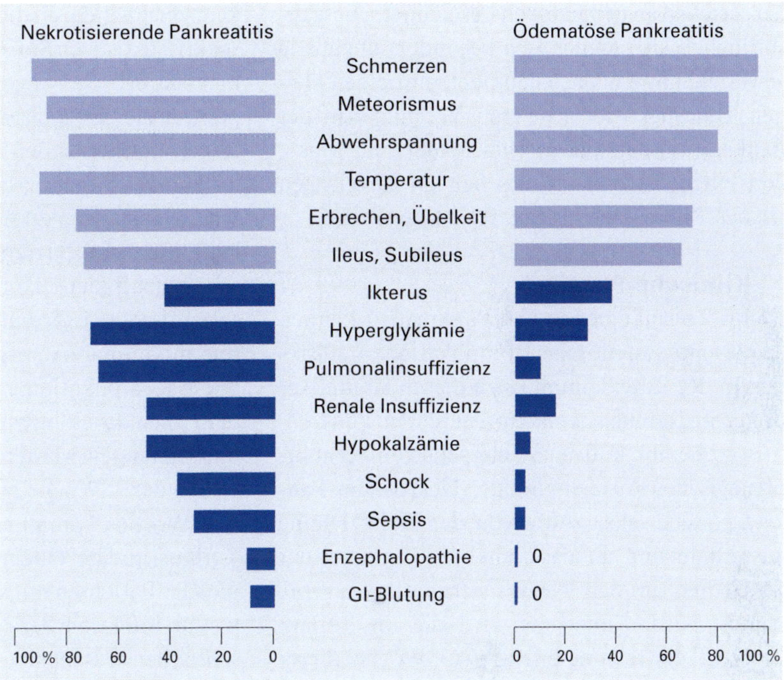

Differential-diagnose

Komplikationen der peptischen Ulkuskrankheit
Akute Cholezystitis/Gallenkolik
Darmverschluss
Mesenterialinfarkt
Peritonitis
Kolondivertikulitis/Kolonperforation
Basale Pleuritis/Pneumonie
Myokardinfarkt

ner-Zeichen an den Flanken bezeichnet. Diese ursprünglich als prognostisch besonders ungünstig gewerteten Stigmata stellen heute nur einen kleinen Teilaspekt der schweren Verlaufsform der Pankreatitis dar, die in entscheidendem Masse von einem extrapankreatischen Organversagen (Lunge, Niere, Herzkreislauf) bestimmt wird.

Klinische Phasen

Im Verlauf einer akuten Pankreatitis können lokale und systemische Komplikationen auftreten. In der Regel kommt es zu diesen Komplikationen im Rahmen der nekrotisierenden Pankreatitis, wobei ihr Auftreten einerseits von der morphologischen Ausdehnung der Nekrose im Pankreasgewebe selbst sowie von der Einbeziehung ausserhalb und an das Pankreas angrenzender Strukturen in den Nekrotisierungsprozess bestimmt wird. Anderseits wird die im Verlauf eventuell eintretende Infektion (3. Woche) dieser Nekrosen zum entscheidenden Faktor für das Auftreten der Komplikationen und Gefährdung für das Leben des Patienten. Die akute nekrotisierende Pankreatitis läuft dabei im natürlichen Verlauf in zwei Phasen ab. Die erste Phase ist gekennzeichnet durch die Einschwemmung von vasoaktiv-toxischen Substanzen, wobei häufig volumenbedingte Störungen durch die massive retroperitoneale Exsudation von Flüssigkeit (2–10 Liter) entscheidenden Anteil haben. In Einzelfällen kann es durch massives Einschwemmen toxischer Substanzen zu einem Einbruch des Kreislaufs (Schock), Nierenversagen und respiratorischer Insuffizienz kommen (als Ausdruck einer systemischen Entzündungsantwort oder «systemic inflammatory response syndromes», SIRS). Diese Komplikationen können in den allermeisten Fällen durch intensivmedizinische Massnahmen behandelt werden.

Ab der 2. Woche mit einer Latenz von oft bis zu 4 Wochen kommt es bei 40–70% (natürlicher Verlauf) und bei einem Drittel (Antibiotikatherapie) der Patienten mit schwerer akuter Pankreatitis zur Infektion der Nekrosen. Es kommt zum septischen Geschehen mit häufigem Multiorganversagen. Dieser Verlauf mit Infektion der Nekrosen und den konsekutiven septischen Komplikationen ist heute in erster Linie für die hohe Letalität bei akuter nekrotisierender Pankreatitis verantwortlich.

Enzymwirkungen

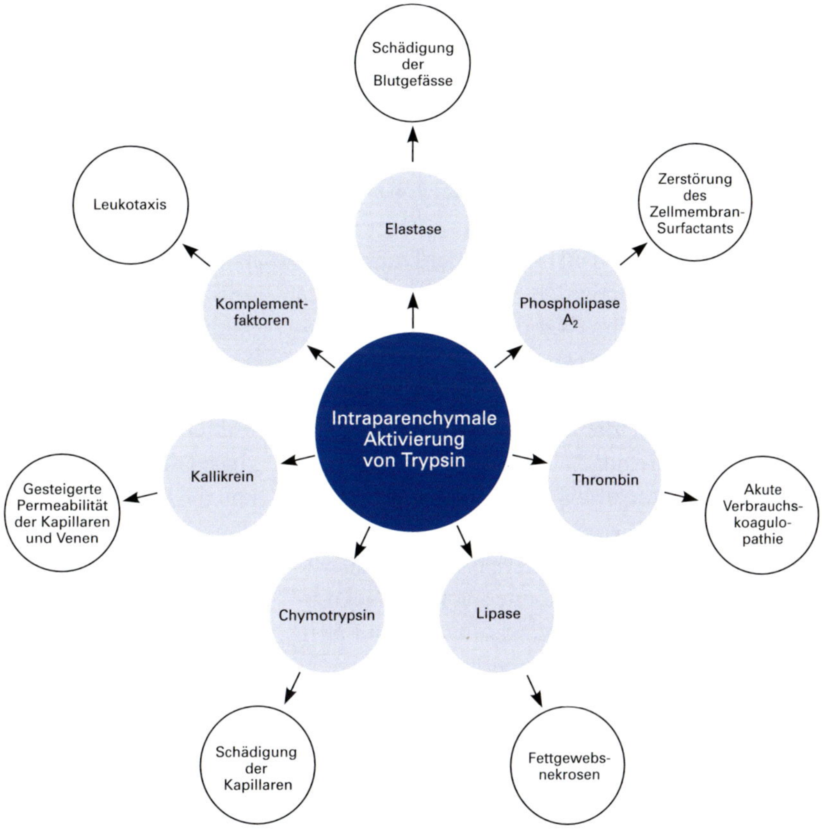

Klinische Phasen der nekrotisierenden Pankreatitis

Frühphase (vasoaktiv-toxisch) $\leq$ 2 Wochen	Spätphase (septisch) $\geq$ 2–4 Wochen
Mediatoren: Histamin, Trypsin, PLA_2, Lipase, Komplementfaktoren, Bradykinine, Prostaglandine usw.	Mediator: Endotoxin
SIRS mit Organmanifestation: Herz, Lunge, Nieren, Leber, Gehirn	Septische Komplikationen

Komplikationen

Lokale Komplikationen

Abhängig vom Schweregrad der Entzündung sowie der entzündlichen Reaktion im peripankreatischen Bereich entstehen an der Drüse selbst und an den umliegenden Strukturen zum Teil weitreichende Komplikationen. Am schwerwiegendsten sind die Nekrose des Pankreasparenchyms sowie ausgedehnte peripankreatische Fettgewebsnekrosen, die sich im retroperitonealen Raum in alle Regionen des Abdomens bis in das Becken und kranial bis ins Mediastinum entwickeln können. Diese Nekrosen entstehen innerhalb von 96 h. Auch viszerale Strukturen, wie Dünn- und Dickdarm, können von der Nekrotisierung miterfasst werden, was in seltenen Fällen zu Darmnekrose und Darmperforation führt.

Bei 40–70% der Patienten mit nekrotisierender Pankreatitis tritt im natürlichen Verlauf nach der ersten Woche eine Infektion des Nekrosegebiets auf, was zum bestimmenden Faktor für die weitere Entwicklung des Krankheitsverlaufs wird. Aus den infizierten Pankreasnekrosen droht die Gefahr einer Sepsis bis hin zum septischen Multiorganversagen. In früheren Jahren sind viele Patienten mit schwerer akuter Pankreatitis in der Frühphase der Erkrankung an Schock und dessen konsekutiven Organkomplikationen gestorben, die aus der Einschwemmung vasoaktiver und toxischer Substanzen in den systemischen Kreislauf resultierten. Dank zunehmender Kenntnis über die Pathophysiologie dieser Erkrankung (SIRS) und der verbesserten Intensivtherapie stirbt heute kaum noch ein Patient in dieser Phase. Der Infekt der Nekrosen in der Spätphase dagegen stellt gegenwärtig den hauptsächlichen letalitätsbestimmenden Faktor dar. Die Sterblichkeit bei Patienten mit infizierten Nekrosen ist im Vergleich zu Patienten mit sterilen Nekrosen 2mal so hoch (5 gegenüber 10–20%). Auch die Morbidität in bezug auf pulmonale, renale oder kardiozirkulatorische Organinsuffizienzen ist bei diesen Patienten signifikant höher.

Als mögliche Infektionswege, über welche die Bakterien in die Nekrosen gelangen, lassen sich 4 Routen beschreiben: 1. Hämatogen über die Blutzirkulation. 2. Kanalikulär über das Duodenum und die Papilla maior. 3. Deszendierend über das Pfortader-Leber-Gallenwegs-System. 4. Translokation über Lymphwege vom Darm. Tierexperimentell konnte am Modell der schweren akuten Pankreatitis gezeigt werden, dass bei Abschirmung oder Exklusion des Kolons keine Infektion der Nekrosen stattfindet, so dass die Translokation aus dem Dickdarm die wahrscheinlichste Quelle der Bakterien darstellt. Interessant ist, dass es eine spontane bakterielle Translokation in die Pankreasloge gibt, die aber bei gesundem Organ zu keiner Infektion oder keinem Problem führt – eine grundlegende Voraussetzung ist die Entzündung des Pankreas, wobei die Infektion beim Tier innerhalb von 24 h eintritt.

Die Infekthäufigkeit bei Patienten mit nekrotisierender Pankreatitis ist einerseits von der Dauer der Erkrankung, anderseits vom Nekroseausmass abhängig. Die Wahrscheinlichkeit des Nekroseinfekts nimmt von 24% innerhalb der 1. Woche nach Beginn der Erkrankung auf 36 und 71% in der 2. und 3. Woche zu, und Patienten mit einem ausgedehnten Nekroseprozess haben ein deutlich erhöhtes Infektionsrisiko im Vergleich zu Patienten mit fokalen Nekrosen. Das Bakterienspektrum, das bei infizierten Nekrosen gefunden werden kann, spiegelt die Intestinalflora

Prognose

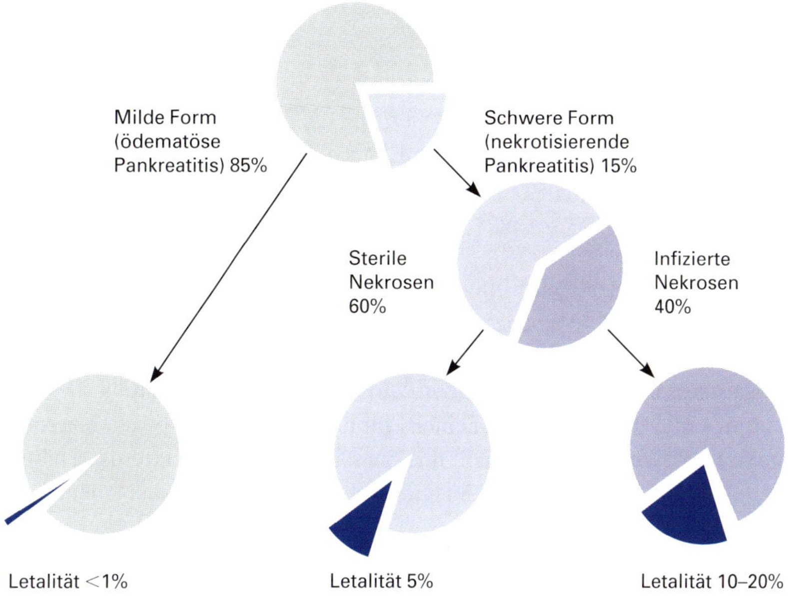

Komplikationen

Lokal	Systemisch
Nekrose	Pulmonales Versagen
Hämorrhagie	Renales Versagen
Abszess	Schock
Darmparalyse	Sepsis
Pseudozyste	Enzephalopathie
Aszites	Hyperglykämie
Pleuraerguss	Hypokalzämie
Ikterus	Metabolische Azidose

Nekrose-entwicklung

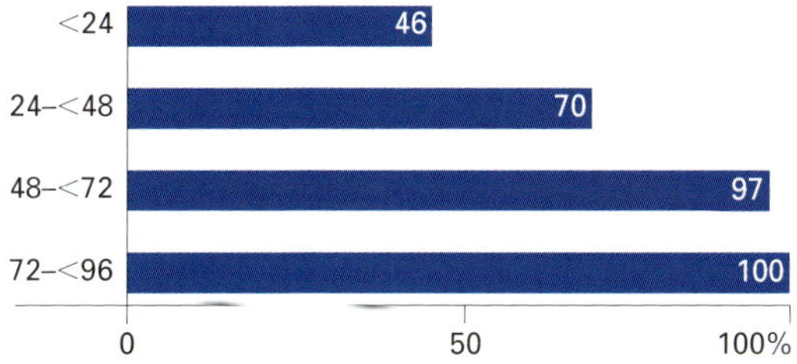

Dynamische Entwicklung von Pankreasnekrosen. Nach 96 h haben alle Patienten mit nekrotisierender Pankreatitis Zeichen der Nekrosen (CRP, CT) ausgebildet.

mit vorwiegend gramnegativen (*Escherichia coli*, *Pseudomonas aeruginosa*, *Proteus* und *Klebsiella* spp.), aber auch grampositiven Keimen *(Staphylococcus aureus*, *Streptococcus faecalis* und *Enterococcus)* wider.

Bei später auftretender Infektion des Nekroseareals, ab der 4.–6. Woche, und bei guter Demarkierung kommt es zur Ausbildung eines Pankreasabszesses. Bei nekrotisierender Pankreatitis kann es – allerdings selten – zu einer Einblutung durch Gefässarrosion kommen mit massivem Hämoglobinabfall bis hin zur Ausprägung eines hämorrhagischen Schocks.

Bei etwa einem Drittel der Patienten mit akuter Pankreatitis entwickeln sich Pseudozysten, die sich häufig innerhalb von 3 Monaten nach Beginn der akuten Episode wieder zurückbilden. Diese Pseudozysten entstehen entweder auf dem Boden verflüssigter Nekrosen, infolge einer Läsion des Pankreasgangs oder seiner Äste mit Austritt von Bauchspeicheldrüsensekret, oder durch Ausbildung einer Kapsel um Flüssigkeitsexsudationen. Pseudozysten können ausserhalb und in der Bauchspeicheldrüse entstehen. Eine Komplikation solcher Zysten entsteht entweder durch Kompression viszeraler Strukturen oder des Gallengangs; extrem selten kommt es zur Einblutung in die Zyste aus einem Pseudoaneurysma oder Ruptur der Zyste.

Eine häufige lokale Komplikation ist der paralytische Ileus, der auf dem Boden ausgedehnter retroperitonealer Flüssigkeitssequestrationen entsteht und durch Freisetzung vasoaktiver und darmparalysierender Mediatoren begünstigt wird.

Zur Ausbildung eines pankreatogenen Aszites kommt es selten, entweder durch Pankreasgangruptur mit Ansammlung von enzymreichem Sekret in der Bursa omentalis oder der freien Bauchhöhle. Pleuraergüsse können ein- oder beidseitig auftreten und sind häufig als sympathische Mitreaktion auf den intraabdominellen Entzündungsvorgang zurückzuführen. Selten tritt ein massiver Pleuraerguss infolge einer Pankreasgangruptur mit Übertritt des Sekrets in die Pleurahöhle auf. Der Amylasegehalt der Pleuraflüssigkeit erlaubt, die beiden Entstehungsmechanismen zu differenzieren.

Ein Ikterus ist häufig passager und kann durch die vorübergehende oder persistierende Gallengangobstruktion durch einen Gallenstein oder durch die Kompression des distalen Ductus choledochus im Rahmen der entzündlichen Pankreaskopfschwellung bedingt sein. Bei rezidivierenden Schüben im Rahmen der chronischen Pankreatitis kann der Ikterus auch durch eine fixierte fibrosierende Stenose des distalen Anteils des Choledochus verursacht sein.

Systemische Komplikationen

Respiratorische Komplikationen

Respiratorische Komplikationen entstehen im Rahmen eines breiten Spektrums von Schädigungen, wie Pleuraerguss, Atelektase, Pneumonie, Mediastinalabszess und in der schwersten Form, dem ARDS.

Tachypnoe, milde respiratorische Alkalose und geringgradige Hypoxämie werden bei Patienten mit akuter Pankreatitis häufig während der ersten beiden stationären Tage beobachtet; sie stellen jedoch ohne röntgenologischen Nachweis von Veränderungen im Thoraxraum keinen Grund zur Besorgnis dar. Die leichtere Form der Hypoxämie wird durch Schmerzreduktion und dadurch begünstigte diaphragmale Atmung,

Infektionswege der Pankreasnekrosen

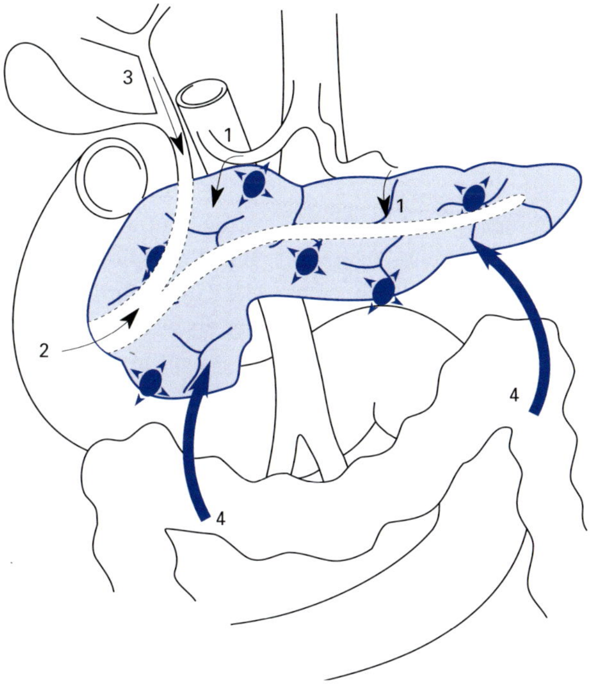

1 = Hämatogen. 2 = Kanalikulär aszendierend.
3 = Kanalikulär deszendierend. 4 = Lymphogen (Translokation).

Bakterienspektrum und dessen Häufigkeit

Typ	Häufigkeit, %
Escherichia coli	26
Pseudomonas spp.	16
Staphylococcus aureus	15
Klebsiella spp.	10
Proteus spp.	10
Streptococcus faecalis	4
Enterobacter spp.	3
Anaerobier	16
Pilze	5–10

Infektionsrate der nekrotisierenden Pankreatitis

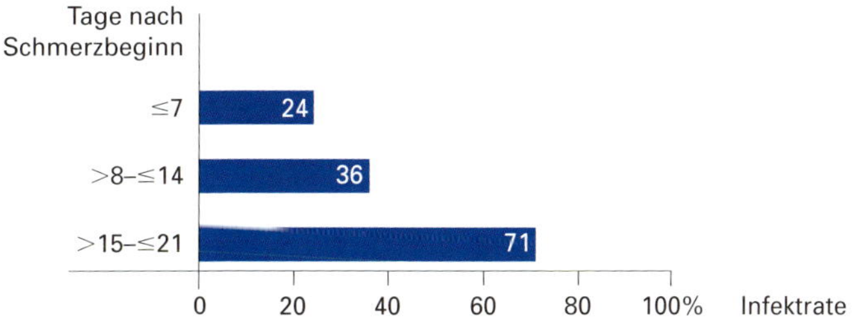

Physiotherapie und eventuelle Sauerstoffgabe über die Nasensonde leicht beherrscht. Auch die Bildung von Pleuraergüssen kann durch eine Punktion rasch behoben werden. Kritisch ist die Abnahme des pO_2 bei Patienten ohne vorbestehende Lungenerkrankung auf <70 mm Hg. Eine weitere Abnahme des pO_2 auf <60 mm Hg trotz O_2-Gabe fordert die rasche Entscheidung zur maschinellen Beatmung. Die Ausprägung eines ARDS, das sich in solchen Fällen hinter diesen Anzeichen verbergen kann, wird frühzeitig im Rahmen der sogenannten toxischen Krankheitsphase oder aber verzögert ab der 3. Woche im Rahmen einer Sepsis diagnostiziert. Pathophysiologisch wird für das ARDS bei akuter Pankreatitis die erhöhte lokale Konzentration aktiver Pankreasenzyme, lysosomaler Enzyme sowie anderer vasoaktiver Substanzen und in besonderem Masse die lokal freigesetzte Phospholipase A_2 (direkte Zerstörung des Surfactants) angeschuldigt. Anatomisch-morphologisch findet sich in diesen Lungen eine Anreicherung von neutrophilen Granulozyten, die über ihre Aktivierung mit der verstärkten Freisetzung freier Sauerstoffradikale mit dem bekannten Schädigungspotential beitragen.

Kardiovaskuläre Komplikationen

Hier sind EKG-Veränderungen, Perikarderguss, Hypovolämie und hämodynamische Veränderungen zu nennen. EKG-Veränderungen stellen sich sehr selten ein, und nur ausnahmsweise werden in Fällen ohne bekannte Vorschädigung des Herzens Herzrhythmusstörungen beobachtet. Typische EKG-Veränderungen infolge Hypokalzämie mit Verlängerung der QT-Zeit sind rar. Auch Perikardergüsse sind selten und allenfalls gering ausgeprägt. Hypovolämie tritt regelmässig in der Initialphase der akuten Pankreatitis auf. Eine Reduktion des intravaskulären Volumens in der Grössenordnung von bis zu 30% innerhalb der ersten 6 h wurde beschrieben. Entsprechend ist die intravenöse Gabe von Flüssigkeit bei akuter Pankreatitis sofort einzuleiten und die Volumenmenge sehr hoch anzusetzen – in der Regel zwischen 4 und 10 Liter –, orientiert am zentralvenösen Druck. Die Hauptmasse an Flüssigkeitsverlust erfolgt retroperitoneal, mit Anteilen auch in die Peritonealhöhle (Aszites). Zudem findet ein Teil des Flüssigkeitsverlusts dadurch statt, dass in verschiedenen Organen über erhöhte Gefässpermeabilität eine interstitielle Flüssigkeitsansammlung entsteht. Ein weiterer Flüssigkeitsverlust wird infolge Erbrechens oder Absaugens von Mageninhalt über die nasogastrale Sonde verursacht.

Ein direkter Einfluss der akuten Pankreatitis auf die Herzkontraktilität ist unwahrscheinlich. Die Beschreibung eines myokardialen «depressant factor» ist durch keine neueren Studien belegt. Wenn in schweren Fällen eine Reduktion der Herzleistung auftritt, ist dies eher auf die vielfältigen Stoffwechselstörungen und die Freisetzung vasoaktiver und toxischer Substanzen zurückzuführen.

Bei nekrotisierender Pankreatitis, besonders bei gleichzeitigem Vorliegen infizierter Nekrosen, ist die Kreislaufsituation durch erhöhten Herzleistungsindex und erniedrigten peripheren Widerstand gekennzeichnet, direkt vergleichbar mit dem Bild der Sepsis.

Renale Komplikationen

Hypovolämie und Hypotonie sind die primären ätiologischen Faktoren in der Pathogenese

Ursachen für Pleuraerguss und pankreatogenen Aszites

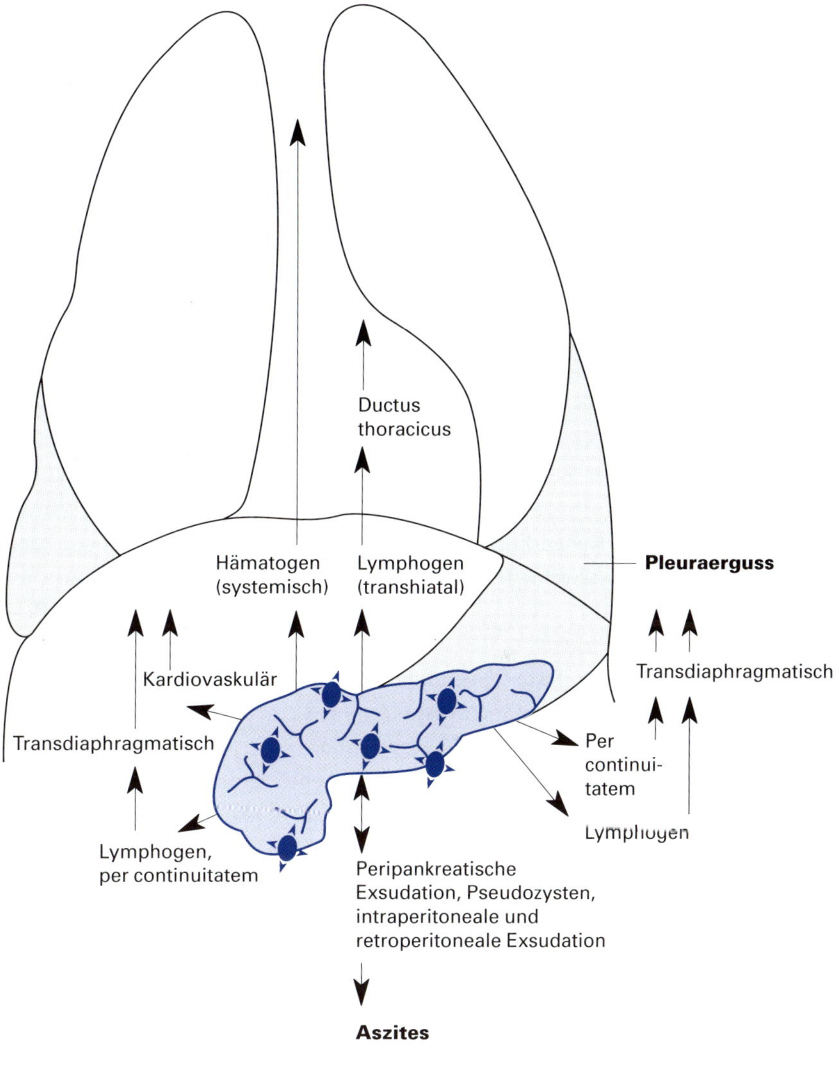

der Niereninsuffizienz bei akuter Pankreatitis. In experimentellen Studien wurde eine signifikante Aktivierung des Renin-Angiotensin-Systems beschrieben, was auch zur Abnahme der lokalen Perfusion und glomerulären Filtration führen kann. Auch die Freisetzung eines thrombozytenaktivierenden Faktors aus dem Pankreas wird für die Veränderungen der renalen Durchblutung verantwortlich gemacht.

Eine Schädigung des tubulären Apparats tritt im Rahmen der akuten Pankreatitis konstant auf. Zum kompletten Nierenversagen kommt es selten bei ödematöser, häufig aber bei nekrotisierender Pankreatitis. In diesem Stadium der Erkrankung wird die Behandlung mit Hämofiltration und Hämodialyse erforderlich.

Koagulationsstörungen

Eine klinisch manifeste Koagulopathie mit dem Bild der disseminierten intravaskulären Koagulopathie ist sehr selten, obwohl eine tendenzielle Hyperkoagulabilität im Rahmen der akuten Pankreatitis häufig besteht. In extrem seltenen Fällen wird die Entwicklung einer thrombozytopenischen Purpura im Rahmen der akuten Pankreatitis beobachtet. Auch für die Gerinnungsstörung werden vasoaktive Substanzen (Kallikrein usw.), die im Rahmen der Pankreasentzündung freigesetzt werden, angeschuldigt.

Metabolische Komplikationen

Häufigste metabolische Veränderung ist die Hypokalzämie, die in der 1. Woche der Erkrankung auftritt. Verschiedene Mechanismen werden dafür verantwortlich gemacht. Der Sequestrierung von Kalzium durch Verseifung in Arealen der Fettgewebsnekrosen wird dabei eine wichtige Rolle zugesprochen. Ein anderer Erklärungsansatz liegt in der veränderten Freisetzung von kalziumregulierenden Hormonen, wie Kalzitonin, Parathormon und Glukagon. Auch Hypomagnesämie wird bei akuter Pankreatitis beobachtet und kann über die Hemmung der Parathormonsekretion zur Hypokalzämie beitragen. Die Hälfte des gesamten zirkulierenden Kalziums ist an Albumin gebunden, und möglicherweise ist die bei akuter Pankreatitis anfallende Hypalbuminämie der Grund dafür, dass eine falsch-niedrige Senkung der Kalziumkonzentration angezeigt wird. Aus diesem Grund ist besonders bei der schweren Form der akuten Pankreatitis und vor der therapeutischen Konsequenz, Kalziuminfusionen zu verabreichen, wenn möglich eine Bestimmung des ionisierten Kalziums durchzuführen. Neben der Hypomagnesämie ist noch die Hypokaliämie zu beobachten, die eines sehr raschen Ausgleichs bedarf.

Hyperlipidämie (meist Hypertriglyzeridämie) tritt bei knapp der Hälfte der Patienten mit akuter Pankreatitis auf und kann sehr unterschiedlich ausgeprägt sein. Extrem hohe Konzentrationen von Triglyzeriden sind in der Regel mit einem schweren Verlauf der akuten Pankreatitis assoziiert. Normalerweise ist die Hyperlipidämie ein vorübergehendes, auf die ersten beiden Tage beschränktes Phänomen mit rascher Rückbildung auf Normwerte.

Eine transiente leichte Hyperglykämie wird oft beobachtet, bildet sich jedoch ohne Notwendigkeit einer speziellen Behandlung rasch zurück. Bei bereits bestehendem Diabetes kann es initial zu einer Entgleisung kommen, die durch angepasste Insulindosis gut beherrschbar ist. Im Rahmen der nekrotisierenden Pankreatitis zählt die

Systemische Komplikationen

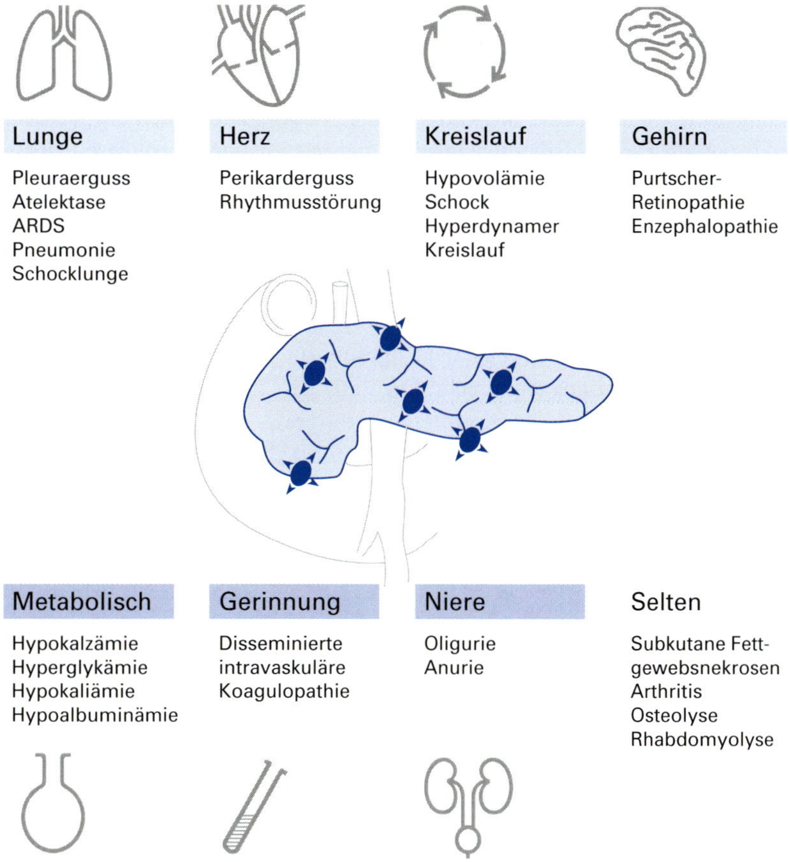

Hyperglykämie zu den prognostisch ungünstigen Zeichen, da die Langerhans-Inseln durch die Autodigestion mit zerstört werden. Die Folge kann nach Ablauf dieses schweren Krankheitsbilds ein auf Dauer bleibender insulinpflichtiger Diabetes mellitus sein.

Komplikationen am Zentralnervensystem

In seltenen Fällen kommt es zu einer Sehstörung, die als Purtscher-Retinopathie bezeichnet wird und mit Gesichtsfeldausfällen bis hin zur kompletten Erblindung einhergeht. Die Pathogenese dieser Erscheinung wird auf eine anteriore ischämische Optikusneuropathie zurückgeführt, die infolge einer Embolie im endarteriolären retinalen Kreislauf oder Gefässspasmen oder einer Leukozytenaggregation (weisse Thrombusbildung) auftreten kann.

Die pankreatische Enzephalopathie bezieht sich auf einen Zustand der Desorientierung, Konfusion, Agitation und Halluzination. Vorwiegend sind Patienten mit alkoholischer Pankreatitis betroffen; die Symptome können jedoch auch bei nichtalkoholischer Pankreatitis auftreten. Speziell im Fall der alkoholinduzierten Pankreatitis kann auch ein klassisches Delirium tremens für das neurologische Bild verantwortlich zeichnen.

Seltene Komplikationen

Seltene Begleiterscheinungen im Rahmen der akuten Pankreatitis sind die subkutane Fettgewebsnekrose, eine Arthritis und osteolytische Veränderungen an den distalen Knochen. Sehr selten wurde im Rahmen der akuten Pankreatitis auch von einer nichttraumatischen Rhabdomyolyse berichtet.

Die Kenntnis der verschiedenen systemischen Komplikationen, die während der akuten Pankreatitis auftreten können, ist sehr bedeutsam, da sie neben der spezifischen Behandlung vor allem den primären Ort des Geschehens, die Bauchspeicheldrüse und ihre umliegenden Areale, in die Behandlung miteinbeziehen muss.

Ursachen der Hyperglykämie

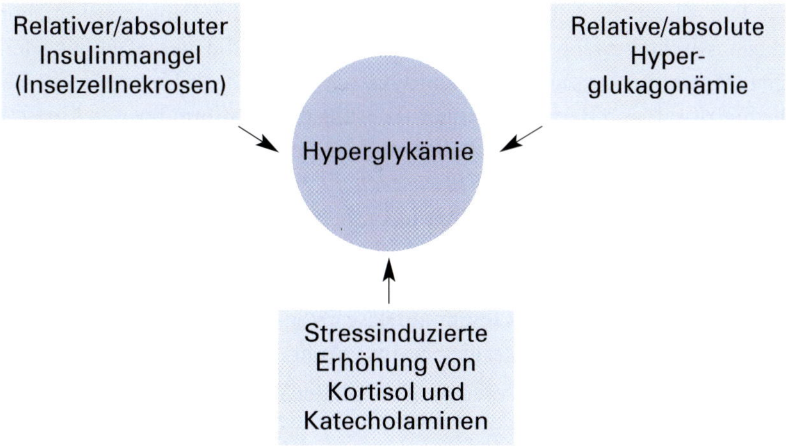

Autodigestion

Enzym	Substrat	Wirkung
Lipase	Triglyzeride (intrazellulär/ intraduktulär/ peripankreatisch)	Fettgewebsnekrosen Hypokalzämie Lokale Azidose Intraazinäre Lipolyse Zellmembranschädigung
PLA_2	Zellmembran Phosphatide	Lysophosphatidbildung Membranzerstörung Dyshorie[1], Schocklunge, ARDS
Trypsin	Andere Proenzyme Kallikreinogen Gerüstproteine	Koagulationsnekrosen Schock, Dyshorie, Proteolyse, Koagulopathie, Kininfreisetzung
Chymotrypsin/ Karboxypeptidase	Gerüstproteine	Koagulationsnekrosen, Proteolyse, Dyshorie
Elastase	Gerüstproteine Elastische/kollagene Fasern (Gefässe)	Koagulationsnekrosen, Elastokollagenolyse, Proteolyse, Dyshorie, Hämorrhagie
Kallikrein	Kinine	Dyshorie Kininfreisetzung

[1] Dyshorie = Permeabilitätsstörungen.

Diagnostik

Die allgemein geltenden Anforderungen an diagnostische Verfahren sind die einer *zuverlässigen Diagnosesicherung* (hohe Sensitivität und hohe Spezifität), ein Beitrag zur Identifizierung des *auslösenden Faktors* und – besonders wichtig – eine verlässliche *prognostische Einschätzung*.

Zur Diagnosesicherung stehen uns *laborchemische* und *bildgebende Verfahren* zur Verfügung. Bei entsprechender Symptomatik erlaubt uns bereits der Anstieg der Gesamtamylase im Serum (mindestens 3fach über der Norm erhöht), mit hoher Zuverlässigkeit die Diagnose «akute Pankreatitis» zu stellen. Einschränkend für die Amylase gilt, dass diese aufgrund eines möglicherweise auch extrapankreatischen Ursprungsorts (Speicheldrüsen, Ovarien) dem Anspruch auf hohe Spezifität nicht gerecht wird. Insbesondere bei einem untypischen klinischen Bild der akuten Pankreatitis in bezug auf Schmerzart und Lokalisation kann der Anstieg der Gesamtamylase allein als Indikator für eine Pankreasschädigung nicht als beweisend angesehen werden. Die diagnostische Spezifität ist durch die heute allgemein verfügbare Bestimmung von Lipase und Pankreasisoamylase wesentlich erhöht worden. Allein durch die Typisierung der pankreasspezifischen Amylase und Speichelamylase kann sehr einfach der verantwortliche Ursprungsort für die erhöhte Gesamtamylase ausgemacht werden. Auch hinsichtlich der Sensitivität ist die Bestimmung der Amylase eingeschränkt, und zwar immer dann, wenn die erste Blutabnahme später als 2 Tage nach Einsetzen der akuten Symptomatik erfolgte. Durch die rasche Elimination der Amylase aus dem Blut über einen Abbau, der zum Teil durch die Niere, zum Teil durch das retikuloendotheliale System erfolgt, kann der Nachweis einer Pankreatitis nicht mehr erbracht werden. Für die verspätet eingeleitete Diagnostik (>2 Tage nach Einsetzen der Bauchschmerzen) ist die Bestimmung der Lipase hilfreich, da dieses Enzym langsamer abgebaut wird und entsprechend länger erhöhte Serumkonzentrationen nachweisbar sind.

Durch Einsatz radioimmunologischer und enzymimmunologischer Methoden ist auch die Möglichkeit zur Bestimmung der Pankreaselastase-1 und des Trypsins gegeben. Diese proteolytischen Enzyme bleiben über längere Zeit erhöht als die Lipase, mit einer Normalisierung, die erst ab dem 8.–10. Tag zu erwarten ist.

Aus praktischer Sicht kann die Elastase-1-Bestimmung nur in Ausnahmefällen zu einer Zusatzinformation führen, und zwar bei Bestehen einer schweren Niereninsuffizienz, die häufig auch ohne Pankreasschädigung sowohl mit einer Hyperamylasämie als auch Hyperlipasämie (20–40% der Fälle) vergesellschaftet ist. Bei Niereninsuffizienz ohne akute Pankreatitis ist in der Regel keine erhöhte Konzentration von proteolytischen Enzymen zu beobachten. Die Bestimmung z.B. der Elastase kann somit auch bei Bestehen der Niereninsuffizienz mit hoher Spezifität die akute Pankreatitis anzeigen.

Der asymptomatische Anstieg von Pankreasenzymen, bislang für Amylase und Lipase beschrieben, ist durch Medikamente, im Rahmen von infektiösen Geschehen, bei Niereninsuffizienz, oder im speziellen Fall der Amylase durch Erkrankungen extrapankreatischer amylasebildender Organe bedingt. Zu einer Erhöhung der Lipase kann in Einzelfällen die Verabreichung von Heparin führen. Hierbei handelt es sich um die Induktion einer Triglyzeridlipase. Auch für

Ursachen einer Hyperamylasämie

Pankreas	Pankreatitis	P (= Pankreas)
	Pankreaskarzinom	P
	Pankreasgangobstruktion	P
	Trauma	P
	ERCP	P
	Sekretin-CCK-Stimulation	P
Speicheldrüse	Trauma	S (= Speichel)
	Infektion	S
	Gangobstruktion	S
Renale Insuffizienz		P + S
Gastrointestinal-erkrankungen	Ulkusperforation	P
	Mesenterialinfarkt	P
Lungenerkrankungen	Pneumonie	S
	Tuberkulose	S
	Karzinom	S
Tumore der Genitalorgane	Ovarien	S
	Prostata	S
Verschiedenes	Makroamylasämie	P
	Diabetische Azidose	S
	Verbrennungen	P + S
	Postoperativ	P + S

Sensitivitäten verschiedener Pankreasenzyme

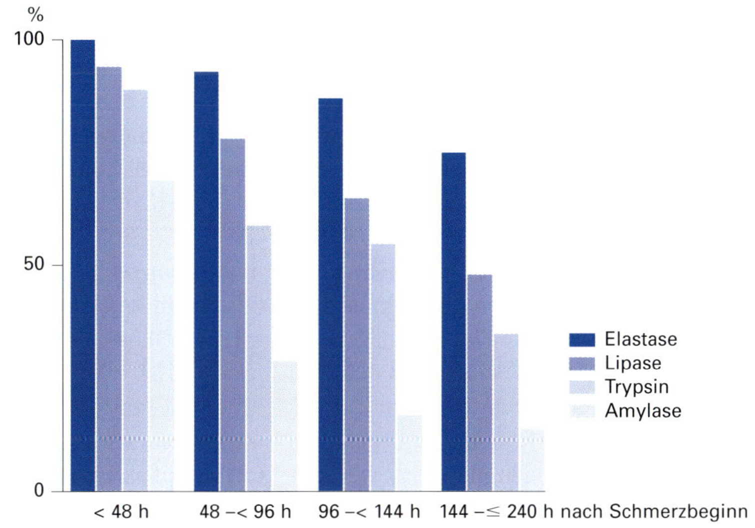

die Lipase gibt es extrapankreatische Entstehungsorte, die sich in den sublingualen und gastralen Regionen finden.

Seltene Ursache erhöhter Serumamylase ist die Makroamylasämie aufgrund der Bindung dieses Enzyms an Immunglobuline.

Die Höhe der Enzymkonzentrationen im Serum während des akuten Pankreatitisschubs ist nicht Ausdruck des Grades der Schädigung der Bauchspeicheldrüse und kann keine prognostische Aussage beisteuern.

Über längere Zeit – während und nach der akuten Pankreatitis – fortbestehende Erhöhung der Serumamylase und -lipase ist Ausdruck entweder einer Zystenbildung, auch einer Mikrozystenbildung ohne morphologische Nachweisbarkeit in den bildgebenden Verfahren (Sonographie, CT), oder eines verzögerten Abbaus des interstitiellen Ödems. Bei fehlender Klinik sollte dieser laborchemische Befund nicht zur therapeutischen Konsequenz eines verzögerten oralen Kostaufbaus führen, da ein solches Vorgehen dem Genesungsprozess und der Normalisierung der Pankreasenzyme nicht förderlich ist.

Akute biliäre Pankreatitis

Die Identifizierung der biliären Genese einer Pankreatitis orientiert sich 1. an anamnestischen Angaben, 2. symptomatischen Hinweisen, 3. biochemischen Parametern, 4. Sonographie, 5. an dem an spezialisierten Zentren der mikroskopischen Untersuchung aus dem Duodenum gewonnenen Gallensekret. Anamnestisch kann der Hinweis auf eine biliäre Genese durch früher stattgefundene Koliken oder einfach in dem bekannten Vorliegen von Gallensteinen abgelesen werden. Das alleinige Vorliegen von Gallensteinen, die bislang asymptomatisch waren, sollte nicht dazu führen, dass nicht nach weiteren möglichen Faktoren (Medikamenten, vorbestehenden Krankheiten) gefragt wird, da auch Gallensteine nur zufällig und ohne Bedeutung vorhanden sein können. Ein typisch kolikartiger Beginn der Schmerzen im rechten Oberbauch mit Ausstrahlung in die rechte Schulter kann als Hinweis auf eine biliäre Genese dienen. Unter den biochemischen Faktoren gibt es eine ganze Reihe von cholestaseanzeigenden Parametern, wie Serumbilirubin, alkalische Phosphatase, γ-GT, ASAT und ALAT. Bei einem direkten Vergleich dieser verschiedenen Parameter hat sich die ASAT als empfindlichster Parameter zum Nachweis einer biliären Genese der akuten Pankreatitis herausgestellt, wenn ein Anstieg über 60 U/l innerhalb der ersten 12 h nach Einsetzen der Symptomatik bestanden hatte. Dieser Parameter fällt anschliessend rasch wieder unter die genannte «Cut-off»-Grenze.

Die Sonographie kann einmal das Vorliegen von Gallensteinen in der Gallenblase anzeigen und damit einen recht kräftigen Hinweis liefern, zum anderen auch über eine mögliche Dilatation des Ductus choledochus Auskunft geben.

Die Kombination der Sonographie mit biochemischen Parametern lässt die Sensitivität auf etwa 95% ansteigen und ermöglicht mit nahezu 100%iger Spezifität, die Gallensteinätiologie richtig einzuschätzen.

Die mikroskopische Untersuchung von aspiriertem Duodenalsekret erlaubt häufig den Nachweis von Mikrolithen bei idiopathischer Pankreatitis und macht die biliäre Genese der Erkrankung wahrscheinlich. Die exakte Einordnung dieses mikroskopischen Befunds aus dem Gallensekret ist bislang allerdings noch nicht erfolgt.

Diagnose der biliären Pankreatitis

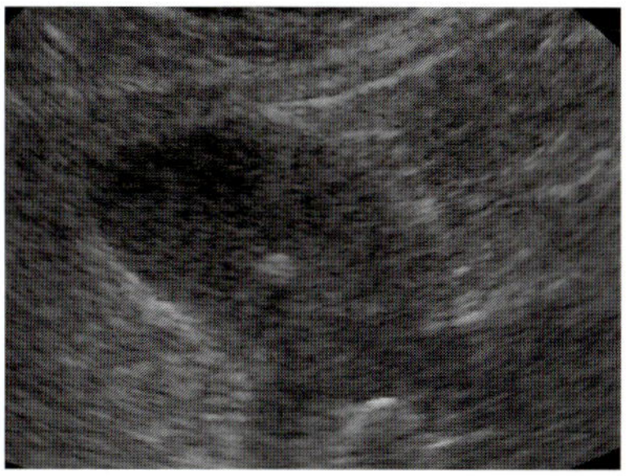

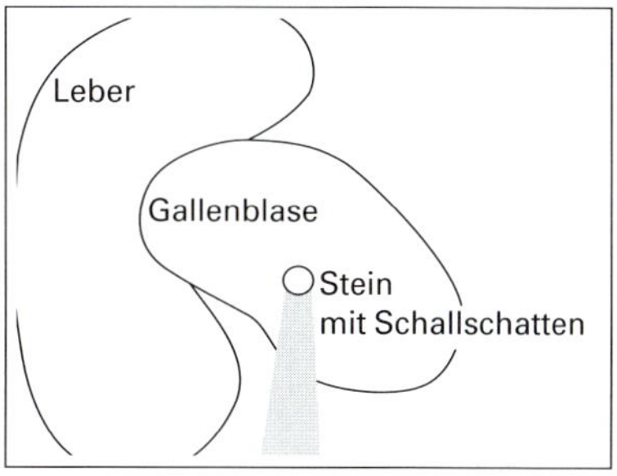

Sonographisches Bild der Cholelithiasis.

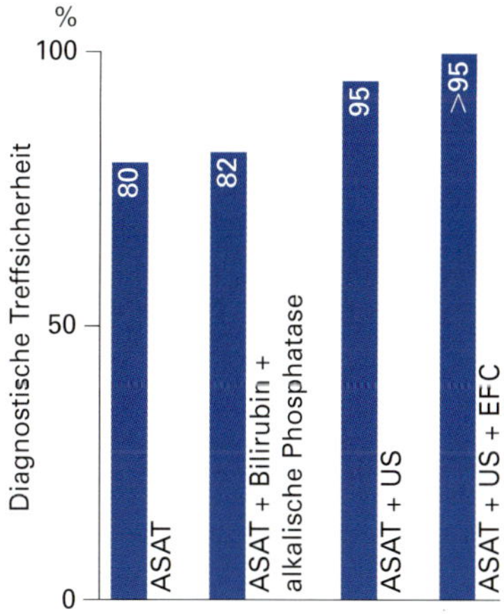

Bildgebende Verfahren

Die konventionellen Röntgenuntersuchungen (Abdomen- und Thoraxübersichtsaufnahme) können die Auswirkungen der akuten Pankreatitis auf Nachbarorgane zeigen und leisten in der differentialdiagnostischen Abgrenzung zu anderen Erkrankungen einen Beitrag. Die Röntgenabdomenaufnahme kann Pankreasverkalkungen und röntgenpositive Gallensteine zeigen. Zudem kann freie intraabdominelle Luft ausgeschlossen werden als eine wichtige differentialdiagnostische Abgrenzung zu einer Gastrointestinalperforation. Gleichzeitig finden sich häufig wenige Stunden nach Beginn der Erkrankung Luftansammlungen in Magen, Duodenum, den Dünndarmschlingen («sentinel loop») oder Colon ascendens und descendens («colon cut-off sign»), während Flüssigkeitsspiegel auf einen begleitenden Ileus hinweisen. Die Thoraxaufnahme informiert über Pleuraergüsse (zumeist links), Plattenatelektasen und pulmonale Infiltrationen.

Bei Patienten mit akuter Abdominalsymptomatik wird im Rahmen der Basisdiagnostik in der Regel eine Sonographie durchgeführt. Mit dieser nichtinvasiven Technik können morphologische Organveränderungen des Pankreas bei akuter Pankreatitis dargestellt werden. Dies setzt aber eine gewisse Erfahrung des Untersuchers voraus, denn der Sonographie sind bei dieser Erkrankung Grenzen gesetzt. Die diagnostische Beurteilung des Pankreas ist transabdominell durch die retroperitoneale Lage des Organs (besonders bei adipösen Patienten) und bei schwerer Verlaufsform mit begleitendem paralytischem Ileus durch die dann meist vorliegende Darmgasüberlagerung eingeschränkt. Die Sensitivität für die Diagnose der akuten Pankreatitis liegt deshalb bei prospektiven Untersuchungen nicht über 70%, die Treffsicherheit zum Nachweis der nekrotisierenden Verlaufsform liegt bei etwa 35–40%.

Bei Aufnahme können aus den sonographischen Befunden aber wichtige Aufschlüsse zur Ätiologie der akuten Pankreatitis gewonnen werden. Gallenblasensteine, die eine biliäre Genese der Erkrankung annehmen lassen, sind heute mit nahezu 100%iger Sicherheit nachweisbar. Als typisch erwiesen haben sich vor allem das Vorliegen von kleinen Gallensteinen in der Gallenblase mit Konkrementdurchmessern von 3 bis 5 mm. Die Diagnose «Choledocholithiasis» ist mit diesem Verfahren aufgrund der genannten Probleme weniger zuverlässig möglich. Inwieweit die Durchführung einer Endosonographie bei dieser Fragestellung oder zum Nekrosenachweis zusätzliche Informationen bereitstellen kann, muss durch zukünftige Studien geklärt werden. Die Erfahrungen mit diesem Verfahren sind noch sehr begrenzt, es stellt ausserdem für die Patienten in der Initialphase eine grosse Belastung dar.

In der Verlaufskontrolle der akuten Pankreatitis hat die Sonographie einen festen Stellenwert und kann aufgrund fehlender Strahlenbelastung, der allgemeinen Verfügbarkeit und günstiger Kosten jederzeit am Krankenbett eingesetzt und wiederholt werden. Im weiteren Krankheitsverlauf können pankreatische und extrapankreatische Komplikationen, wie Aszites, postakute Pseudozysten- und Abszessbildung frühzeitig erkannt werden. Nekrosen und Flüssigkeitsansammlungen können unter sterilen Kautelen als «Bedside»-Diagnostik zur wichtigen Klärung der Frage einer Infektion sonographisch gesteuert feinnadelpunktiert werden (Feinnadelpunktion mit bakteriologischer Untersuchung des Aspirats).

Normales Pankreas

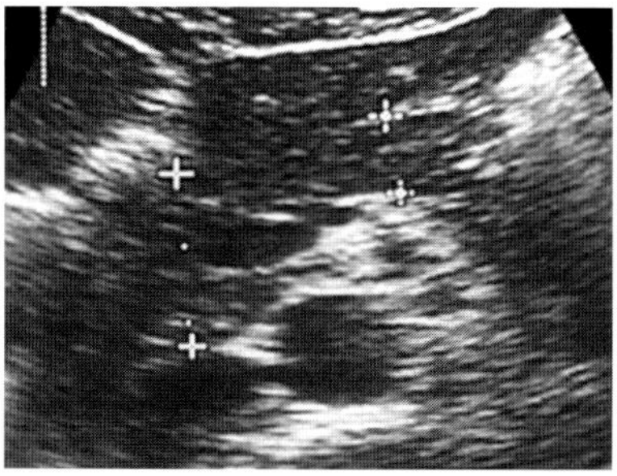

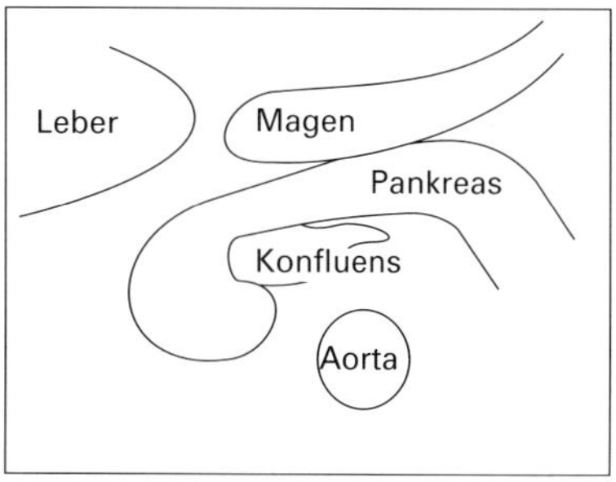

Sonographie mit unauffälliger Darstellung des Pankreasparenchyms.
+ = Pankreasorgangrenzen.

Ödematöse Pankreatitis

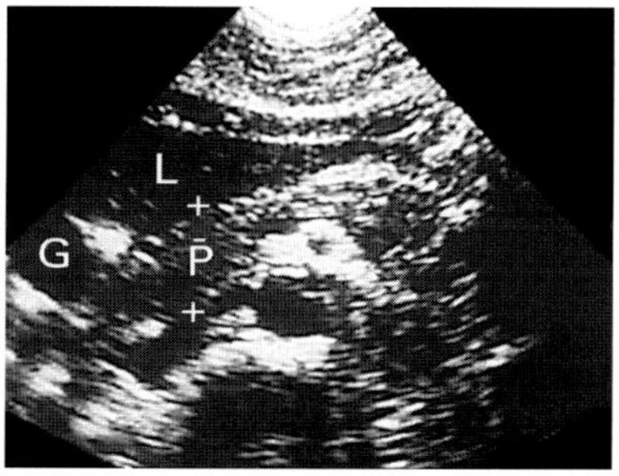

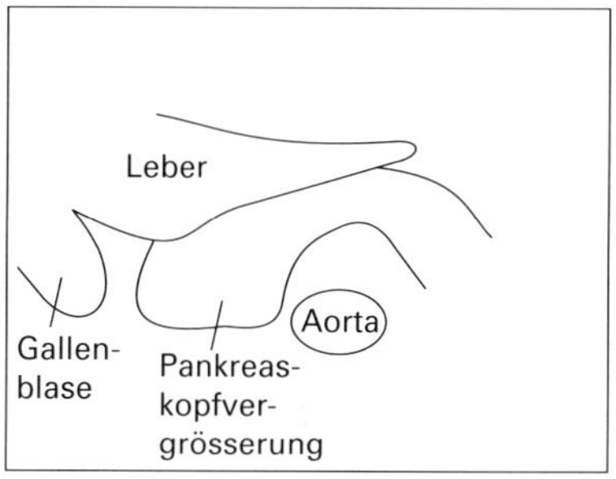

Sonographie mit ödematöser Schwellung des Pankreaskopfs.
L = Leber. G = Gallenblase. P = Ödem im Pankreaskopf.

Nekrotisierende Pankreatitis

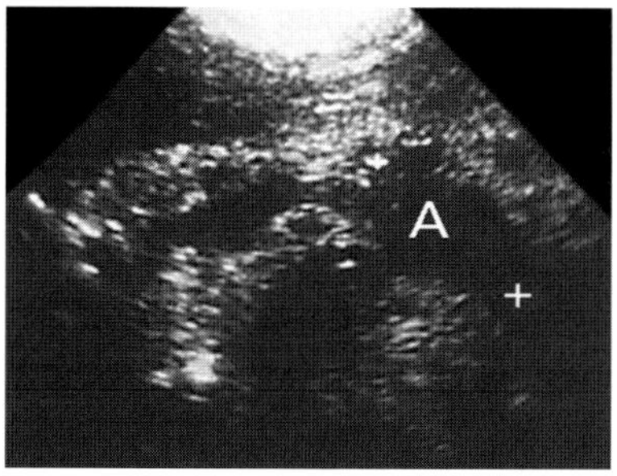

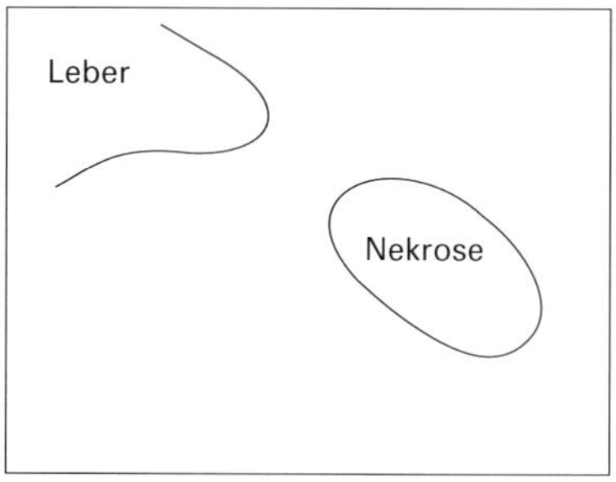

Sonographie mit Darstellung einer Nekrose im Pankreasschwanz.
A = Liquide Zone (Nekrose) im Pankreasschwanz.

Das CT zeichnet sich gegenüber der Sonographie durch eine vom Untersucher unabhängige und reproduzierbare Befunddokumentation aus. Die hohe Dichteauflösung und die überlagerungsfreie Schicht ermöglichen, morphologische Veränderungen am Pankreas und anatomische Informationen über die Ausbreitung des peripankreatischen Exsudats in den verschiedenen abdominellen Strukturen eindeutig zu erfassen. Die Sensitivität des CT für die Diagnose der akuten Pankreatitis liegt bei 80%. Dies erscheint auf den ersten Blick niedrig, liegt aber darin begründet, dass bei milden Pankreatitiden unauffällige oder nur diskrete morphologische Befunde zu sehen sind. Dieses bildgebende Verfahren wurde speziell für den Nachweis der nekrotisierenden Verlaufsform weiterentwickelt. Nach gastraler Applikation von verdünntem wasserlöslichem Kontrastmittel wird ein Nativ-Scan mit einer Schichtdicke von 10 mm durchgeführt. Anschliessend folgt nach intravenöser Kontrastmittelbolusinjektion eine Wiederholung als Kontrast-Scan mit 5 mm Schichtdicke. Mit diesem Verfahren lassen sich so mit hoher Treffsicherheit Nekrosen als Perfusionsausfälle im Pankreas mittels Kontrast-Scans darstellen, während im Nativ-Scan keine Unterscheidung zwischen Ödem oder Nekrose möglich ist. Dieses dynamische kontrastmittelverstärkte CT stellt heute den Goldstandard zum Nachweis und Ausschluss von Pankreasnekrosen, Hämorrhagien und extrapankreatischen Flüssigkeitsansammlungen dar. Die nekrotisierende Pankreatitis kann mit diesem bildgebenden Verfahren mit einer Treffsicherheit von 95% nachgewiesen werden. Für die klinisch-radiologische Routine hat sich das CT-Staging nach Balthazar in 5 Schweregradgruppen bewährt, beginnend mit einer normalen Darstellung des Pankreas bis hin zur ausgedehnten nekrotisierenden Pankreatitis: 1. Normales Pankreas. 2. Fokale oder diffuse ödematöse Organvergrösserung (Ödem). 3. Ödem und peripankreatische Exsudationen/ Fettgewebsinfiltrationen. 4. Fokale Pankreasparenchymnekrosen und peripankreatische Exsudationen/Fettgewebsinfiltrationen oder Hinweis auf infizierte Nekrose. 5. Diffuse/ausgedehnte Pankreasparenchymnekrosen und massive Exsudationen/Fettgewebsinfiltrationen oder Hinweis auf infizierte Nekrose (Gasblasen in Nekrosen).

Die Nachteile der CT-Diagnostik sind einmal darin zu sehen, dass dieses Verfahren nicht überall verfügbar und im Gegensatz zur Sonographie nicht am Patientenbett durchführbar ist. Ausserdem verursacht es hohe Kosten. In jüngster Zeit wurde das CT durch tierexperimentelle Versuche in Misskredit gebracht, da gezeigt wurde, dass das Kontrastmittel den Verlauf der akuten Pankreatitis negativ beeinflusst. Diese Ergebnisse wurden beim Modell der nekrotisierenden Pankreatitis der Ratte gefunden und sind möglicherweise auf kontrastmittelverursachte Mikrozirkulationsstörungen im Pankreas zurückzuführen. Diese Beobachtungen konnten aber bei einer anderen Tierspezies (Opossum) und nach den bisherigen Erfahrungen bei der humanen akuten Pankreatitis nicht nachvollzogen werden. Dennoch sollten diese Feststellungen Anlass geben, CT-Untersuchungen nur bei klarer Indikation durchzuführen, wie etwa bei Verdacht auf nekrotisierende Pankreatitis (Serumnekrosemarker erhöht) zur Beurteilung des Nekroseausmasses oder im Verlauf bei Entwicklung von Komplikationen. Festzuhalten bleibt aber, dass der Erkenntnisgewinn

Normales Pankreas

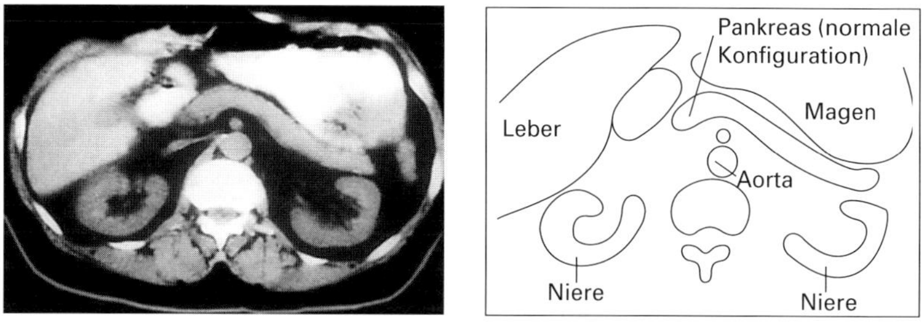

CT-Bild mit unauffälliger Darstellung der Oberbauchorgane.

Ödematöse Pankreatitis

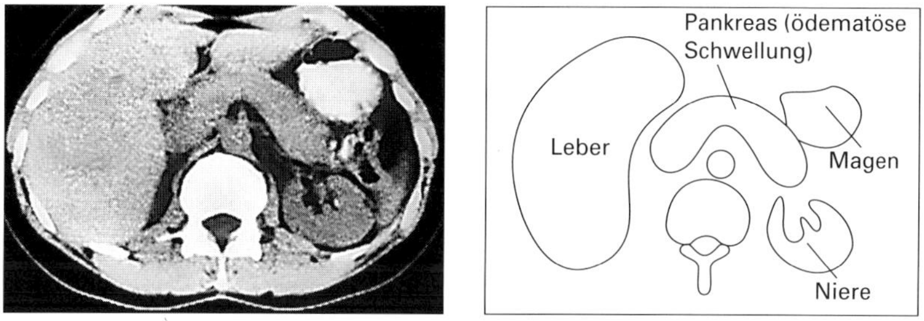

CT-Bild mit deutlicher homogener Vergrösserung des Pankreas bei ödematöser Pankreatitis.

Nekrotisierende Pankreatitis

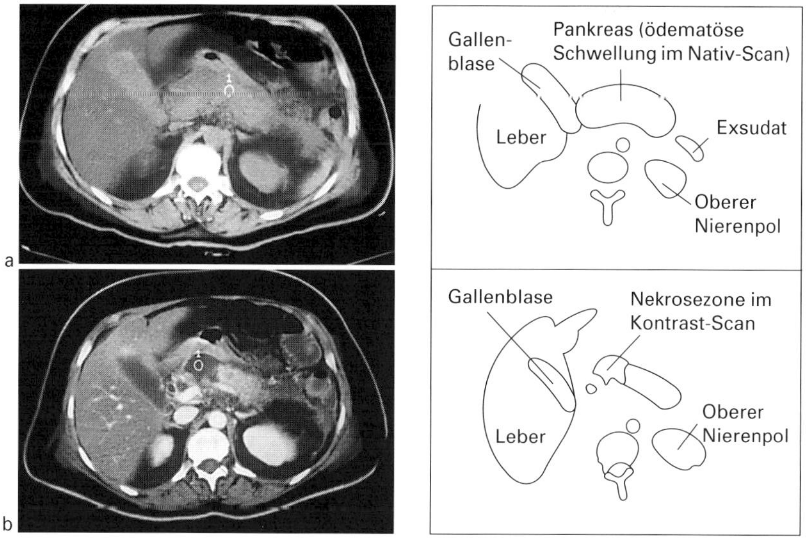

CT-Bild mit Nativ- (a) und Kontrast-Scan (b). Im Kontrast-Scan sind Nekrosezonen (1) als Perfusionsausfälle erkennbar.

durch das CT die potentiellen Nachteile bei weitem übersteigt.

Bei septischen Patienten sollten im Rahmen dieser Untersuchung gleichzeitig immer eine diagnostische Feinnadelpunktion der Nekrosen oder Flüssigkeitsansammlungen vorgenommen und das Aspirat bakteriologisch untersucht werden. Diese CT-gesteuerte Feinnadelaspiration ist eine sichere, zuverlässige und ungefährliche Massnahme, die die wichtige Frage klärt, ob eine Infektion vorliegt oder nicht. Der Nachweis von Gas in den Nekrosen oder Flüssigkeitsansammlungen ist in diesem Zusammenhang pathognomonisch für das Vorliegen eines Infekts und lässt eine CT- oder sonographiegesteuerte Feinnadelpunktion überflüssig erscheinen. Die Durchführung eines CT ist darüberhinaus eine unabdingbare Voraussetzung zur Planung eines eventuellen operativen Eingriffs, da nur mit diesem bildgebenden Verfahren eine exakte Darstellung des Nekroseausmasses und vor allem der Nekrosestrassen möglich ist.

Mit Hilfe des neu zur Verfügung stehenden Spiral-CT lässt sich eine bessere Auflösung der Pankreasregion erzielen und es ermöglicht eine dreidimensionale Bildwiedergabe. Inwieweit dadurch ein sinnvoller und zusätzlicher Informationsgewinn zu erzielen ist, ist bislang noch unklar. Was die Kernspintomographie anbelangt, so sind hier die Erfahrungen noch nicht ausreichend. Die gleichzeitige Darstellung der Morphologie, Gefässe und Gänge (MRCP) macht diese Technologie für die akute Pankreatitis interessant. Erste mit dem CT vergleichende Untersuchungen belegen einen Vorteil des MRT-Verfahrens für die Beurteilung der peripankreatischen Veränderungen, vor allem für den Nachweis der Fettgewebsnekrosen. Die MRCP könnte darüber hinaus die invasive endoskopische Darstellung des Ductus choledochus et pancreaticus überflüssig machen. Ein abschliessendes Urteil hinsichtlich der klinischen Wertigkeit des Spiral-CT und der Kernspintomographie ist derzeit nicht möglich und muss weiteren klinischen randomisierten kontrollierten Studien vorbehalten bleiben.

Infizierte Pankreasnekrosen

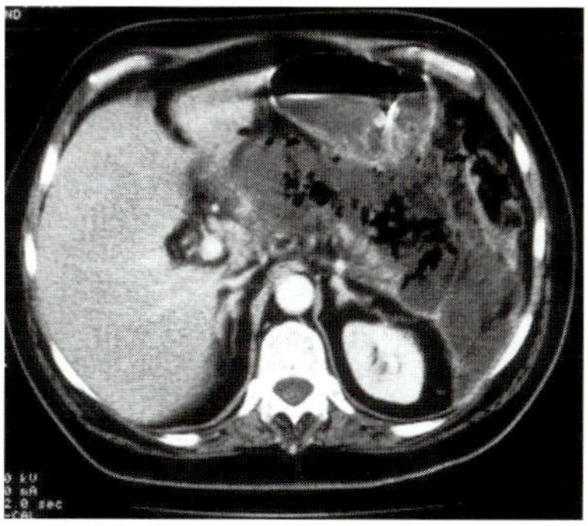

CT mit Lufteinschlüssen in den Nekrosen als Hinweis auf Infekt.

Nekrotisierende Pankreatitis

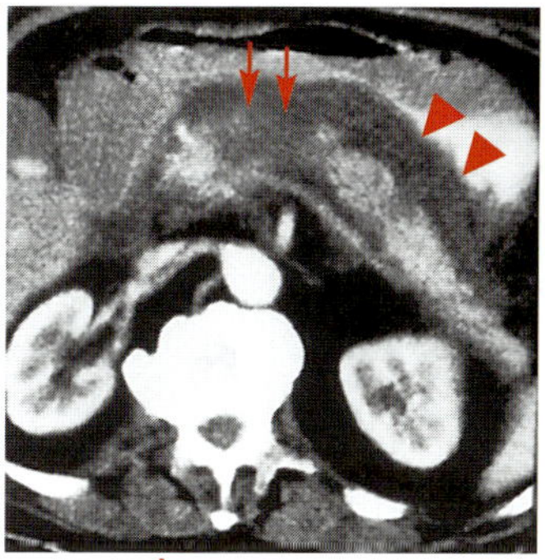

Spiral-CT. ↓ = Nekroseareale.
▼ = Exsudate.

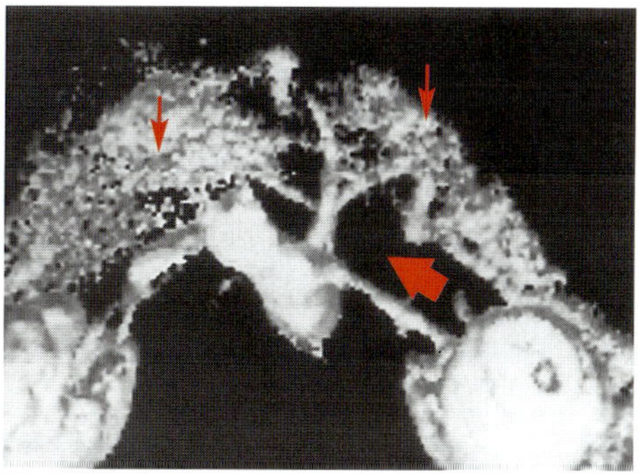

Spiral-CT, dreidimensionale Rekonstruktion. Nachweis des perfundierten Parenchyms (↓) und von Nekrosezonen (⬇).

Ödematöse Pankreatitis

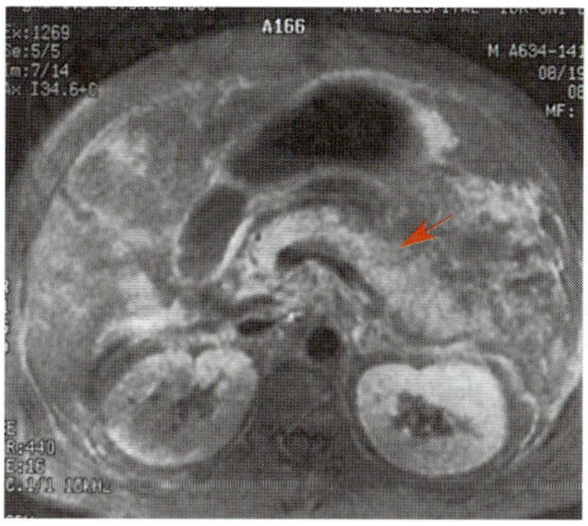

Kernspintomographisches Bild einer ödematösen Pankreatitis (↓).

Prognose und Einteilung in Schweregrade

Da aufgrund der initialen klinischen Präsentation die weitere Entwicklung des Krankheitsbilds nicht zu unterscheiden ist, wurden in den letzten 25 Jahren multifaktorielle Scoring-Systeme entwickelt, um eine frühzeitige Einschätzung des Verlaufs zu ermöglichen. Als historisch sind die Kriterien von Ranson zu nennen, die unter Berücksichtigung von 11 verschiedenen Faktoren – 5 davon bei Aufnahme und 6 weitere innerhalb der ersten 48 h – eine prognostische Aussage zum Krankheitsverlauf erlauben. Nach diesem ersten komplexen System wurde in der Folge eine Reihe anderer entwickelt, die einzelne Parameter durch andere ersetzten, aber letztlich keinen Gewinn hinsichtlich einer verbesserten prognostischen Einschätzung erkennen liessen.

Auch die üblicherweise bei Intensivpatienten zum Einsatz gebrachten umfassenden Evaluationssysteme, wie das APACHE-II-System und das SAPS, konnten keine weiteren Verbesserungen der prognostischen Aussage einbringen.

Nekrosemarker

Parallel zu den komplexen Staging-Systemen wurden prognostische Einzelfaktoren in Blut/Urin und anderen Körperflüssigkeiten untersucht, die sich aus der pathophysiologischen Kaskade der akuten Pankreatitis als geeignete Indikatoren für den schweren Verlauf der Erkrankung anboten. Die ersten untersuchten Parameter waren die Ribonuklease und das Methämalbumin im Serum sowie die Farbe des pankreatogenen Aszites. Keiner dieser Parameter fand aber Eingang in die klinische Routine. An einen idealen Prädiktor im Blut oder Urin sollten die folgenden Anforderungen gestellt werden: objektiv, reproduzierbar, einfache Methodik, Notfalllaborparameter (jederzeit erhältlich), hohe Treffsicherheit bereits bei Aufnahme, unbeeinflusst von Begleiterkrankungen und Therapie sowie zu guter Letzt geringe Kosten verursachend. Als Schweregradindikatoren eignen sich in besonderem Mass die Mediatoren des «systemic inflammatory response syndrome» (SIRS), die in der Frühphase der klinisch schweren oder nekrotisierenden akuten Pankreatitis eine grosse Rolle spielen. Folgende Parameter wurden in der Vergangenheit hinsichtlich ihrer prognostischen Aussagekraft untersucht: Akutphaseproteine (wie das C-reaktive Protein), Antiproteasen, Komplementfaktoren, PMN-Elastase, Enzymaktivationspeptide, Interleukine/Chemokine, Adhäsionsmoleküle, Prokalzitonin, G-CSF und viele andere. In Metaanalysen und randomisierten kontrollierten Studien erreichten vor allem die PMN-Elastase, die Interleukine und das CRP gleich hohe Treffsicherheit für das Vorliegen von Pankreasnekrosen, wie sie für die kontrastmittelverstärkte CT angegeben werden.

C-reaktives Protein

Das von Tillet und Francis 1930 im Serum von Pneumoniepatienten entdeckte CRP erfüllt als das von der Leber synthetisierte Akutphaseprotein zahlreiche Funktionen in der Infektabwehr. Auf die besondere Bedeutung des CRP für die Differentialdiagnose zwischen milder und schwerer akuter Pankreatitis wiesen 1984 als erste Mayer und McMahon hin. Die Ergebnisse dieser Pilotuntersuchung und die herausragende Stellung des CRP wurden in den letzten 10 Jahren mehrfach bestätigt. Das unspezifische Entzündungsprotein CRP stellt deshalb derzeit unter den Nekrosemarkern nach der Diagnosestellung

Grey-Turner-Zeichen

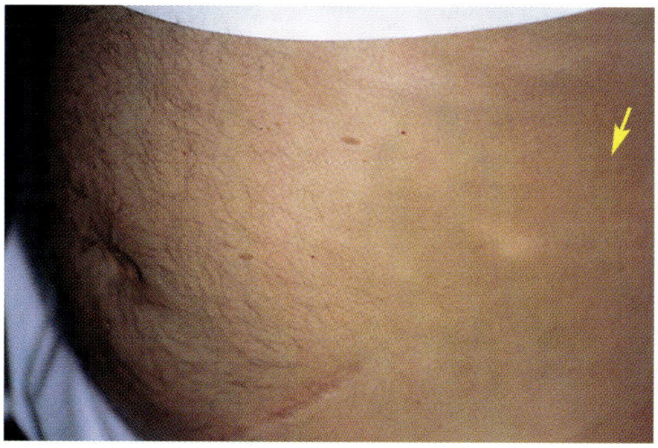

Rot-bläuliche Verfärbung der Flankenregion.

Ranson-Kriterien

Befunde bei Aufnahme	Innerhalb 48 h
Alter > 55 Jahre	Hämatokritabfall um 10%
Leukozyten > 16 G/l	Kreatinin > 250 µmol/l
Blutzucker > 200 mg/dl	Kalzium < 2 mmol/l
LDH > 250 U/l	Arterieller pO_2 < 60 mm Hg
ASAT > 60 U/l	Basendefizit > −4 mval/l
	Extravasale Volumenansammlung > 6 Liter

Blutparameter

Prädiktoren der schweren akuten Pankreatitis	
Methämalbumin	C-reaktives Protein
Ribonuklease	Prokalzitonin
α-Antitrypsin	Serumamyloid A
α_2-Makroglobulin	Interleukine: IL-6, -8, -10
Komplementfaktoren	TNF-α
Phospholipase-A_2-Aktivität	Adhäsionsmoleküle
PMN-Elastase	Endotoxin

der akuten Pankreatitis den Goldstandard dar. Das CRP kann einfach und schnell bestimmt werden (Lasernephelometrie). Dies sowie seine hohe prognostische Aussagekraft mit einer Sensitivität und Spezifität um 85% bei Schwellenwerten zwischen 120 und 170 mg/l (abhängig vom benutzten Test) machen das CRP zu einem wertvollen Parameter in der Überwachung der Patienten mit akuter Pankreatitis. Darauf hinzuweisen ist, dass die höchste Treffsicherheit des CRP erst 3–4 Tage nach Erkrankungsbeginn erreicht wird, so dass die Anforderungen an einen idealen Nekrosemarker vom CRP nicht ganz erreicht werden. Da aber Patienten mit dieser Erkrankung mit einer zeitlichen Verzögerung von 1 bis 2 Tagen hospitalisiert werden, wird dieser Nachteil wettgemacht.

Zytokine

Eine wesentliche Wirkung der Zytokine ist die Induktion der Akutphaseproteinsynthese in der Leber. Da die erhöhten CRP-Konzentrationen bei akuter Pankreatitis Folge einer Hepatozytenstimulation durch freigesetzte Zytokine sind, erklärt dies die zeitliche Verzögerung des CRP-Anstiegs bei akuter Pankreatitis im Vergleich zum IL-6-Anstieg. Deshalb werden die Maximalwerte von IL-6 48–72 h im Vorfeld des CRP-Anstiegs gefunden. Obwohl mit Hilfe der Interleukine (IL-6, IL-8) eine gute Differenzierung zwischen milden und schweren Verlaufsformen der akuten Pankreatitis getroffen werden können, haben sich diese Marker aufgrund des methodologischen Aufwands und der Kosten für die Bestimmung in der Klinik bislang nicht etablieren können.

PMN-Elastase

Die systematische Entzündungsantwort spielt eine wichtige Rolle im Verlauf der akuten Pankreatitis. Eine der ersten Folgen nach Induktion der akuten Pankreatitis ist die Einwanderung von Entzündungszellen, wie die der polymorphkernigen Leukozyten und Makrophagen in das interstitielle pankreatische Gewebe. Unter den von den polymorphkernigen Granulozyten freigesetzten Substanzen ist die polymorphkernige (PMN) Elastase am besten untersucht. In verschiedenen Studien korrelierte die im Plasma gemessene PMN-Elastase-Konzentration mit dem Schweregrad der Erkrankung, wobei auch hier der Anstieg dem des CRP vorangeht. Die prognostische Aussagekraft ist der des CRP aber bislang nicht überlegen.

Neue Nekrosemarker: PLA_2, TAP, PCT und CAPAP

In der Pathogenese der akuten Pankreatitis wird besonders der Enzymgruppe der Phospholipasen im Arachidonsauerstoffwechsel eine entscheidende Rolle bei der Entstehung intra- und extrapankreatischer Nekrosen sowie für das Auftreten systemischer Organkomplikationen im Rahmen des SIRS zugeschrieben. Bei der akuten Pankreatitis können im Serum mindestens zwei verschiedene PLA_2-Typen unterschieden werden: Bei der PLA_2 Typ I handelt es sich um das pankreatische Verdauungsenzym, beim Typ II um eine sekretorische nichtpankreatische PLA_2, deren Quelle noch unbekannt ist. Diskutiert werden als Ursprungsorte Entzündungszellen oder die Leber selbst (Akutphaseprotein?). Klinische Studien der letzten Jahre zeigten, dass mit der PLA_2 Typ I keine Unterscheidung zwischen mil-

Anforderungen an einen idealen Prädiktor der schweren akuten Pankreatitis
Objektiv
Reproduzierbar
Einfache Bestimmungsmethodik
Jederzeit verfügbar (Notfall-Labor)
Bei Aufnahme hohe Aussagekraft
Keine Beeinflussung durch Begleiterkrankungen
Geringe Kosten

CRP-Verlauf nach Schmerzbeginn

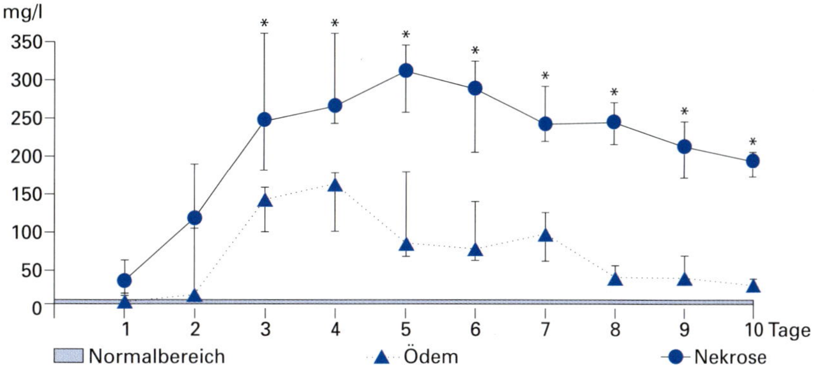

Kurvenverlauf des CRP (Mediane und Quartilen) bei Patienten mit ödematöser und nekrotisierender akuter Pankreatitis.

Phospholipase A_2

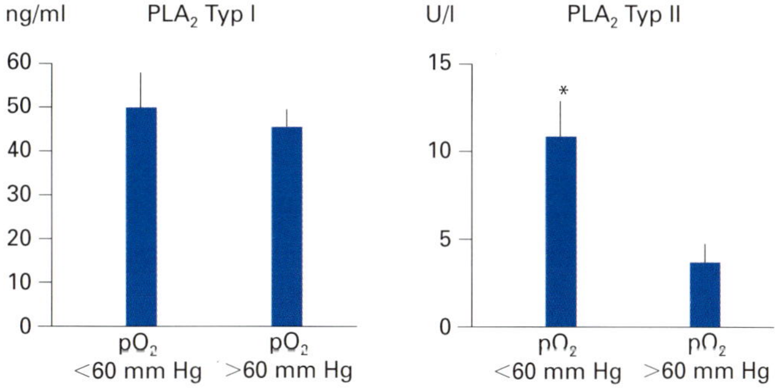

Phospholipase A_2 und pulmonale Insuffizienz. Typ I = pankreatische PLA_2. Typ II = nichtpankreatische PLA_2. * = Signifikanter Unterschied.

den und schweren Verlaufsformen möglich ist, wohingegen die PLA_2 Typ II deutliche Unterschiede in ihren katalytischen Serumaktivitäten aufweist und besonders hier ein Zusammenhang zwischen der Höhe und der pulmonalen Insuffizienz (Zerstörung des Surfactant) gefunden wurde. Einzig limitierendes Problem für die routinemässige klinische Anwendung der PLA_2 als Prognosefaktor ist die Tatsache, dass derzeit noch kein Routine-Assay für die Isoenzym-PLA_2 Typ II zur Verfügung steht.

«Trypsinogen-activation peptide» (TAP) ist ein aus 5 Aminosäuren bestehender Anteil des Trypsinogens, das bei dessen Aktivierung freigesetzt wird. Im Gegensatz zum freien Trypsin wird TAP nicht sofort an Proteaseinhibitoren gebunden, sondern mit dem Urin rasch ausgeschieden. Die ersten guten Ergebnisse für die richtige Schweregradeinschätzung wurden aber bislang in weiteren Studien nicht nachvollzogen.

Das Prokalzitonin (PCT) zeigte bei Intensivpatienten eine gute Unterscheidung zwischen einem SIRS und einer bakteriellen Sepsis. Obwohl über dessen genauen Ursprungsort wenig bekannt ist, zeigte das PCT bei der akuten Pankreatitis eine signifikante Unterscheidung in der Initialphase zwischen milden und schweren Verläufen. Interessant ist der Parameter als «Sepsismarker», mit dem die infizierte Pankreasnekrose als der Letalitätsfaktor Nr. 1 in einer früheren Behandlungsphase angezeigt werden könnte. Eine erste Studie konnte für das PCT diesbezüglich eine hohe Wertigkeit zeigen, die aber in einer grösseren Untersuchung unter Einbezug der Maximalwerte im Verlauf nicht bestätigt werden konnte.

Nach wie vor interessant ist ein Parameter, der sowohl die Diagnose als auch die Prognose der akuten Pankreatitis gleichzeitig anzeigt, wie dies zum Beispiel für die Kreatinkinase beim Herzinfarkt der Fall ist. Hierzu wäre ein Teststreifen wie etwa für die Blutzuckerbestimmung in der Notfallaufnahme von grossem Vorteil. Bislang wurde aber in klinischen Studien bei der akuten Pankreatitis gezeigt, dass die aus der Bauchspeicheldrüse selbst stammenden Enzyme für die Schweregradeinschätzung dieser Erkrankung keine Rolle spielen. Ob in dieser Hinsicht die jüngst untersuchten Parameter, das humane pankreasspezifische Protein (hPASP), die Karboxylesterhydrolase (CEH) und das «activation peptide of carboxypeptidase B» (CAPAP) Bedeutung für die Klinik erlangen werden, muss abgewartet werden. Aus diesem Grund müsste als Zwischenlösung für die Notfalldiagnostik ein Blutstick zweigeteilt sein, und zwar mit einem Pankreasenzym für die spezifische Diagnosestellung und einem Nekrosemarker (CRP oder IL) für das Staging dieser Erkrankung.

Treffsicherheit von Nekrosemarkern, CT und Sonographie

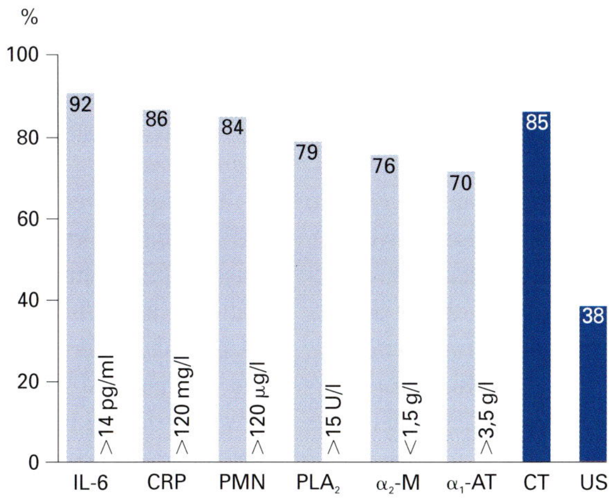

Peaks und klinische Wertigkeiten der besten Nekrosemarker		
	Peak	Klinische Wertigkeit
CRP	3–4 Tage	+++ nach 48 h
IL-6	24 h	++ 24–48 h
IL-8	12–24 h	+++ <24–72 h
PMN-Elastase	12–24 h	+ 24–48 h

Therapie

Jeder Patient mit akuter Entzündung der Bauchspeicheldrüse sollte stationär aufgenommen werden, da die Gefahr einer raschen Krankheitsverschlechterung mit ungewissem Ausgang besteht.

Es ist unabdingbar wichtig, immer wieder zu erwähnen, dass die Unterscheidung zwischen leichter (ödematöser) und schwerer (nekrotisierender) Pankreatitis notwendig ist, damit die stationäre Behandlung richtig geplant werden kann. Selbstverständlich benötigt ein Patient mit interstitiell-ödematöser Pankreatitis lediglich eine Überwachungstherapie, während ein Patient mit nekrotisierender Verlaufsform eine intensivmedizinische Behandlung und eventuell sogar chirurgische Massnahmen braucht.

Jede akute Pankreatitis, auch die nekrotisierende Verlaufsform, wird primär erst einmal konservativ behandelt, d.h. operative Massnahmen, die heute fast ausschliesslich bei infizierter Nekrose notwendig sind, kommen frühestens am Ende der 3. Krankheitswoche in Betracht.

Konservative Basistherapie

Die Behandlung der akuten Pankreatitis ist symptomatisch. Sämtliche Ansätze zur kausalen oder spezifischen Behandlung der akuten Pankreatitis sind bislang fehlgeschlagen. Hierzu zählen besonders Behandlungsversuche mit Proteaseninhibitoren (z.B. Aprotinin, Gabexat mesilat) oder Therapieprotokolle mit Hormonen bzw. Substanzen, welche die Sekretion der Bauchspeicheldrüse beeinflussen (Kalzitonin, Somatostatin, Octreotid). Das heisst, wir beschränken uns auf die Behandlung der Symptome, nämlich in erster Linie des Schmerzes, und darüber hinaus der gestörten Funktionen der Organe, welche durch die akute Pankreatitis in Mitleidenschaft gezogen wurden. Hinzu kommen der Ersatz des Flüssigkeitsverlusts und die Beseitigung der Pankreatitisursache, beispielsweise die Entfernung von Gallensteinen.

Grundlage jeder konservativen Behandlung der akuten Pankreatitis ist die Nahrungskarenz. Diese sollte für mindestens 3 Tage (bei leichteren Fällen) eingehalten werden. Die Plazierung einer Magensonde zur Ableitung der Sekrete des oberen Verdauungstrakts ist bei schwerer akuter Pankreatitis notwendig und für den Patienten eine Erleichterung. Sie dient der symptomatischen Behandlung der Darmparalyse. Bei leichter akuter Pankreatitis ohne Zeichen von Übelkeit oder stattgehabtem Erbrechen kann auf eine Magensonde verzichtet werden.

Die akute Pankreatitis spielt sich dominant im Retroperitoneum ab, und es kommt peripankreatisch und retroperitoneal regelhaft zu einer Sequestration (Ödem). Hierdurch verliert der Patient zwischen 2 und 10 Liter Flüssigkeit, welche ersetzt werden muss. Daher ist ein entscheidendes Therapieprinzip der akuten Pankreatitis der adäquate Flüssigkeitsersatz. Grundsätzlich sollte ein zentraler Venenkatheter plaziert werden (Vena jugularis interna oder Vena subclavia), damit gleichzeitig der ZVD gemessen werden kann. Unter ZVD-Kontrolle werden initial Flüssigkeitsmengen von 3 bis 6 Liter/24 h substituiert, nach 2–4 Tagen erfolgt eine Reduktion auf eine mittlere Menge von 3 Liter/24 h. Empfehlenswert sind kristalloide Lösungen, in seltenen Fällen Plasmaersatzstoffe, und bei einem Hämoglobinwert <8 g/dl sollten Erythrozytenkonzentrate verabreicht werden.

Basistherapie

Obligat	Fakultativ
Hospitalisation	Magensonde
Orale Nahrungskarenz	Stressulkusprophylaxe
Blutdruck-, Pulsfrequenz- und Temperaturkontrolle	Periduralanästhesie
Zentraler Venenkatheter	Enterale Ernährung
Blasenkatheter zum Urinmonitoring	Antibiotika
Infusionstherapie unter ZVD-Kontrolle (> 3 Liter/Tag)	
Analgesie	
Parenterale Ernährung	

Spezifische Therapie

	Klinischer Effekt
Proteaseninhibitoren:	
Aprotinin (Trasylol®)	nicht belegt
Gabexat mesilat (Foy®)	nicht belegt
Hormone/Sekretionshemmer:	
Glukagon	nicht belegt
Kalzitonin	nicht belegt
Atropin	nicht belegt
Somatostatin	nicht belegt
Octreotid (Sandostatin®)	nicht belegt
Andere:	
PAF-Antagonist (Lexipafant®)	nicht belegt

Parenterale Ernährung ist bei leichter akuter Pankreatitis nicht notwendig, da ab dem 4. Tag wieder mit der Nahrungsaufnahme (initial Tee, dann steigern über flüssige Nahrung bis hin zu fester Schonkost) begonnen werden kann. Bei schwerer Pankreatitis sollte frühzeitig (innerhalb von 72 h) mit parenteraler Ernährung gestartet werden. Kohlehydratlösungen (*cave:* Blutzuckerkontrolle!), Aminosäuren (bis 10%ig) sowie Fettemulsionen (10- bis 20%ig) in den jeweils geeigneten Konzentrationen sind anzuwenden. Nur in seltenen Fällen mit ausgeprägter Triglyzeridämie sollte auf hochkonzentrierte Glukoselösungen und Fettemulsionen verzichtet werden. Die hyperkalorische Ernährung hat sich nicht bewährt. Empfehlenswert ist die Zufuhr von 30 bis 40 kcal/kg/Tag. Bei schweren Fällen mit voraussichtlich langer Intensivtherapie kann bei Ingangkommen der Darmtätigkeit eine enterale Sondenernährung von Vorteil sein.

Im Vordergrund der symptomatischen Therapie steht die Schmerzbekämpfung. Hierzu können Opioide (z.B. Pentazocin, Tramadol oder Buprenophin) intravenös oder intramuskulär, aber auch subkutan injiziert werden. Es besteht keine Kontraindikation für Morphinagonisten. Die Gefahr des Sphinkter-Oddi-Spasmus hat sich klinisch nie bewahrheitet. Die heute beste Alternative einer guten analgetischen Therapie besteht in der kontrollierten Periduralanästhesie oder PCA-Behandlung. Eine Dauerinfusion von Prokainhydrochlorid (2 g/24 h) hat sich in klinisch kontrollierten Vergleichsstudien mit den genannten Analgesieverfahren als nicht vorteilhaft erwiesen. Auch die Hemmung der PLA_2-Aktivität durch Prokain ist eher hypothetischer Natur.

Monitoring: Überwachungsparameter

Der Terminus «Überwachungsparameter» beinhaltet zugleich, dass Patienten mit akuter Pankreatitis einer strengen regelmässigen Kontrolluntersuchung bedürfen.

Grundsätzlich sollte ein Patient mit schwerer (nekrotisierender) Pankreatitis auf einer Intensivstation hospitalisiert werden, während Patienten mit leichter akuter Pankreatitis auf eine Überwachungseinheit (Wachstation, Überwachungsstation, Intermediate Care) gehören.

Zum täglichen Monitoring zählt die klinische Untersuchung des Abdomens mit Inspektion, Palpation und Auskultation, sowie des Thorax (Pleuraerguss, Atelektase, Pneumonie), darüber hinaus die generelle klinische Beurteilung des Patienten, einschliesslich seines Bewusstseinszustands. Fortlaufend überwacht werden Herzfrequenz, Körpertemperatur, Blutdruck, Sauerstoffsättigung (Biox), zentraler Venendruck sowie Urinausscheidung (Blasenkatheter). Bei Patienten mit leichter akuter Pankreatitis sollte dies über mindestens 48 h geschehen, bei Patienten mit schwerer akuter Pankreatitis erfolgt das Monitoring dieser Parameter kontinuierlich bis zur klinischen Erholung (im Durchschnitt mindestens 5–10 Tage). An Blutwerten werden täglich ein Blutbild mit Hämoglobin, Hämatokrit und Leukozyten sowie Thrombozyten bestimmt, ferner die Amylase im Serum, ASAT, Kreatinin, Blutzucker, Elektrolyte (Natrium, Kalium, Kalzium), darüber hinaus erfolgt eine Blutgasanalyse mit pO_2, pCO_2, pH und Basenexzess, und auch der Quick-Wert als Gerinnungsparameter wird bestimmt. Ganz entscheidend ist die tägliche Analyse des CRP, da hiermit eine Differenzie-

Diagnostik und Therapie bei akuter Pankreatitis

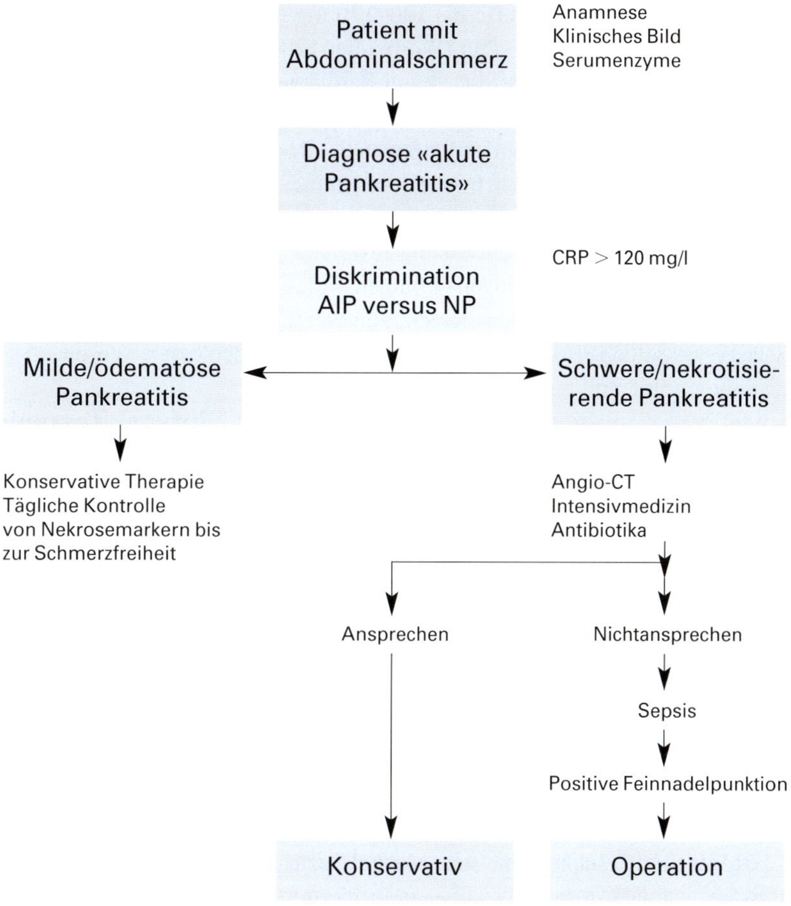

Labormonitoring

Leukozyten	Harnpflichtige Substanzen
Hämoglobin (HK)	(Kreatinin, Harnstoff)
Thrombozyten	Alkalische Phosphatase
Gerinnungsparameter	γ-GT
(Quick, PTT)	Bilirubin
Blutgasanalyse (pO_2, pCO_2, BE)	ASAT
Serumelektrolyte (K, Na, Ca)	CRP

rung zwischen leichter (Werte bis 120–170 mg/l je nach Labortest) und schwerer (Werte über 120 bzw. 170 mg/l je nach Labortest) akuter Pankreatitis möglich ist. Das Labormonitoring erfolgt bei Patienten mit nekrotisierender Pankreatitis täglich, während bei Patienten mit leichter akuter Pankreatitis die Bestimmung während der ersten 3 Tage und erneut vor der Entlassung ausreicht.

Technische Untersuchungen (Röntgen, Sonographie, CT, MRT) werden gezielt eingesetzt. Selbstverständlich erfolgt bei Klinikaufnahme eine Sonographie und bei Verdacht auf nekrotisierende Pankreatitis (CRP über 120–170 mg/l je nach Labortest) auch eine kontrastmittelverstärkte CT. Die Sonographie kann bei Verschlechterung des Krankheitsbilds jederzeit am Bett wiederholt werden. Die kontrastmittelverstärkte CT sollte nicht häufiger als einmal wöchentlich durchgeführt werden. Ausnahmen von dieser Regel sind die akute dramatische Verschlechterung des Patienten mit Verdacht auf Blutung in die Pankreasnekrose/Retroperitoneum oder Verdacht auf Nekroseinfekt mit dann Durchführung einer Feinnadelaspiration zum Keimnachweis/Keimausschluss.

Röntgenuntersuchungen, wie Magen-Darm-Passage, erfolgen nur bei gegebener Indikation (Obstruktion). Die MRT hat bisher keinen standardisierten Einsatz bei der akuten Pankreatitis gefunden, wird aber aufgrund der niedrigeren Invasivität (Strahlenschutz) in Zukunft eine Rolle bei speziellen Fragestellungen spielen. Mit der «All-in-one»-MRT-Untersuchung kann beispielsweise das peripankreatische Nekroseausmass besser festgestellt und mit der gleichzeitigen Darstellung der Gallenwege (MRCP) können Steine im Ductus choledochus ausgeschlossen werden, so dass eine invasive ERCP-Untersuchung hinfällig wird.

Bei unklarer Ätiologie der akuten Pankreatitis empfiehlt sich vor der Krankenhausentlassung eine ERCP mit Darstellung des Pankreasgangsystems. Hierdurch lässt sich häufig eine Zuordnung biliär/alkoholisch erreichen, und es können besonders seltene Ursachen der akuten Pankreatitis, wie Pankreasgangstenosen oder ein Tumor mit Obstruktion des Ductus pancreaticus, ausgeschlossen werden.

Intensivtherapie bei schwerer akuter (nekrotisierender) Pankreatitis

Patienten mit schwerer akuter Pankreatitis sollten grundsätzlich auf einer Intensivstation behandelt werden. Der Verdacht auf schwere akute Pankreatitis ergibt sich aus der initialen Untersuchung, besonders aber bei Vorliegen eines oder mehrerer Organversagen (Niere, Lunge, Herzkreislaufsystem, Leber, Stoffwechsel) und CRP-Erhöhung auf >120–170 mg/l je nach verwendetem Labortest).

Die Diagnose «schwere akute Pankreatitis» wird erhärtet durch eine kontrastmittelverstärkte CT, welche den Nekroseprozess in und/oder ausserhalb der Bauchspeicheldrüse demonstriert.

Auch die Intensivtherapie der schweren akuten Pankreatitis ist ausschliesslich symptomatisch.

Additiv zu den genannten konservativen basistherapeutischen Massnahmen werden jetzt das Multiorganversagen und das wichtigste prognostische Kriterium, nämlich die Infektion der Nekrosen, präventiv und/oder therapeutisch angegangen.

Infektnachweis

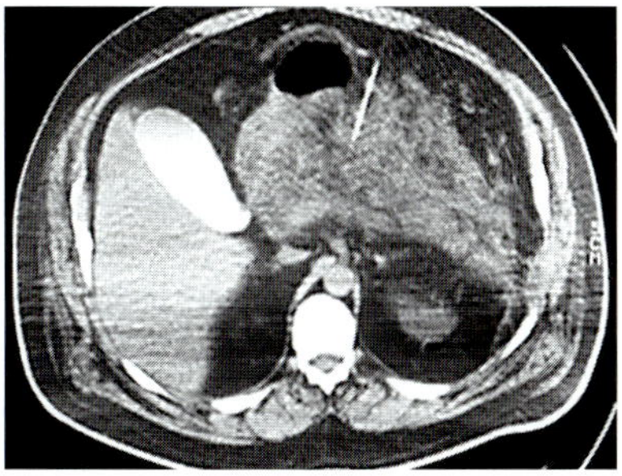

CT-gesteuerte Feinnadelpunktion.

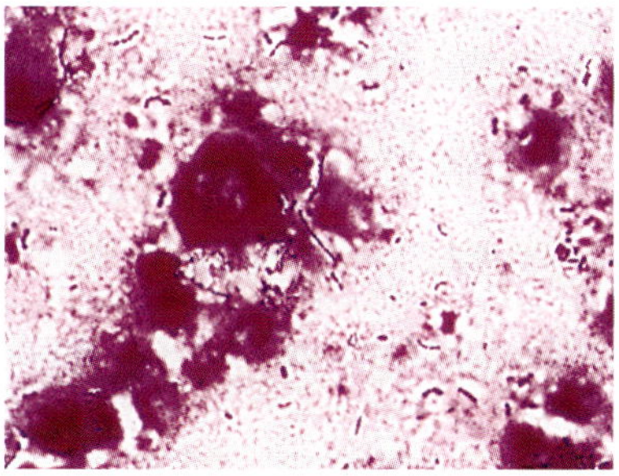

Grampräparat mit Bakteriennachweis.

Intensivtherapie

Organkomplikation	Laborwerte	Massnahmen
Pulmonale Insuffizienz	pO_2 < 60 mm Hg pO_2 < 60 mm Hg trotz O_2	O_2-Sonde mechanische Ventilation
Renale Insuffizienz	Kreatinin > 120 μmol/l Urinvolumen < 30 ml/h	Dopamin (Nierendosis) + Diuretika
	BUN > 30 mmol/l oder Kreatinin > 400 μmol/l	Hämofiltration Hämodialyse
Kardiozirkulatorische Dysfunktion Schock	zentraler Venendruck erniedrigt	Volumengabe
	mittlerer arterieller Druck < 70 mm Hg systolischer Blutdruck < 80 mm Hg > 15 min	Dopamin (Hochdosis) Noradrenalin (Swan-Ganz-Katheter)
Metabolische Störungen	Hyperglykämie > 11,1 mmol/l Hypokalzämie disseminierte intravasale Koagulation metabolische Azidose	Insulin in der Regel keine Frischplasma Natriumbikarbonat
Sepsis	rektale Temperatur > 38,5 °C Leukozyten < 4 oder > 12 G/l Thrombozyten < 100 G/l metabolische Azidose > – 4 mmol/l	Antibiotika chirurgische Intervention bei positiver Feinnadelpunktion
Biliäre Pankreatitis	ERC/ERCP	Papillotomie bei inkarzeriertem Stein
Infizierte Nekrosen	Feinnadelpunktion	Operation bei Infektnachweis

Patienten mit nekrotisierender Pankreatitis sollten sofort eine Antibiotikatherapie erhalten. Die Gefahr einer Infektion der Nekrosen besteht bei jedem zweiten Patienten, weshalb deren Vermeidung durch eine frühzeitige Antibiotikatherapie anzustreben ist. Der Verdacht auf eine infizierte Nekrose (septischer Patient, zunehmendes Multiorganversagen) sollte eine sonographie- oder CT-gesteuerte Feinnadelaspiration der Nekrosen bzw. des peripankreatischen Exsudats nach sich ziehen, mit anschliessender Gramfärbung des Aspirats und bakteriologischer Kultur. Bei positivem Keimnachweis ergibt sich die Indikation zur Operation.

Das Multiorganversagen bei Patienten mit schwerer akuter Pankreatitis zeigt sich im Rahmen des SIRS am häufigsten mit pulmonaler Insuffizienz, in zweiter Linie mit renaler Insuffizienz und darüber hinaus auch als Kreislaufversagen, Leberversagen und als Stoffwechselentgleisung.

Die pulmonale Insuffizienz wird primär durch Sauerstoffzufuhr über die Nasensonde oder eine Maske therapiert. Lässt sich hierdurch der arterielle pO_2 (Blutgasanalyse) nicht über 60 mm Hg anheben, besteht eine Indikation zur maschinellen Beatmung, um einem hypoxischen Schaden vorzubeugen.

Das Nierenversagen hat in der Regel zwei Komponenten: 1. Die Hypovolämie (prärenales Versagen), 2. die toxische Schädigung der Niere durch Mediatoren der akuten Pankreatitis. Das Nierenversagen zeigt sich als Oligurie/Anurie und im Anstieg der harnpflichtigen Substanzen im Serum (Kreatinin, Harnstoff). Primär wird dem Nierenversagen durch ausreichende Zufuhr von Flüssigkeit (kristalloide Lösungen bis 10 Liter/24 h) unter ZVD-Kontrolle entgegengewirkt. Zweiter Schritt ist die Gabe von Diuretika (Furosemid 20–200 mg/24 h) und die kontinuierliche Verabreichung (Perfusor) von Dopamin zur Steigerung des Nierenblutflusses (Dosierung $\leq$4 mg/kg/min). Schreitet das Nierenversagen fort mit Anstieg der harnpflichtigen Substanzen (Harnstoff >30 mmol/l), so besteht die Indikation zum Nierenersatzverfahren. Es kommen heute sowohl die kontinuierliche Hämofiltration als auch die Hämodialyse auf der Intensivstation zur Anwendung.

Der Kreislaufschock bzw. das kardiozirkulatorische Versagen wird primär durch Volumengabe, sekundär durch die Verabreichung von Katecholaminen (Noradrenalin, Adrenalin) behandelt. Entscheidend ist die Tonisierung bei niedrigem peripherem Widerstand, der durch die Mediatorenintoxikation verursacht wird. Primär empfiehlt sich der Einsatz von Noradrenalin (Dosis 0,05–0,2 µg/kg/min), sekundär der Einsatz von Adrenalin, um gleichzeitig die Herzleistung zu unterstützen (0,05–0,2 µg/kg/min).

Metabolische Entgleisungen müssen ebenfalls im Rahmen intensivmedizinischer Standards angegangen werden. Hierzu zählen Blutgerinnungsstörungen, welche mit Frischplasmapräparaten behandelt werden, die Hyperglykämie, welche durch Insulin gesteuert wird, und der Ausgleich der metabolischen Azidose durch adäquate Mengen von Natriumbikarbonat (100 mval/24 h).

Rolle der Infektion: antibiotische Behandlung

Patienten mit leichter (interstitiell-ödematöser) akuter Pankreatitis, also 85% des Gesamtkollektivs, profitieren nicht von einer Antibioti-

Wirksamkeitsfaktoren von Antibiotika

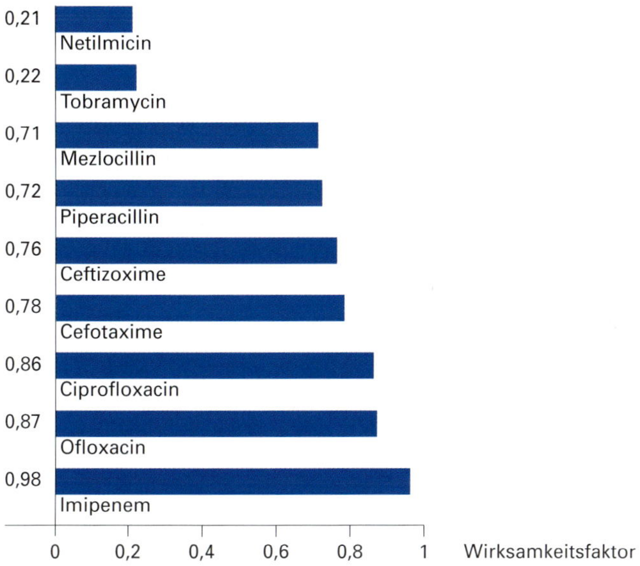

Pharmakokinetische Untersuchungen der Konzentration im menschlichen Pankreas.

Antibiose bei nekrotisierender Pankreatitis

Medikation	Patienten	Nekroseinfekt,%	Letalität,%
Imipenem/Cilastatin	74	12 vs. 30[1]	7 vs. 12
Cefuroxim	60	30 vs. 40	3 vs. 23[1]
Ceftazidim + Amikazin + Metronidazol	23	0 vs. 58[1]	9 vs. 25
Ofloxacin + Metronidazol	26	61 vs. 53	0 vs. 15
Pefloxacin vs. Imipenem/Cilastatin	60	34 vs. 10[1]	24 vs. 10
Selektive Darmdekontamination[2]	102	18 vs. 38[1]	22 vs. 35

[1] Signifikante Unterschiede vs. Kontrollen.
[2] Cefotaxim intravenös und oral: Colistinsulfat + Amphotericin + Norfloxacin.

Ergebnisse der Antibiotikatherapie bei nekrotisierender Pankreatitis aus 6 klinisch randomisierten kontrollierten Studien.

katherapie. Selbst bei Fieber über 38,5 °C, das in der Gesamtgruppe der Patienten mit akuter Pankreatitis bei 80–90% auftritt, kann auf die Gabe eines Antibiotikums verzichtet werden. Die Indikation zur Antibiotikatherapie ergibt sich aus dem Nachweis der Nekrose. Bei Patienten mit nekrotisierender Pankreatitis besteht ein Risiko von 40 bis 70%, eine Infektion im Retroperitoneum zu erleiden. Bei diesem hohen Infektionsrisiko ist daher eine konsequente Antibiotikatherapie von Anfang an notwendig. Mit frühzeitiger Antibiotikatherapie lässt sich bei nekrotisierender Pankreatitis die Häufigkeit septischer Spätkomplikationen vermindern. Die Wirksamkeit einer frühzeitigen adäquaten Antibiotikatherapie konnte in mehreren klinischen randomisierten Studien und systematischen Übersichtsarbeiten klar belegt werden.

Die Wahl des Antibiotikums ergibt sich aus dem Keimspektrum bei infizierter Pankreasnekrose, welches sich in der Regel aus gramnegativen Darmkeimen und Anaerobiern zusammensetzt und der Penetrationsfähigkeit der Antibiotika in die Nekrosen. Für das Pankreas wurde wie für die Blut-Hirn-Schranke eine selektive Aufnahme der verschiedenen Antibiotikaklassen nachgewiesen, z.B. passieren Aminoglykoside diese Blut-Pankreas-Schranke nicht, obwohl sie ideal die zu erwartenden Keime abdecken würden. Als therapeutische Substanzen empfehlen sich entweder die Kombination eines Chinolons (Ciprofloxazin, Ofloxazin) mit Metronidazol zur Abdeckung der Anaerobier oder als Alternative die Monotherapie mit Imipenem/Cilastatin oder Meropenem.

Die Antibiotikatherapie sollte über 14 Tage durchgeführt werden. Kommt es dabei zu einer Verbesserung des Krankheitsbilds, erübrigen sich weitere diagnostische und therapeutische Massnahmen. Bleibt der Zustand des Patienten mit nekrotisierender Pankreatitis und Antibiotikatherapie weiterhin kritisch, empfiehlt sich die repetitive mit bildgebenden Verfahren gesteuerte Feinnadelaspiration der Nekrosen bzw. des peripankreatischen Exsudats zum direkten Keimnachweis oder -ausschluss bei klinischer oder laborchemischer Verschlechterung. Bei infizierter Nekrose besteht die Indikation zur operativen Therapie. Unter einer adäquaten prophylaktischen Antibiotikatherapie wurde eine Keimverschiebung zu grampositiven Bakterien *(Staphylococcus aureus)*, Pilzen und – allerdings selten – multiresistenten Keimen beobachtet, die in Zukunft mehr beachtet werden muss (vor allem in entsprechenden Endemiegebieten mit MRSA, MRSE, VRE).

Rolle der endoskopischen Therapie

Bei Patienten mit biliärer akuter Pankreatitis sollte bei Verdacht auf inkarzerierten Papillenstein bei Cholestase/Ikterus und/oder Cholangitis innerhalb von 24 h eine ERC erfolgen. Hierdurch gelingt die Lokalisation der Gallengangkonkremente und bei über 90% die Entfernung der Gallensteine. Dies geschieht nach vorheriger Spaltung der Papille (Papillotomie) mit dem Endoskop. Auf eine gleichzeitige Darstellung des Ductus pancreaticus sollte initial wegen der Gefahr der Keimkontamination verzichtet werden, denn regelmässig finden sich bei schwerer (nekrotisierender) Pankreatitis Gangläsionen mit Kontrastmittelübertritt in das Interstitium. Es hat sich gezeigt, dass bei gegebener Indikation hauptsächlich Patienten mit schwerer (nekrotisieren-

Diagnostik und Therapie bei akuter biliärer Pankreatitis

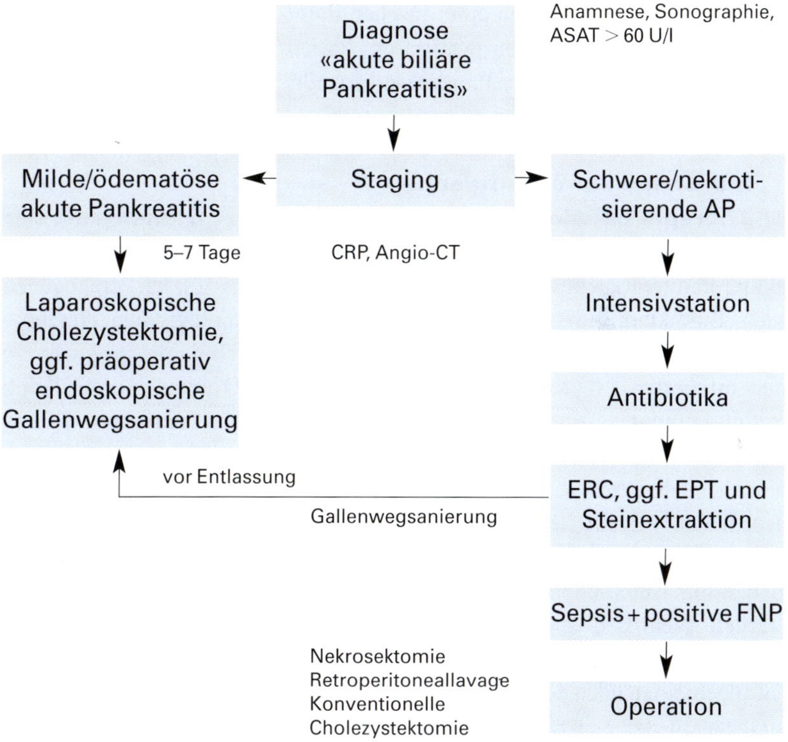

ERC, EPT

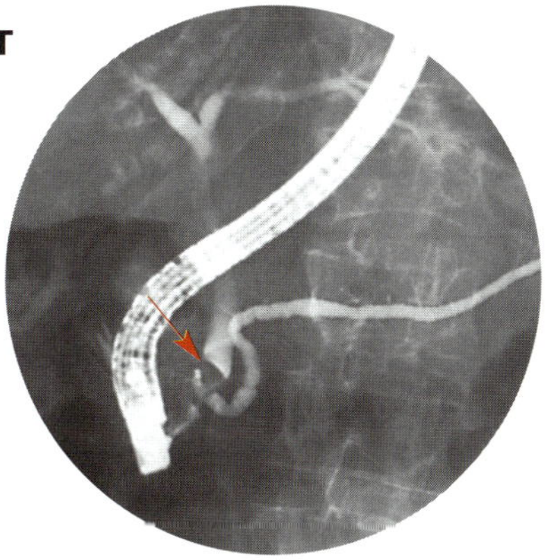

Steinnachweis (Pfeil) im Choledochus bei ERCP.

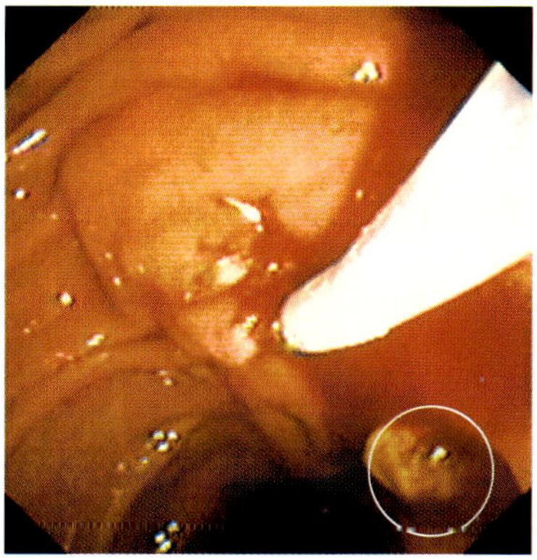

Endoskopische Papillotomie mit Steinextraktion; ◯ = Stein.

der) akuter Pankreatitis von einer raschen Papillotomie und Steinextraktion profitieren. Patienten mit alkoholinduzierter Pankreatitis benötigen keine frühzeitige ERC mit Papillotomie.

Indikation zur chirurgischen Therapie bei akuter Pankreatitis

Chirurgische Massnahmen werden heute bei akuter Pankreatitis ausschliesslich selektiv eingesetzt. Eine klare Indikation zur operativen Therapie ist die Infektion der Nekrosen. Der Beweis der infizierten Nekrose gelingt in der Regel mittels Feinnadelaspiration und entsprechendem Keimnachweis. Die nekrotisierende Pankreatitis allein – auch diejenige mit ausgedehnten Pankreasnekrosen – stellt keine Operationsindikation dar. Bei den modernen intensivmedizinischen Behandlungsmethoden brauchen Patienten mit sterilen Nekrosen meistens keine operativen Massnahmen. Die Infektion der Nekrosen tritt im allgemeinen nach der 1. Krankheitswoche auf, sie zeigt in der 3. Krankheitswoche die grösste Häufigkeit, d.h. bei Patienten mit nekrotisierender Pankreatitis besteht die grösste Wahrscheinlichkeit, innerhalb der 3. Krankheitswoche eine Infektion zu erleiden. Neben der infizierten Pankreasnekrose gibt es im Spätverlauf der schweren akuten Pankreatitis zusätzlich einige Indikationen zur operativen Therapie: Interventionell (perkutane Drainage) nicht adäquat behandelter Pankreasabszess, symptomatische Pankreaspseudozyste (Einblutung, Raumforderung) und Ischämie benachbarter Hohlorgane des Pankreas (Querkolon) mit konsekutiver Peritonitis. Selten zwingt auch einmal eine akute Hämorrhagie im Rahmen des Nekrotisierungsprozesses zur operativen Intervention. Im Spätverlauf der nekrotisierenden Pankreatitis kann eine Stenose im Ductus pancreaticus auftreten mit konsekutiver Entwicklung einer chronischen Pankreatitis und eine segmentale oder eine Pankreaslinksresektion erforderlich machen.

Stellenwert der interventionellen radiologischen Techniken

In den vergangenen Jahren hat sich aus der radiologischen Diagnostik auch die radiologische Therapie in Form von transkutan eingelegten Drainagen unter Kontrolle mit einem bildgebenden Verfahren (Sonographie, CT) als neue Behandlungsmodalität entwickelt. Bei nekrotisierender Pankreatitis entsteht bei etwa 5% der Patienten im Spätverlauf (4–6 Wochen) ein Pankreasabszess, also eine eitergefüllte Höhle im oder in der Nähe des Pankreas als Folge des Nekrotisierungsprozesses. Zeigt sich in der CT ein solcher Abszess mit solider Wand, kann interventionell transkutan eine Drainage als einzige Therapieform gewählt werden. In aller Regel wird hiermit die Behandlung erfolgreich sein. Auch grosse (>6 cm) raumfordernde und schnell symptomatisch werdende Pankreaspseudozysten können im Einzelfall interventionell angegangen werden, besonders dann, wenn der Patient in schlechtem Allgemeinzustand ist. Hierdurch wird häufig Zeit gewonnen und sekundär kann dann eine definitive operative Therapie (Zystojejunostomie) angeschlossen werden.

Es ist nicht sinnvoll, die infizierte Nekrose mit diffuser Ausbreitung im Pankreaslager und Retroperitonealraum radiologisch-interventionell anzugehen.

Operationsindikationen

Infizierte Pankreasnekrosen	± positiver Keimnachweis (FNA, mit Grampräparat/Kultur) ± Gasblasen im CT/MRT + Sepsis
Persistierende nekrotisierende Pankreatitis	+ > 4 Wochen Intensivstationstherapie + keine signifikante klinische Verbesserung
Fulminante nekrotisierende Pankreatitis	+ rasch progredientes Multiorganversagen trotz maximaler Intensivtherapie (ultima ratio)

Ultima ratio in Ausnahmefällen

Operationsverfahren

Mit klinisch belegtem Erfolg	Ohne klinisch belegten Erfolg
Nekrosektomie mit geschlossener Retroperitoneallavage **Nekrosektomie mit Etappenlavage** **Nekrosektomie mit «open packing»**	Pankreasresektion Peritonealdialyse Triple-Tube-Drainage Debridement mit Sump-Drainage Interventionelle Drainage

Keine Resektionen

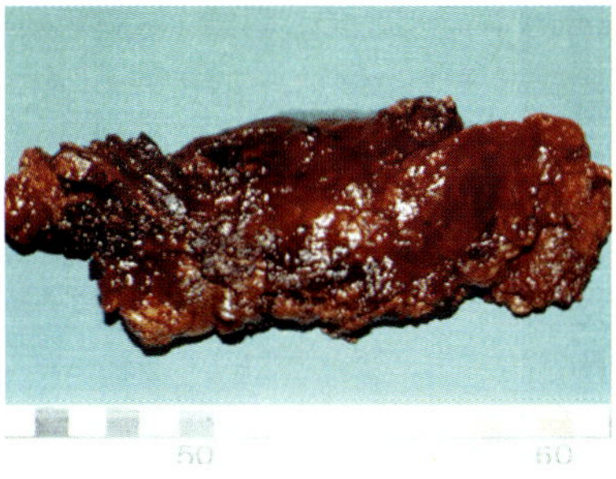

Operationspräparat bei blinder Resektion als «Übertherapie».

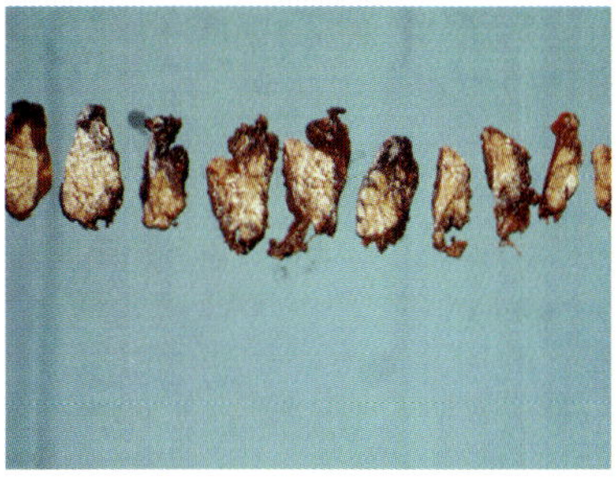

Nekrosen sind oft peripher.

Operative Verfahren zur Therapie der nekrotisierenden Pankreatitis

Im Vordergrund steht heute die schonende Entfernung der Nekrosen (Nekrosektomie) unter Erhalt des vitalen Pankreasgewebes, unter Vermeidung von Blutverlust und unbedingter Schonung der Nachbarorgane, um zusätzliche iatrogene chirurgische Komplikationen zu vermeiden. Die operative Therapie der schweren akuten Pankreatitis ist anspruchsvoll und sollte erfahrenen Chirurgen vorbehalten bleiben. Aufgrund des charakteristischen Krankheitsprozesses und der Dynamik der fortschreitenden Nekrotisierung im Pankreaslager und retroperitoneal kann die infizierte Pankreasnekrose nicht durch eine einzige (alleinige) Operation behandelt werden. Die primäre Operation wird daher sinnvollerweise kombiniert mit einem additiven Behandlungskonzept. Dieses besteht vorzugsweise aus einer kontinuierlichen geschlossenen Spülung der Pankreasloge und der retroperitonealen Nekrosestrassen. Die mechanische Spülung gewährleistet das kontinuierliche Abräumen sich bildender Nekrosen, von toxischem Material, infiziertem Detritus sowie Pankreassekret. Die kontinuierliche Spülung (kontinuierliche Bursalavage) beginnt bereits intraoperativ und wird über 2–6 Wochen postoperativ fortgesetzt. Initiale Spülmengen sind 20–50 Liter/24 h, als Spülmittel sollten Standardlösungen zur kontinuierlichen ambulanten Peritonealdialyse verwendet werden. Diese Lösungen sind in der Regel leicht hyperosmolar und gewährleisten daher das Herausfiltrieren der interstitiellen Flüssigkeitssequestration. Die Spülung wird nach dem klinischen Zustand des Patienten reduziert, d.h. dass nach operativer Therapie und intensiver Lavage die Patienten innerhalb von 3 bis 8 Tagen das Multiorganversagen überwinden. Stabilisiert sich der Zustand (Extubation, sistierende Hämofiltration, Reduktion der Katecholamine, Körpertemperatur normalisiert sich), dann wird die Spülung wochenweise reduziert und etwa ab der 3.–4. postoperativen Woche beendet. Wöchentlich erfolgen Kontrollen des Effluats auf Amylase- oder Lipasekonzentration sowie bakterielle Kontamination. Zusätzlich ist die makroskopische Kontrolle des Effluats hinsichtlich des Anteils an Nekrosematerial erforderlich.

Durch Einsatz der schonenden Nekrosektomie in Kombination mit der kontinuierlichen postoperativen Lavage ist es gelungen, die Letalität bei Patienten mit nekrotisierender Pankreatitis auf 10–20% zu senken.

Alternative Verfahren zum geschlossenen Spülprinzip sind das offene Abdomen («open packing») und die geplante Relaparotomie. Diese operativen Modalitäten eignen sich besonders bei früher Intervention, wenn die Nekrosen noch nicht «reif» sind. Bei beiden Verfahren wird das Abdomen offen behandelt, unter täglicher Säuberung der Pankreasloge und der retroperitonealen Nekrosehöhlen. Diese Alternativverfahren sind aufgrund der häufigen operativen Interventionen mit deutlich höherer Komplikationsrate und hohem Logistik- und Ressourcen-Aufwand belastet, zeigen jedoch in erfahrenen Händen ähnlich gute Langzeitergebnisse wie die geschlossene Spülbehandlung.

Minimalinvasives oder laparoskopisches Vorgehen können mit entsprechender Erfahrung in dieser Technik bei lokalisierten demarkierten Nekrosen in der Spätphase der Erkrankung zur Ausräumung der Nekrosen gewählt werden. Klar

Nekrosestrassen

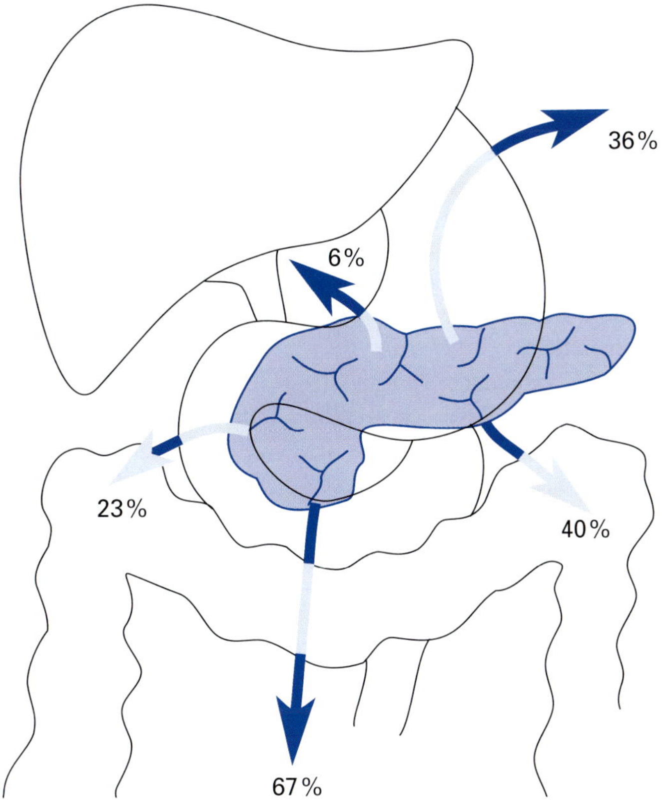

Operations-zeitpunkt

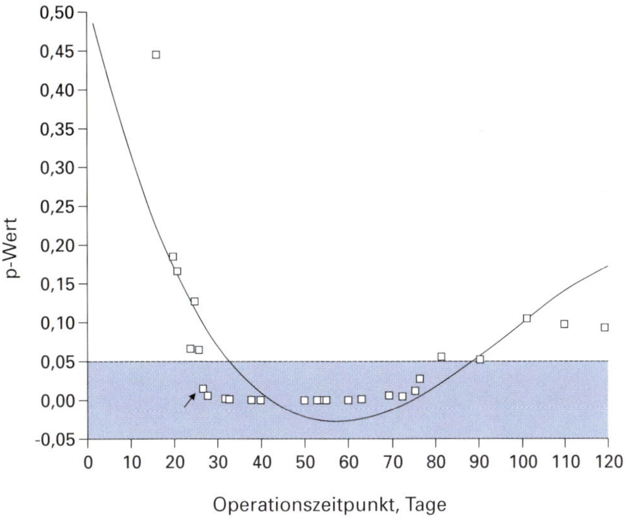

Überleben in Relation zum Zeitpunkt des chirurgischen Eingriffs.

betont werden muss, dass die laparoskopische Nekrosektomie nur in Einzelfällen und in spezialisierten Zentren durchgeführt werden sollte.

Spätergebnisse nach Therapie der akuten Pankreatitis

Die akute interstitiell-ödematöse Pankreatitis gelangt in aller Regel zu einer Restitutio ad integrum, wenn die auslösenden Faktoren, wie das Gallensteinleiden bzw. der Alkoholabusus, beseitigt werden können. Im Gegensatz dazu wird bei nekrotisierender Pankreatitis in der Hälfte der Fälle eine endokrine und exokrine Defektheilung mit Diabetes mellitus und Maldigestion zu erwarten sein.

Operative Therapie der Gallenblasensteine

Patienten mit biliärer akuter Pankreatitis sollten das Krankenhaus nicht verlassen, bevor die Cholezystektomie durchgeführt wurde. Es hat sich gezeigt, dass die Gefahr einer erneuten akuten Pankreatitis bei belassener steingefüllter Gallenblase deutlich erhöht ist. Diese wird in der Literatur mit 25–60% angegeben. Daher gilt als Regel, dass jeder Patient mit Gallensteinpankreatitis vor Klinikentlassung eine elektive Cholezystektomie erhält. Diese wird heute meist laparoskopisch durchgeführt. Bei leichter interstitiell-ödematöser biliärer akuter Pankreatitis erfolgt die laparoskopische Cholezystektomie zwischen den Tagen 5 und 7 nach Krankheitsbeginn. Bei schwerer akuter Pankreatitis erfolgt die Cholezystektomie dagegen je nach Verlauf entweder im Rahmen der Nekrosektomie oder separat vor der Klinikentlassung.

Chirurgische Ergebnisse bei nekrotisierender Pankreatitis

Autoren	Jahr	Anzahl	Anteil infizierter Nekrosen	Letalität
Beger et al.	1988	95	39%	8%
Tsiotos et al.	1998	72	79%	25%
Branum et al.	1998	50	84%	54%
Fernandez del Castillo et al.	1998	64	56%	6%
Büchler et al.	2000	42	93%	21%

Mögliche postoperative Komplikationen

Blutung
Sepsis
Abszess
Fistel (Pankreas, Galle, Dünn-/Dickdarm)
Ileus
Pseudozyste
Chronische Pankreatitis (Pankreasgang-stenose/-okklusion)

Chronische Pankreatitis

Fall 1

35 Jahre, männlich, ledig, Gemeindesekretär

Anamnese

Der Patient lebt seit Jahren nach dem Tod des Vaters wegen dekompensierter Leberzirrhose bei seiner verwitweten Mutter. In der Studienzeit hatte er Anschlussschwierigkeiten an Gleichaltrige; stetiger Alkoholkonsum seit dem 16. Lebensjahr. Mit 25 Jahren erstmalige Episode einer akuten Pankreatitis mit stationärem Aufenthalt. Im Anschluss daran war der Patient 4 Jahre schmerzfrei. Seit 5 Jahren erneute kontinuierliche Zuwendung zum Alkohol mit täglichem Konsum von 4 bis 5 Flaschen Bier und 2 bis 3 Schnäpsen. Erneuter Pankreatitisschub vor 2 Jahren und seither in 4- bis 6wöchigen Abständen. Vom Hausarzt Verordnung von Butylscopolaminiumbromid nach Bedarf, jedoch keine wesentliche Besserung. Die jetzige Vorstellung des Patienten erfolgt wegen nahezu wöchentlicher Schmerzattacken, die selten postprandial, meist am späteren Abend und teilweise nachts auftreten. Der Patient bekommt vom Hausarzt intermittierend Analgetika vom Typ der Opioide, nämlich Tilidin 3 × 20 oder Tramadol 3 × 20 Tropfen.

Untersuchungsbefund

Patient in gutem Allgemeinzustand, bei leicht reduziertem Ernährungszustand. Bei der Untersuchung des Abdomens straffe Bauchdecken, Druckschmerz im Epigastrium, keine pathologische Resistenz tastbar. Leber geringfügig vergrössert mit unterem Rand 2 Querfinger vom Rippenbogen und mit vermehrter Konsistenz.

Körpergewicht 78 kg, Körpergrösse 180 cm.

Körpertemperatur 37,2 °C, Herzfrequenz 65/min, Blutdruck 140/85 mm Hg.

Laborwerte: Unauffällig, bis auf eine Erhöhung der γ-GT mit 60 U/l (normal bis 28 U/l). Amylase und Lipase im Normbereich, Blutbild unauffällig.

Sonographie

In der Sonographie homogen vermehrtes Echomuster der Leber im Sinne einer Fettleber. Pankreas von normaler Grösse mit einzelnen echodichteren Arealen, jedoch ohne nennenswerte pathologische Veränderungen. Abdomineller Gefässstatus und Nieren ohne pathologische Befunde.

ERCP

Mässiggradige Veränderungen am Pankreashauptgang mit unregelmässigen Kalibersprüngen. Veränderungen auch an den Seitenästen 1. und 2. Ordnung. Diese Veränderungen entsprechen einem mässiggradigen Stadium der chronischen Pankreatitis (nach Cambridge-Kriterien: Stadium 2).

Kontrastmittelverstärktes CT

Kleine Zyste im Pankreaskopf von 2 × 2 cm, keine Kalzifikationen, Pankreasgang grenzwertig erweitert (4 mm).

Pankreasfunktionstests

Im Serumpankreolauryltest (PLT-Test) geringgradige Einschränkung der exokrinen Pankreasfunktion. Orale Glukosebelastung im Normbereich.

Diagnose

Chronische Pankreatitis mit diskreten funktionellen und morphologischen Veränderungen.

Therapieentscheidung

Strikte Alkoholkarenz. Verordnung: Pankreatinpräparat in einer Dosierung von 20 000 Lipaseeinheiten pro Mahlzeit, nichtsteroidale Antirheumatika (Rofecoxib 1 × 25 mg, Vioxx®). Nachdem der Patient darauf zunächst gut anspricht, keine weitere Schmerztherapie. Vermittlung zu den Anonymen Alkoholikern. Patient wird in 4wöchigen Abständen zur ambulanten Kontrolle einbestellt.

Prognose

Aufgrund der bislang geringfügigen morphologischen Veränderungen besteht eine gute Chance, dass der Patient eine positive Entwicklung seiner Beschwerden erfährt und keine weitere Progression seiner Erkrankung hinnehmen muss. Von entscheidender Bedeutung wird aber sein zukünftiges Verhältnis zum Alkohol sein.

Fallbeschreibung

Anamnese	intermittierende Schmerzen im Oberbauch, chronischer Alkoholkonsum
Diagnose	chronische Pankreatitis im Anfangsstadium
Ätiologie	Alkohol
Labor	Pankreasenzyme normal, γ-GT 60 U/l, sonstige Laborwerte im Normbereich
Sonographie	Lebersteatose, Pankreasparenchym mit unregelmässigem Echomuster
CT	kleine Zyste im Pankreaskopf ohne Kalzifikationen
ERCP	chronische Pankreatitis Stadium II
Pankreasfunktion	geringgradige Einschränkung der exokrinen Funktion, normale Glukosebelastung
Therapie	konservativ, Alkoholkarenz, Pankreasenzyme, Analgetika
Verlauf	Nachlassen der Schmerzen
Prognose	gut bei Alkoholkarenz

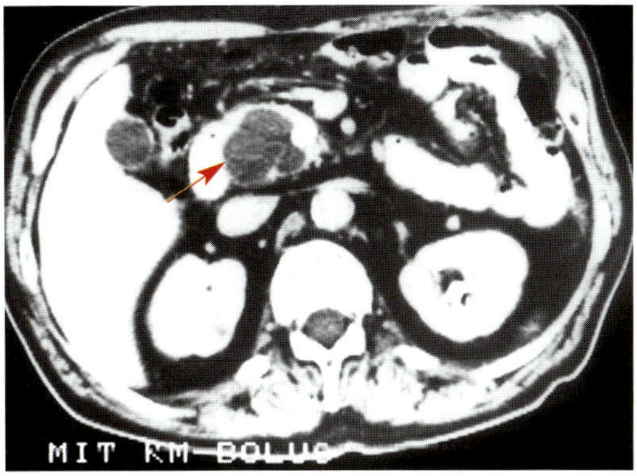

CT-Bild. Zyste (Pfeil) im Kopf, duodenumnah, ohne Kalzifikationen.

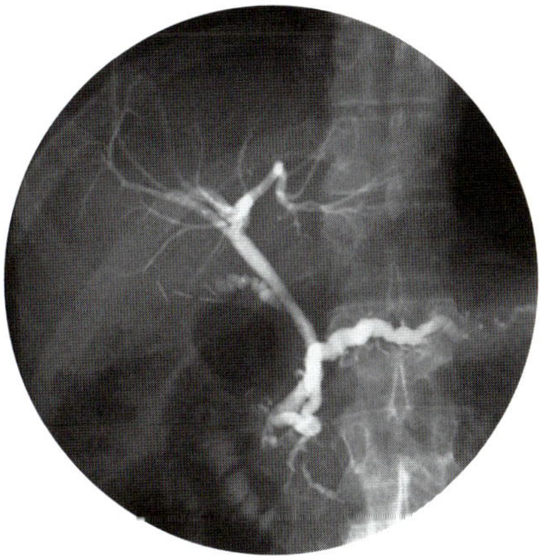

ERCP. Diskrete Erweiterung des Pankreasgangs mit unregelmässigen Kalibersprüngen.

Fall 2

45 Jahre, männlich, geschieden, 2 Kinder, Feinmechaniker

Anamnese

Zirka 20 Jahre regelmässiger Alkoholkonsum von mehr als 50 g pro Tag. 8 Jahre zuvor Ehekrise mit Scheidung. Danach über 2 Jahre extensiver unkontrollierter Alkoholabusus. Anschliessend 7 Jahre rezidivierende Oberbauchschmerzen. Initial regelmässige Behandlung bei Verdacht auf Ulkuserkrankung mit H2-Blockern und Antazida. Vor 1 Jahr erstmals stationäre Aufnahme wegen akuter Pankreatitis. Seither 4 Schübe von akuter Pankreatitis, jeweils selbstlimitierend. Jetzt erneut stationäre Aufnahme wegen akuter Oberbauchschmerzen mit Amylaseerhöhung seit 2 Tagen.

Untersuchungsbefund

Magerer Patient, Bauchdecken weich, kein Peritonismus, im Oberbauch bei tiefer Palpation Druckschmerz mit einer Resistenz im Epigastrium in Richtung rechter Oberbauch. Deutlicher Sklerenikterus.

Körpergewicht 74 kg, Körpergrösse 182 cm.
Körpertemperatur 37,2 °C (rektal), Herzfrequenz 88/min, Blutdruck 130/85 mm Hg.
Laborwerte: Hämoglobin 12,4 g/dl, Leukozyten 9,8 G/l, Amylase 380 U/l, ASAT 45 U/l, ALAT 38 U/l, γ-GT 131 U/l, alkalische Phosphatase 891 U/l, Bilirubin 44 μmol/l, Kreatinin 93 μmol/l, Natrium 140 mmol/l, Kalium 4,1 mmol/l, Kalzium 2,4 mmol/l, CRP 44 mg/l.

Sonographie

Gallenblase deutlich erweitert, Dilatation der extrahepatischen Gallenwege mit Choledochusdurchmesser von 9 mm. Pankreas insgesamt verbreitert mit deutlichen Kalzifikationen vor allem im Kopf.

Diagnose

Akuter Schub einer chronischen Pankreatitis, alkoholbedingt.

Therapieentscheidung

Stationäre Aufnahme zur konservativen Therapie des akuten Schubs und zum Staging der chronischen Pankreatitis.

ERCP

Ductus choledochus mit langstreckiger intrapankreatischer Stenose ohne Hinweise für Malignität, extrahepatische Gallengangdilatation. Keine Hinweise für Cholelithiasis. Pankreasgang mit deutlicher Dilatation und multiple Konkremente im Ductus Wirsungianus und Pankreasparenchym, vor allem im Pankreaskopf.

Kontrastmittelverstärktes CT

Grosser entzündlicher Pankreaskopftumor bei chronischer Pankreatitis mit multiplen Zysten, Pankreasgangdilatation, multiple Kalzifikationen vor allem im Kopfbereich. Extrahepatische Gallengangdilatation.

Pankreasfunktionstests

Der orale Glukosetoleranztest zeigt normalen Blutzuckerverlauf und normale Insulinsekretion. Im PLT-Test maximaler Anstieg der Serumfluoreszeinkonzentration auf 2,5 μg/ml nach 90 min (Normalwert über 4,5), daher Diagnose einer exokrinen Pankreasinsuffizienz.

Verlauf

Unter Nahrungskarenz, Infusionstherapie und Standardmanagement des akuten Schubs der chronischen Pankreatitis rasche Besserung des klinischen Befunds innerhalb von 48 h. Bei nachgewiesener langstreckiger Choledochusstenose und entzündlichem Pankreaskopftumor besteht Operationsindikation. Am Tag 8 nach Hospitalisation Durchführung einer duodenumerhaltenden Pankreaskopfresektion mit innerer Gallenganganastomose und Cholezystektomie. Postoperativer unkomplizierter Verlauf und Entlassung 17 Tage danach.

Prognose

Die Prognose ist gut bei Alkoholkarenz und Resozialisierung in das Berufsleben. Bei 85% der Patienten ist mit dauerhafter Schmerzfreiheit zu rechnen. Der Patient wird in eine konsequente Nachsorge in gastroenterologischen Händen eingeschleust.

Fallbeschreibung

Anamnese	rezidivierende Oberbauchschmerzen, akut zunehmend, langjähriger Alkoholabusus, Ulkusbehandlung
Diagnose	chronische Pankreatitis mit entzündlichem Pankreaskopftumor und Stauung von Pankreas- und Gallengang
Ätiologie	Alkohol
Labor	Amylase 380 U/l, γ-GT 131 U/l, AP 891 U/l Bilirubin 44 μmol/l, CRP 44 mg/l
Sonographie	Gallengangdilatation, Verkalkungen
CT	entzündlicher Pankreaskopftumor mit massiven Verkalkungen
ERCP	Gallengangstenose, massiv erweiterter Pankreasgang mit Steinen (Stadium 3)
Pankreasfunktion	mässige exokrine Pankreasinsuffizienz bei normaler Glukosebelastung
Therapie	duodenumerhaltende Pankreaskopfresektion mit innerer Gallenweganastomose nach Behandlung des akuten Schubs
Verlauf	Entlassung am 17. postoperativen Tag
Prognose	gut bei Alkoholkarenz mit 85% Schmerzfreiheit nach 5 Jahren

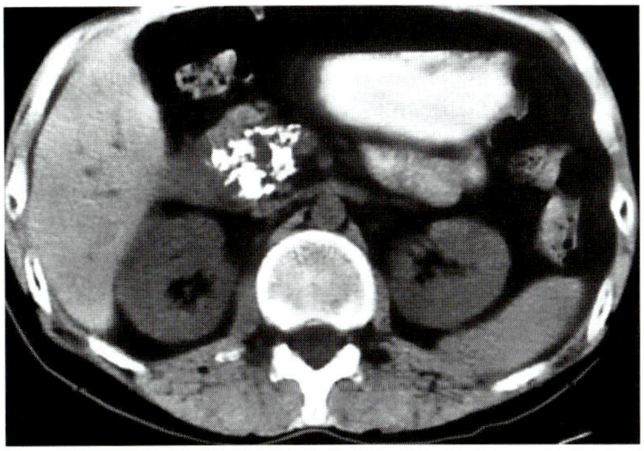

CT. Entzündlicher Pankreaskopftumor mit Kalzifikationen.

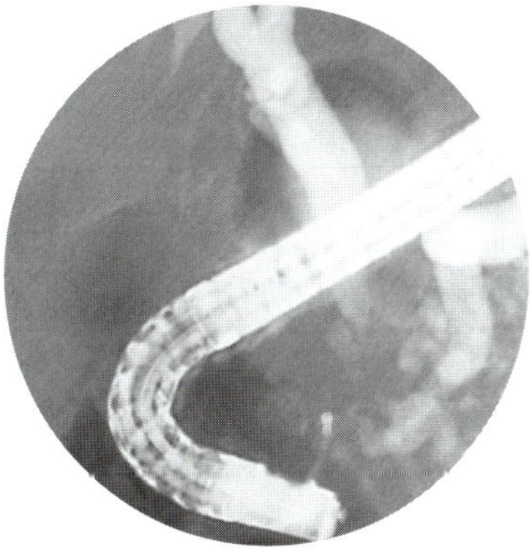

ERCP. Stenose und Dilatation von Gallen- und Pankreasgang.

Fall 3

55 Jahre, männlich, verheiratet, 1 Tochter, Postbeamter

Anamnese

In der Vorgeschichte übliche Kinderkrankheiten (Mumps, Varizellen, Scharlach). Mit 18 Jahren wurde der Patient wegen Blinddarmperforation operiert, sonst nie stationär und ernsthaft krank gewesen. Dem Patienten ist bei näherer Befragung gelegentliches Magendrücken erinnerlich, das ihn während seiner Ausbildungszeit und um die Geburt seiner Tochter herum betroffen hatte. Einen Arzt hat er dafür nie konsultiert. Vor 5 Jahren setzte das ihn jetzt betreffende Leiden ein. Zunächst fühlte sich der Patient sehr abgeschlagen, deutliche Leistungsminderung, Heisshunger und Polydipsie. Dem Patienten fiel auf, dass seine Stuhlvolumina sehr gross waren und der Stuhl breiig-glänzend wurde. Erst durch die starke Gewichtsabnahme beunruhigt, suchte der Patient nach 4–5 Wochen den Arzt auf. Die Diagnose lautete: Diabetes mellitus mit sofort bestehender Insulinpflichtigkeit. Wegen kurze Zeit später auftretender epigastrischer Schmerzen in der Nüchternphase wurde der Patient zum Gastroenterologen überwiesen. Zu erwähnen ist, dass der Patient nur gelegentlich alkoholische Getränke zu sich nahm und Nikotin mied.

Untersuchungsbefund

Patient in reduziertem Allgemein- und Ernährungszustand. Haut und Schleimhäute blass, Abdomen weich, druckschmerzhaft im rechten Oberbauch. Leber nicht vergrössert. Keine pathologischen Resistenzen tastbar.

Körpergewicht 54 kg, Körpergrösse 170 cm.
Körpertemperatur 37 °C, Herzfrequenz 54/min, Blutdruck 135/70 mm Hg.
Laborwerte: Hämoglobin 10,5 mg/dl, MCV mit 104 erhöht (normal bis 94), Leukozyten und Thrombozyten im Normalbereich. Nüchternblutzucker 480 mg/dl. Amylase 40 U/l, Lipase 20 U/l.

Sonographie

Pankreas klein, atrophisch, mit vielen unregelmässigen Echoreflexen im Sinne von Pankreasverkalkungen.

CT

Kleines atrophisches Pankreas, mit multiplen Verkalkungen durchsetzt.

Pankreasfunktionstest

Im Serumpankreolauryltest maximale Fluoreszeinkonzentration 1,2 µg/ml, damit schwere exokrine Insuffizienz.

Gastroduodenoskopie

Ulkus im Magenangulus, im Durchmesser 1,2 × 0,8 cm. Histologisch: Benignes Ulkus, *Helicobacter-pylori*-positiv.

Diagnose

Chronische Pankreatitis im kalzifizierten Stadium (Stadium 3 mit Diabetes mellitus und Steatorrhö) und Ulcus ventriculi bei *Helicobacter-pylori*-Infektion.

Therapie

Diabetesbehandlung mit Insulin Mixtard 30/70, 28 Einheiten morgens, 14 Einheiten abends, Pankreatinpräparat (Dosierung 20 000–40 000 Lipaseeinheiten/Mahlzeit). Therapie des Ulkus: Tripeltherapie für 1 Woche mit 2 × 40 mg Omeprazol, Amoxycillin 2 × 1 g und Metronidazol 2 × 500 mg. Omeprazol 20 mg für weitere 4 Wochen bis zur Abheilung des Ulkus. Aufgrund der makrozytären Anämie zunächst Verabreichung eines Vitamin-B_{12}-Depotpräparats sowie gleichzeitig parenterale Gabe von fettlöslichen Vitaminen als Ersatz der im Rahmen der Diarrhö nicht resorbierten fettlöslichen Vitamine.

Prognose

Reversibiliät der exokrinen Pankreasinsuffizienz und des insulinpflichtigen Diabetes mellitus nicht möglich, sie werden zu den bestimmenden Faktoren der weiteren Krankheitsentwicklung. Entscheidend sind eine gute Kompensation der Pankreasinsuffizienz und die Einstellung des Diabetes.

Fallbeschreibung

Anamnese	aktuell keine Schmerzen, aber Steatorrhö und entgleister Diabetes mellitus
Diagnose	chronische Pankreatitis mit exokriner und endokriner Insuffizienz im Endstadium, Ulcus ventriculi
Labor	Amylase 40 U/l Glukose 480 mg/dl
Sonographie	Pankreas klein, multiple Verkalkungen
CT	kleines atrophisches Pankreas mit multiplen Verkalkungen
ERCP	nicht durchgeführt
Pankreasfunktion	exokrin stark eingeschränkt, insulinpflichtiger Diabetes mellitus
Therapie	Insulin, Pankreasenzyme, Diät, Ulkustherapie
Prognose	schlecht, bestimmt durch Einstellung des Diabetes und der exokrinen Pankreas-insuffizienz

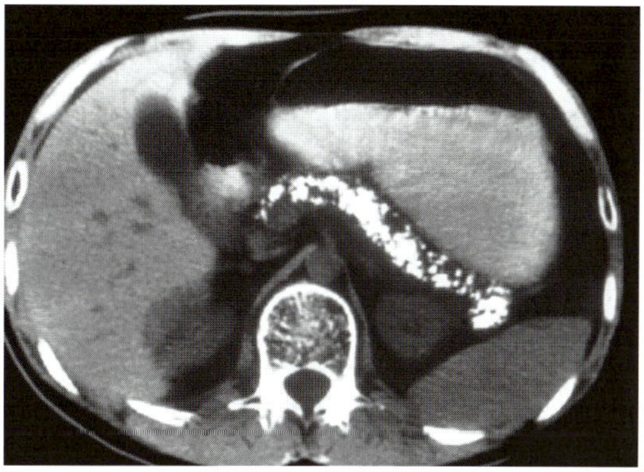

Chronische kalzifizierende Pankreatitis.

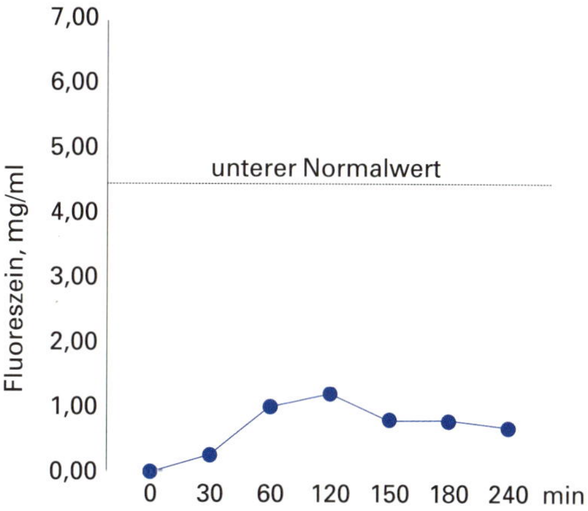

Pankreolauryltest. Serumfluoreszeinwerte hochpathologisch erniedrigt.

Der besondere Fall

53 Jahre, weiblich, verheiratet, Hausfrau

Anamnese

Bei der Patientin besteht ein 8jähriger Alkoholabusus mit seit 5 Jahren rezidivierenden Abdominalschmerzen. In der Vergangenheit erfolgten 4 Hospitalisationen mit akuter Pankreatitis, zuletzt vor 1 Monat. Cholezystektomie vor 4 Jahren. Status nach rezidivierenden Lungenembolien beidseits und Ulcus duodeni vor 3 Jahren. Alkoholabstinenz seit 9 Monaten unter Antabustherapie. Zuweisung ins Zentrum bei therapierefraktären Schmerzen und Verdacht auf Pankreasneoplasie bei Zunahme des Pankreaskopftumors und erhöhten Cholestaseparametern.

Untersuchungsbefund

Kachektische Patientin in deutlich reduziertem Allgemeinzustand. Abdomen weich mit druckschmerzhaftem Oberbauchtumor im Epigastrium.

Körpergewicht 43 kg, Körpergrösse 160 cm.
Körpertemperatur 37,2 °C, Herzfrequenz 76/min, Blutdruck 105/70 mm Hg.
Laborwerte: Hämoglobin 14,8 G/dl, Leukozyten 11,0 G/l, Albumin 40 G/l, CRP <2,5 mg/l, ASAT 123 U/l, ALAT 191 U/l, γ-GT 88 U/l, alkalische Phosphatase 148 U/l, Amylase 182 U/l, CA 19-9 38 kU/l, Quick >100%.

CT

Im Vergleich zur Voruntersuchung vor 1 Jahr rasch zunehmende Raumforderung im Pankreaskopf mit aktuell 10 cm Durchmesser. Multiple Verkalkungen vor allem im Kaput und Korpus sowie mehrere Pseudozysten mit Durchmessern von maximal 1 cm. Im neuen CT deutliche Ektasie der intra- und extrahepatischen Gallenwege.

ERCP

Im Übersichtsbild Darstellung einer Raumforderung mit Verkalkungen in Projektion auf den Pankreaskopf. Ductus Wirsungianus erweitert dargestellt mit ausgeprägten Wandunregelmässigkeiten und erweiterten Seitenästen 1. und 2. Ordnung. Der Pankreasgang lässt sich erweitert bis in den Pankreasschwanz darstellen. Darstellung eines dilatierten Ductus hepatocholedochus.

Pankreasfunktionstest

Deutlich pathologisch erniedrigte Pankreaselastase im Stuhl. Oraler Glukosetoleranztest zeigt latenten Diabetes mellitus mit Blutzucker von 17,2 mmol/l (310 mg/dl) nach 2 h.

Diagnose

Chronische kalzifizierende Pankreatitis mit Verdacht auf Neoplasie. Histologie: Deutlich chronische, ausgesprochen fibrosierende atrophisierende chronische Pankreatitis mit periduktaler Sklerose und fokal betonten, vorwiegend aus Lymphozyten und Plasmazellen bestehenden Infiltraten. Sonderform einer chronischen Pankreatitis, die als lymphoplasmozytäre sklerosierende chronische Pankreatitis beschrieben werden kann. Die Variante einer primär sklerosierenden Cholangitis (PSC) kann vorliegen. Autoimmunantikörper bei Verdacht auf Vorliegen einer PSC-Variante sind negativ.

Therapie

Duodenumerhaltende Pankreaskopfresektion mit Rekonstruktion über eine Roux-Y-Schlinge mit zusätzlicher Anastomosierung des intrapankreatischen dilatierten Ductus choledochus. Problemloser postoperativer Verlauf. Entlassung am 16. postoperativen Tag nach erfolgtem Nahrungsaufbau.

Prognose

Patientin 4 Jahre nach dem Eingriff weiterhin beschwerdefrei. Zur Substitution der exogenen Pankreasinsuffizienz Creon 3 × 2 Kapseln/Tag. Nur gelegentlich bei Bedarf Paracetamol.

Fallbeschreibung

Anamnese	therapieresistente Abdominalschmerzen bei bekannter chronischer Pankreatitis seit 4 Jahren
Diagnose	chronische Pankreatitis mit rasch zunehmendem Pankreaskopftumor
Labor	Hämoglobin 14,8 G/dl, Leukozyten 11,0 G/l, Albumin 40 G/l, CRP <2,5 mg/l, ASAT 123 U/l, ALAT 191 U/l, γ-GT 88 U/l, alkalische Phosphatase 148 U/l, Amylase 182 U/l, CA 19-9 38 kU/l, Quick >100%, orale Glukosebelastung zeigt latenten Diabetes mellitus mit 17,2 mmol/l nach 2 h
CT	Innerhalb von 1 Jahr rasche Zunahme des Pankreaskopftumors auf 10 cm; Pankreasverkalkungen und multiple Pseudozysten; Ektasie des Ductus pancreaticus und choledochus
ERCP	Stadium 3 der chronischen Pankreatitis mit Dilatation des Ductus hepatocholedochus
Pankreasfunktion	exokrine Pankreasinsuffizienz, latenter Diabetes mellitus
Therapie	duodenumerhaltende Pankreaskopfresektion
Prognose	gut; lymphoplasmozytäre sklerosierende Sonderform einer chronischen Pankreatitis

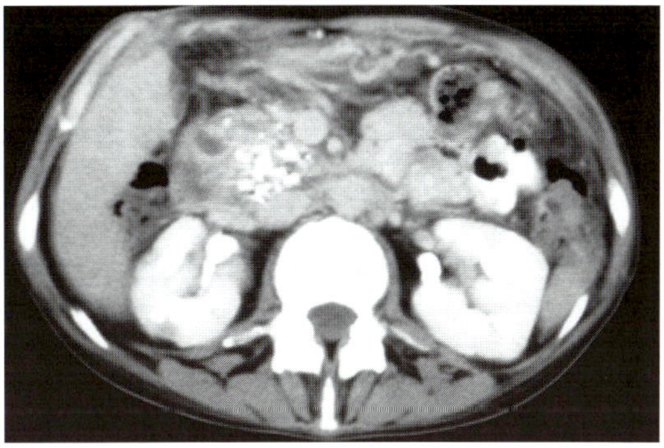
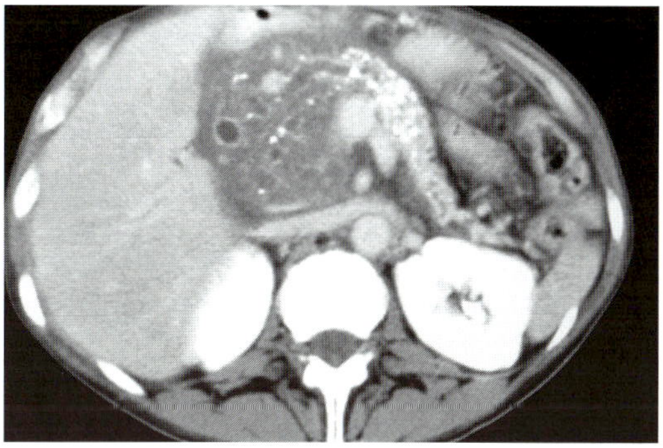

CT-Bilder im Vergleich mit einer Zeitspanne von 1 Jahr. Deutliche Zunahme des chronisch entzündlichen Pankreaskopfs mit Kalzifikationen und multiplen Pseudozysten. Dilatierter Pankreasgang.

Definition und Klassifikation

Gegenüber der akuten Pankreatitis unterscheidet sich die chronische Pankreatitis durch persistierende morphologische und funktionelle Veränderungen, die in der Regel bis zu einem Terminalstadium (Pankreasfibrose, Pankreasinsuffizienz und Diabetes mellitus) progredient sind. In Einzelfällen persistieren die chronischen Veränderungen ohne Zeichen einer Progredienz oder Regredienz. Klinisch kann die Erstmanifestation einer chronischen Pankreatitis häufig nicht von der akuten Pankreatitis unterschieden werden. Der heute gebräuchlichen Definition und Klassifikation der chronischen Pankreatitis liegen zwei Konsensuskonferenzen im Jahr 1984 in Marseille und Cambridge zugrunde, die in beiden Fällen den Schwerpunkt auf die Charakterisierung der morphologischen Veränderungen legten.

Die Klinik der chronischen Pankreatitis ist durch den rezidivierenden anfallsartigen akuten Schmerz charakterisiert; bei einer kleineren Gruppe von Patienten treten die Schmerzen nicht schubartig, sondern chronisch persistierend auf, und nur bei einem sehr kleinen Teil der Patienten findet sich ein schmerzloser Verlauf, und die klinische Manifestation beginnt mit dem Bild der Malabsorption mit Steatorrhö und Diabetes mellitus.

Morphologisch ist die chronische Pankreatitis von einer unterschiedlich ausgeprägten und unregelmässig verteilten Fibrosierung infolge der Destruktion des exokrinen Parenchyms geprägt. Abhängig vom Krankheitsstadium sind die morphologischen Läsionen entweder fokal, segmental oder diffus. Das Vorliegen von Verkalkungen zeigt in der Regel ein fortgeschrittenes Stadium der chronischen Pankreatitis an.

Eine Sonderform der chronischen Pankreatitis ist die obstruktive chronische Pankreatitis, die ihr morphologisches Merkmal in einer gleichförmig diffusen Fibrosierung des Parenchyms distal der Obstruktion hat. Diese kann durch einen Tumor, ein Konkrement oder eine narbige Stenose (Zustand nach nekrotisierender Pankreatitis oder Trauma) verursacht sein. Vor kurzem wurde eine neue Klassifikation der chronischen Pankreatitis, die eine Einteilung nach den ätiologischen Faktoren als Basis hat, von einem internationalen Fachgremium inauguriert.

Definition

Rezidivierende oder persistierende Oberbauchschmerzen

Morphologisch:
Chronische Entzündung des exokrinen Pankreas mit Fibrose des Parenchyms
Keine Ausheilung, meist fortschreitende Funktionseinschränkung
Im Verlauf oft Komplikationen

Klassifikation

Chronische Pankreatitis mit fokaler Nekrose (Fibrose)
Chronische Pankreatitis mit segmentaler/diffuser Fibrose
Chronische Pankreatitis mit/ohne Verkalkungen

Sonderform:
Obstruktive chronische Pankreatitis (z.B. Tumor oder Narbe)

Ätiologische Klassifikation

Alkoholische chronische Pankreatitis

Nichtalkoholische chronische Pankreatitis
- hereditär
- metabolisch (Hyperkalzämie, Hyperlipidämie)
- autoimmun/infektiös (Morbus Crohn, Virusinfekte, Hepatitis B, Coxsackie)
- idiopathisch (juvenile/senile Form)
- tropisch
- obstruktiv (Pancreas divisum, postakute/posttraumatische Gangstenosen, Choledochozele, periampulläre Duodenaldivertikel)
- andere

Pankreasfibrose (keine Assoziation zur chronischen Pankreatitis)
- zystische Fibrose
- IDDM
- Hämochromatose
- im Alter

Epidemiologie

Es liegen nur wenige Studien über die Inzidenz der chronischen Pankreatitis vor. Die wohl am besten europäischen Verhältnissen entsprechende Untersuchung kommt aus Dänemark. In dieser prospektiven Studie wird eine Inzidenz von 8,2 Neuerkrankungen pro 100 000 Einwohner/Jahr und eine Prävalenz von 27,4 Fällen auf 100 000 Einwohner berichtet. Wird die Prävalenz der chronischen Pankreatitis auf ein selektioniertes Krankengut mit abdominellen Beschwerden bezogen, so liegt diese bei 0,47%. Gegenüber früheren retrospektiven Untersuchungen zur Häufigkeit der chronischen Pankreatitis liegt eine eindeutige Zunahme dieser Erkrankung vor, was einerseits als reelle Zunahme durch erhöhten Alkoholkonsum, anderseits auf eine wesentlich verbesserte Diagnostik zurückgeführt werden kann. Neben der in den westlichen Ländern vorwiegend alkoholinduzierten chronischen Pankreatitis gibt es in einer Reihe von afroasiatischen Ländern eine andere ätiologische Form, die tropische chronische Pankreatitis. Letztere manifestiert sich klinisch bereits im Kindes- und Jugendalter. Über Inzidenz und Prävalenz der tropischen Pankreatitis liegen keine Angaben vor.

Karzinomrisiko

Die Inzidenz für die Entwicklung eines duktalen Adenokarzinoms bei Patienten mit chronischer Pankreatitis liegt ungefähr bei 5%. In einer Verlaufskontrolle konnte eine zeitliche Abhängigkeit festgestellt werden, und zwar lag die Koinzidenz eines Karzinoms bei 1,8% (1–2,6%) bei 10jähriger und bei 4% (2–5,9%) bei 20jähriger Krankheitsdauer der chronischen Pankreatitis. Geschlecht, Land und Ursache der chronischen Pankreatitis scheinen dagegen keinen Einfluss auf die Entstehung eines Malignoms zu haben. Die präoperative Diagnose gelingt selten, meist wird das Malignom intraoperativ beim obligaten Schnellschnitt oder in der definitiven Histologie gefunden.

Inzidenz pro 100000 Einwohner

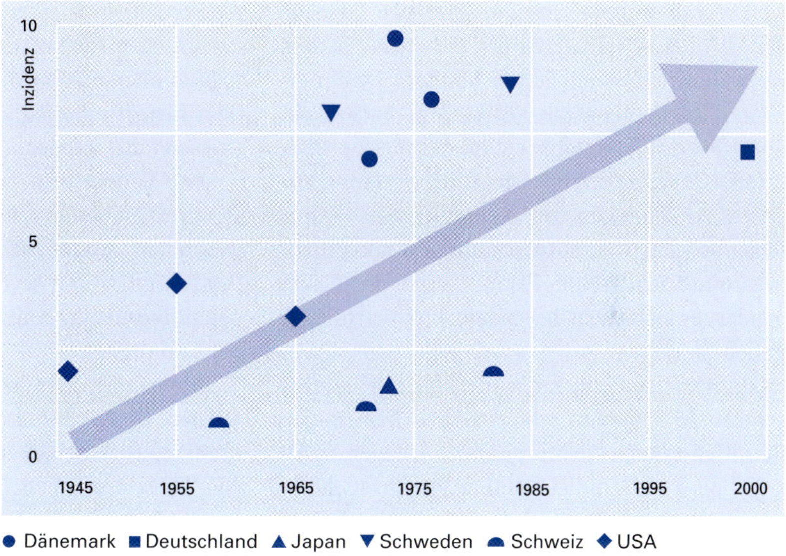

Karzinomrisiko

Krankheitsdauer der chronischen Pankreatitis Jahre	Koinzidenz eines Adenokarzinoms %
10	1,8 (1,0–2,6)
20	4,0 (2,0–5,9)
Verlaufskontrolle von 1552 Patienten mit chronischer Pankreatitis	

Ätiologie

Die mit weitem Abstand häufigste Ursache der chronischen Pankreatitis (75–90%) in den westlichen industrialisierten Ländern ist ein erhöhter Alkoholkonsum. Allerdings entwickeln nur 10% der Alkoholiker eine chronische Pankreatitis. Wesentlich häufiger führt ein langjähriger Alkoholkonsum zur Leberzirrhose. Wahrscheinlich liegt diesem Umstand ein noch nicht bekannter genetischer Faktor zugrunde. Dabei handelt es sich nicht bei jedem Fall betroffener Patienten um chronischen Alkoholabusus. Da es sehr unterschiedliche interindividuelle Toleranzgrenzen für Alkohol gibt, genügen bei einigen Betroffenen auch «relativ geringe» Mengen an Alkohol bis zur Ausprägung einer Pankreasschädigung. Die genaue Rolle anderer nutritiver Faktoren und ihr Zusammenspiel mit dem Alkohol kann nach wie vor nicht exakt eingeordnet werden. Weitere metabolische Ursachen, die zur chronischen Pankreatitis führen können, sind die Hyperkalzämie und die chronische Urämie. Ausserdem gibt es eine hereditäre Genese der chronischen Pankreatitis und nach wie vor ätiologisch nicht einzuordnende Ursachen, die unter dem Begriff «idiopathische chronische Pankreatitis» geführt werden.

Die Sonderform der chronisch-obstruktiven Pankreatitis findet sich in seltenen Fällen bei angeborenen anatomischen Varianten, wie dem Pancreas divisum, bei Stenosen der Papille, Duodenaldivertikeln, Narben am Pankreasgang und bei Tumoren.

Molekulare und genetische Untersuchungen werden in Zukunft bei den verschiedenen Erkrankungen eine zunehmende Bedeutung erlangen. Diese ermöglichen Einblicke in die molekularen Mechanismen bei den zugrundeliegenden Erkrankungen und können wesentliche diagnostische Hilfsmittel für ätiologische Klassifikation, Diagnosestellung und innovative Therapieoptionen eröffnen.

Ätiologie

Metabolische Ursachen

Alkohol (75–90%)
Hyperkalzämie (Hyperparathyreoidismus)
Chronische Urämie
Proteinmangel
Spurenelementmangel
Diätetische Toxine
Medikamente (Phenazetin)
Tropische Formen

Mechanische Ursachen (Sonderform der chronisch-obstruktiven Pankreatitis)

Pancreas divisum
Pancreas anulare
Papillenstenose
Gangnarben
Tumore
Duodenaldivertikel
Pankreasgangstenosen nach schwerer akuter Pankreatitis oder Traumen

Familiäre hereditäre Ursachen

Autosomal-dominante Mutationen

Kationisches Trypsinogen (Codone 29, 122)

Autosomal-rezessive Mutationen

SPINK1
kationisches Trypsinogen (Codone 16, 22, 23)
CFTR
α_1-AT

Idiopathische Ursachen

Juvenile Form
Senile Form

Immunologische/autoimmune Ursachen

Virusinfekte (Hepatitis B, Coxsackie)
Autoimmunerkrankungen (isoliert, Sjögren-Syndrom, Morbus Crohn/Colitis ulcerosa, PBC)

Andere Ursachen

Vaskuläre Erkrankungen
Ischämie
Postaktinische Veränderungen

Häufigkeit

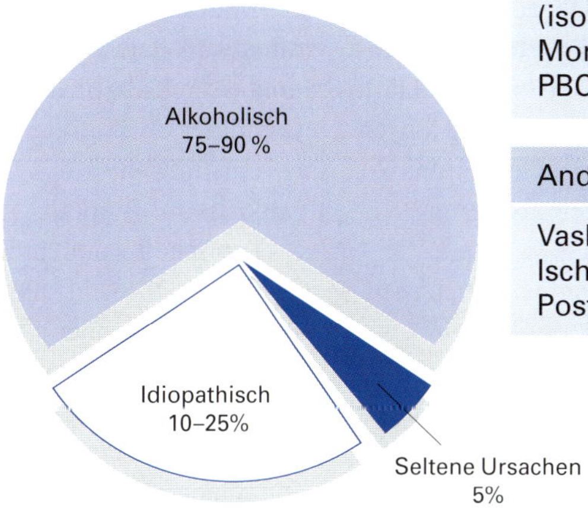

Pathogenese und Pathophysiologie

Alkoholbedingte chronische Pankreatitis

Das Risiko, durch fortgesetzten Alkoholkonsum eine chronische Pankreatitis zu bekommen, steht in einer logarithmischen Beziehung zur täglich zugeführten Alkoholmenge. Als kritische Schwelle der täglichen Alkoholzufuhr wurden 40 g/Tag bei Frauen und 80 g/Tag bei Männern mit einer Expositionszeit von 5 bis 15 Jahren errechnet, wobei es ausschliesslich auf die Menge und nicht die Qualität des alkoholischen Getränks ankommt. Die durch Alkohol induzierte chronische Pankreatitis wird sehr häufig bereits bei jungen Männern zwischen 20 und 30 Jahren angetroffen. Anamnestisch fällt bei diesen Patienten auf, dass ihr Alkoholkonsum mit Einsetzen der Pubertät begonnen hat. Diese empirische Beobachtung wirft die Frage auf, ob gerade zum Zeitpunkt der hormonellen Umstellung eine besondere Empfindlichkeit des Pankreas auf die Alkoholtoxizität besteht. Wird Alkohol erst im Erwachsenenalter vermehrt zugeführt, scheint die Laufzeit bis zur Ausprägung der chronischen Pankreatitis in der Regel 10–20 Jahre zu betragen. Welche Faktoren neben einer genetisch möglichen erhöhten Empfindlichkeit des Pankreas die Alkoholtoxizität verstärken, ist nicht geklärt. Nikotinkonsum, der Verzehr protein- und fettreicher Nahrung, Mangel an Spurenelementen, wie Zink, Kupfer und Selen, werden als weitere Kofaktoren diskutiert.

Der genaue Pathomechanismus, der zur Entstehung der chronischen Pankreatitis durch Alkohol führt, ist unklar, und es existieren verschiedene Modellvorstellungen. Mit dem höchsten Kredit ausgestattet ist die an Tiermodellen erarbeitete Hypothese, dass der chronische Alkoholabusus primär zur Veränderung (Eindickung) der Pankreassekretion mit sekundärer Obstruktion der peripheren Pankreasgänge führt. Die Betrachtung der pathomorphologischen Veränderungen des menschlichen Pankreas stützt die Alternativhypothese, dass die alkoholvermittelte Autoaktivierung proteolytischer Enzyme im Gewebe zu Zelluntergang, Fibrose und Gangvernarbung führt.

Modell der primären Sekretionsveränderung

Die chronische Alkoholaufnahme führt zur Abnahme der pankreatischen Bikarbonat- und Wassersekretion und gleichzeitig zur Zunahme der Protein- und Kalziumkonzentration. Diese Veränderungen führen zur Erhöhung der Viskosität des Pankreassekrets, wodurch in den kleinsten Ausführungsgängen, die von den Azini abgehen, Proteinpfröpfchen («protein plaques») gebildet werden. Zum Schutz gegen die Verkalkung dieser Proteinpfröpfchen gibt es ein Pankreassteinprotein, das Lithostatin (Molekülgrösse 13 500 D mit isoelektrischem Punkt bei 5,5). Dieses Glykoprotein spielt eine zentrale Rolle bei der Verhinderung der Präzipitation von Kalziumkarbonat und damit der Verhinderung der Entstehung von Kalzifikationen. Bei einer genetisch verminderten Synthese dieses Proteins besteht eine entsprechend höhere Empfindlichkeit des Pankreas auf Alkohol.

Typische Läsionen der chronischen Pankreatitis sind die intraduktalen Kalzifikationen, bestehend aus einer Proteinmatrix, die mit Lithostatin angereichert ist, und einer aus Kalziumkarbonat gebildeten Umschalung. Durch Obstruktion der Gangsysteme kommt es zu Dilatation, Gangepithelproliferation und anschliessen-

Pathophysiologie

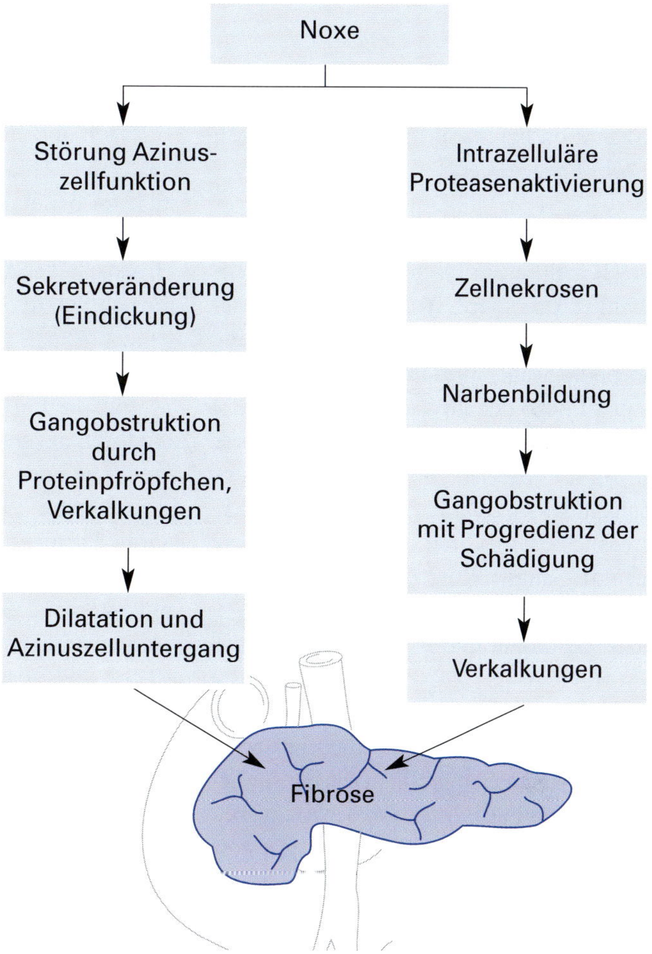

Hypothesen zur Pathogenese

Theorien	Primär	Sekundär
Obstruktion Plug-Hypothese	Pankreassekretveränderung Lithostatin ↓	Gangsteine
Nekrose-Fibrose-Sequenz	Rezidivierende schwere Schübe einer akuten Pankreatitis mit Nekrosen	Fibroseinduktion über Wachstumsfaktoren (TGF_{α}, TGF_{β}) Strikturen
Toxisch-metabolische Hypothese	Direkte Azinuszellschädigung	Azinuszellverfettung Zellatrophie und -fibrose
Detoxifikations-insuffizienz	Freie Sauerstoffradikale erhöht (gestörte hepatische Entgiftung)	Intrazellulärer Metabolismus in der Azinuszelle gestört → Chrinophagie, Membranstörung → Entzündungsantwort

der Degeneration der Azini mit Ausbildung von fibrotischem Ersatzgewebe.

Modell der primären Zellnekrose
Diese Hypothese zur Pathogenese der chronischen Pankreatitis wird als Nekrose-Fibrose-Sequenz bezeichnet. Diese auf Beobachtung pathomorphologischer Veränderungen in verschiedenen Stadien der chronischen Pankreatitis basierende Hypothese lässt den initialen Prozess in Form von intraparenchymaler Proteasenautoaktivierung ablaufen. Daraus resultierende fokale Pankreasnekrosen führen zur Narbenbildung (Fibrose) mit Gangstrikturen, die dann in einer sekundären Phase zur Präzipitation von Eiweiss und Kalziumkarbonat führen.

Alternativhypothesen
Neben diesen beiden Haupttheorien wird auch die Möglichkeit einer ähnlich wie bei der Leber stattfindenden Fettinfiltration der Azinuszellen durch den chronischen Alkoholkonsum postuliert, mit schleichendem Übergang in die Fibrose.

Eine weitere Hypothese führt die Erkrankung auf eine gestörte hepatische Detoxifikation zurück. Dieses Konzept sieht den Schädigungsgrund in einer vermehrt anfallenden Produktion von freien Sauerstoffradikalen und reaktiven toxischen Intermediärprodukten durch die Leber mit toxischer Galle, die den azinären intrazellulären Stoffwechsel blockieren. Dabei kommt es zur Verschmelzung von Liposomen und Zymogenen (Chrinophagie) sowie zur Membranlipidoxigenation. Diese Ereignisse führen über eine Entzündungsreaktion zur chronischen Pankreatitis.

Nach derzeitigem Kenntnisstand ist man geneigt, den Ablauf der alkoholinduzierten Toxizität an der Bauchspeicheldrüse als multifaktoriell zu sehen, mit möglichen interindividuellen Unterschieden sowohl in der Initialphase als auch hinsichtlich der Progredienz der Erkrankung.

Tropische chronische Pankreatitis

Für die Entstehung werden unterschiedliche Faktoren angenommen. Zum einen tritt die Erkrankung im Zusammenhang mit einer Proteinmalnutrition bei Kwashiorkor auf. Ursächlich wird aber nicht so sehr die Proteinmalnutrition, sondern vielmehr das Zusammenspiel derselben mit anderen diätetischen Substanzen, Spurenelementen und Toxinen angenommen. Nicht geklärt ist, ob die vorwiegend in Indien konsumierte zyanidhaltige Kassava von primärer Bedeutung ist. Ihre Rolle wird mit der Hemmung von Enzymen, wie der Superoxiddismutase und Katalasen, in Zusammenhang gebracht, wodurch es zu einem Anstieg von freien Sauerstoffradikalen und nachfolgender Azinuszellschädigung kommen kann.

Metabolische Ursachen der chronischen Pankreatitis

Hierzu zählt vor allem das Hyperkalzämiesyndrom bei primärem Hyperparathyreoidismus. Die pathophysiologische Vorstellung beruht darauf, dass durch die erhöhte Kalziumserumkonzentration eine direkte Azinuszellschädigung erfolgt und das vermehrt sezernierte Kalzium zur intraduktalen Steinbildung führt. Bei der chronischen Urämie, besonders im Stadium der Dialyse, kommt es bei nahezu 70% der Fälle zu einer unterschiedlich ausgeprägten Fibrosierung des

Erkrankungsrisiko abhängig vom Alkoholkonsum

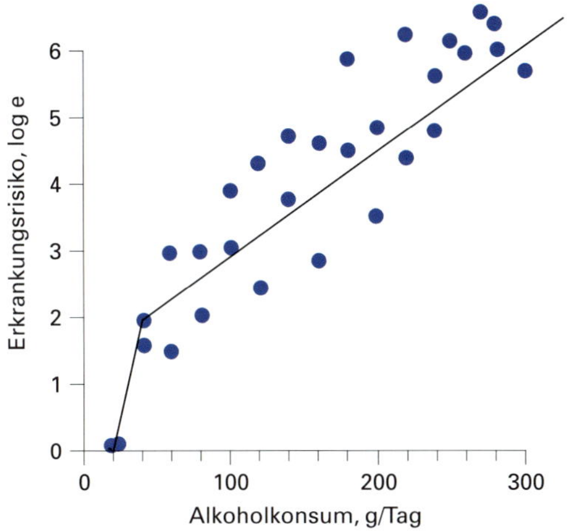

Alkoholbedingte chronische Pankreatitis

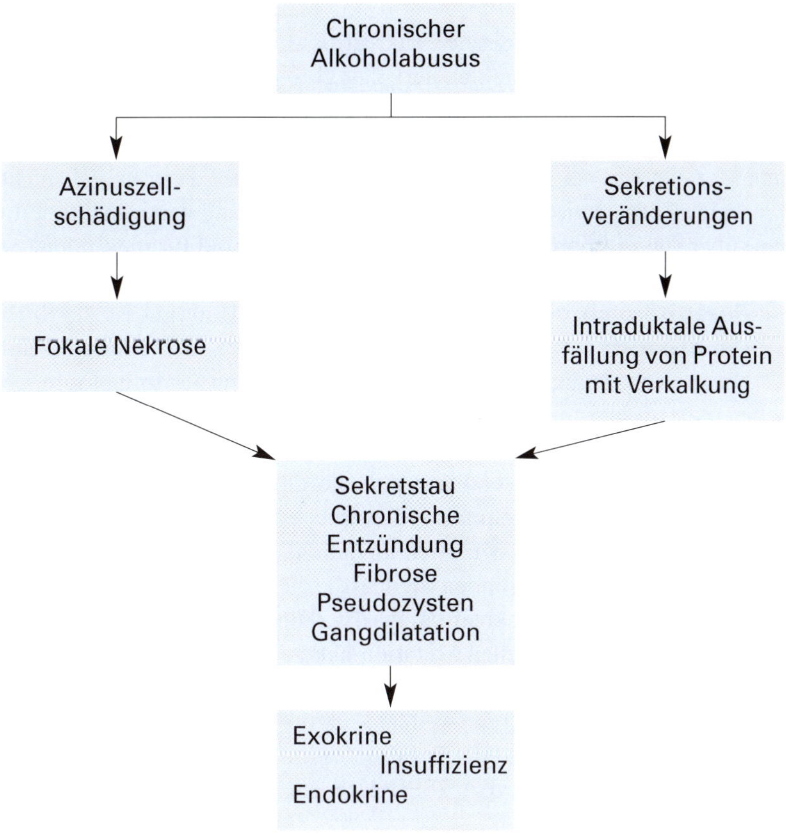

Pankreas mit Bildung von Kalzifikationen. Der Mechanismus, der zur vermehrten Fibrosierung des Pankreas führt, ist nicht genau bekannt. Bei einem Teil dieser Patienten treten rezidivierende abdominelle Schmerzattacken auf, während ein Stadium der Pankreasinsuffizienz selten beobachtet wird.

Die Hyperlipidämie als Ursache der chronischen Pankreatitis scheidet nach gegenwärtigem Kenntnisstand aus.

Idiopathische chronische Pankreatitis

Die idiopathische chronische Pankreatitis ist in erster Linie dadurch charakterisiert, dass chronischer Alkoholkonsum als Ursache ausgeschlossen werden kann. Sie kommt in zwei Erscheinungsformen vor, der juvenilen und der senilen. Für beide Formen gibt es jedoch keine Vorstellung über den pathophysiologischen Ablauf.

Hereditäre chronische Pankreatitis

Diese Form der chronischen Pankreatitis ist selten und tritt meist im Alter zwischen 5 und 15 Jahren in Erscheinung. Eine genetische Prädisposition zur Entstehung dieser Form der chronischen Pankreatitis wurde erstmals 1952 beschrieben, und 1996 konnte eine Mutation im kationischen Trypsinogen-Gen gefunden werden, die die hereditäre chronische Pankreatitis auslöst. Die Entdeckung dieser genetischen Mutation hat ein neues interessantes Gebiet der chronischen Pankreatitis eröffnet und es wurden weitere Mutationen, wie die des CFTR und der Serinproteaseninhibitoren, z.B. Kazal-Typ-1 (SPINK1) entdeckt.

Das kationische Trypsinogen spielt eine zentrale Rolle in der Hydrolyse von Nahrungsproteinen und ebenso in der Aktivierung aller anderen Verdauungsenzyme. Eine vorzeitige Aktivierung des Trypsinogens innerhalb des Pankreas führt konsequenterweise zur Aktivierung der anderen Enzyme, die dann schliesslich zur Autodigestion führen können. Bei der Mutation des humanen kationischen Trypsinogen-Gens, das auf dem Chromosom 7 lokalisiert ist, liegt eine autosomal-dominante Erkrankung vor. Die häufigsten Mutationen sind in den Codonen 29 (Exon 2) und 122 (Exon 3) des kationischen Trypsinogen-Gens beschrieben. Die Codon-122-Mutation führt zu einer R122H-Mutation und bedeutet den Ersatz eines Arginins durch Histidin für Aminosäure 122 des Proteins. Dies führt dazu, dass aktiviertes Trypsin sich nicht mehr selbst hydrolisiert und damit inaktiviert wird. Weitere Mutationen sind für die Codone 16, 22, 23 und 29 beschrieben worden. Eine weitere autosomal-rezessive Mutation ist die SPINK1(PSTI)-Mutation. Der PSTI (Serinproteaseninhibitor), Kazal-Typ-1, ist ein 56-Aminosäurenpeptid, das spezifisch vorzeitig aktiviertes Trypsin durch eine Blockade des aktiven Zentrums des Enzyms inhibiert. Inaktives Trypsinogen und SPINK1 werden beide in den Pankreasazinuszellen in einem Verhältnis 5:1 synthetisiert. Eine vorzeitige Trypsinogenaktivierung geschieht innerhalb der Azinuszellen regelmässig und droht die anderen Pankreasenzyme als Initialphase der Autodigestion einer akuten Pankreatitis zu aktivieren. SPINK1/PSTI inhibiert normalerweise bis zu 20% des vorzeitig aktivierten Trypsins und auch dessen Mutante. Bei der SPINK1-Mutation ist die Inhibition ineffektiv, so dass lokal freies Trypsin aktiv sein kann

Faktoren der Steinbildung im Pankreas

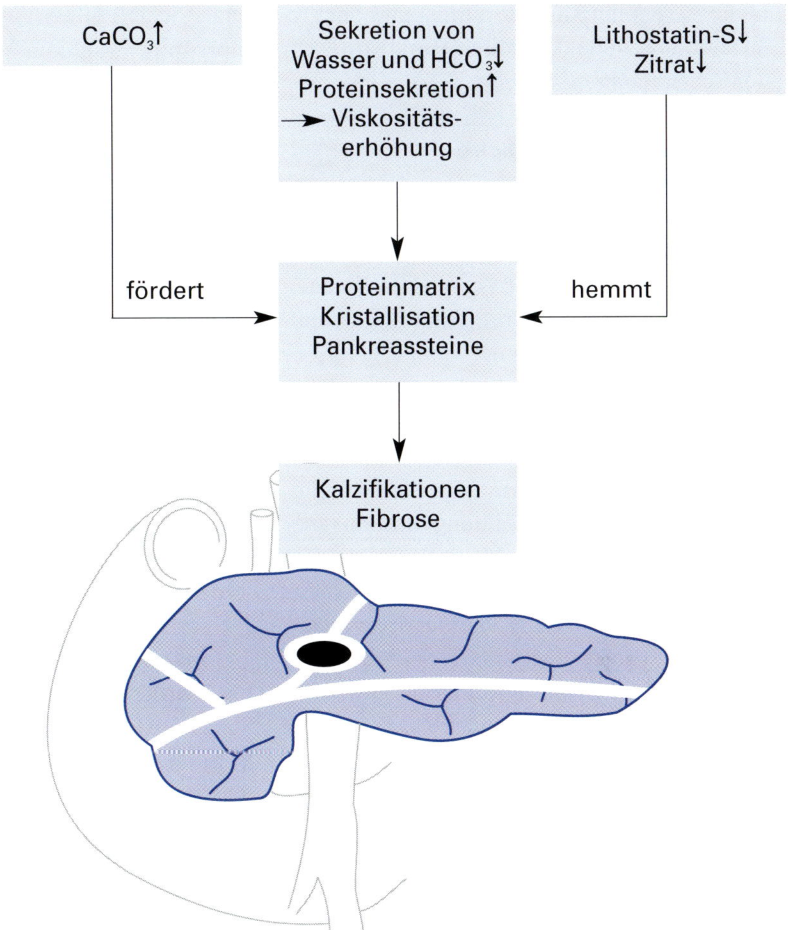

Informationen aus der Identifikation von Mutationen in pankreatitis-assoziierten Genen

Ätiologie der Pankreatitis und Klärung des Erkrankungsrisikos
Ermöglichung einer rationalen Klassifikation
Frühdiagnose von Pankreaserkrankungen
Klärung der Progression und Prognose von Pankreaserkrankungen
Aufklärung über genetische Interaktionen
Entwicklung neuer therapeutischer Konzepte
Genetische Familienplanung

und die Aktivationskaskade auslöst und über rezidivierende Schübe der akuten Pankreatitis zur chronischen Pankreatitis führt.

Obstruktive chronische Pankreatitis

Für diese Form der chronischen Pankreatitis sind kongenitale und erworbene Strikturen des Pankreasgangs, kongenitale Anomalien (Pancreas divisum, Pancreas anulare), Tumore, entzündliche und narbige Stenosen der Papilla Vateri sowie ein Zustand nach Pankreastrauma ursächlich verantwortlich. Die charakteristische Ausprägung der durch die Stenose induzierten Pankreasschädigung ist eine gleichförmige diffuse Fibrosierung mit seltener Ausbildung intraduktaler Proteinpfropfen. Es findet keine Progression in die kalzifizierende Form statt. Die Entwicklung der chronisch obstruktiven Pankreatitis verläuft über einen zunächst eingeleiteten Sekretstau mit Ödembildung der Drüse. Wie man aus klinischen Verlaufsbeobachtungen erkennen kann, ist diese Form der chronischen Pankreatitis meist nur anfänglich und flüchtig von Schmerzen begleitet. Der Schaden ist vorwiegend durch den exokrinen und zu einem späteren Zeitpunkt endokrinen Funktionsausfall bestimmt. Durch ein Gallensteinleiden induzierte Formen der chronisch-obstruktiven Pankreatitis sind selten. Der Pathomechanismus ist entweder über eine Vernarbung des Pankreasgangs durch die akute biliäre Pankreatitis möglich und bislang nur «theoretisch» über eine Schädigung des Papillensphinkterapparats (z.B. bei Passage eines Gallensteins mit Verletzung der Papille). Auch bei der häufigsten Form der angeborenen Pankreasanomalie, dem Pancreas divisum, kommt es in seltenen Fällen zu einer Sekretabflussstörung über eine zu enge Minorpapille, wodurch sich obstruktive Veränderungen im dorsalen Segment («dorsal duct syndrome») ausbilden können.

Eine bevorzugt im höheren Alter anzutreffende Veränderung ist das Duodenaldivertikel, das bei juxtapapillärer Lokalisation durch intermittierendes Auffüllen entweder mit Speisebrei oder Detritus zu einer Obstruktion des Pankreasabflusses führen kann. Klinisch kann das Vorliegen von Duodenaldivertikeln mit rezidivierenden akuten Schmerzschüben vergesellschaftet sein. Das Pancreas annulare ist eine kongenitale Anomalie, die meist bereits im Kindesalter, seltener im Erwachsenenalter zur Duodenalobstruktion führt. Nur in Einzelfällen kann sich im Erwachsenenalter im annulären Segment eine chronisch obstruktive Pankreatitis entwickeln.

Interstitielle chronische Pankreatitis

Diese Form der chronischen Pankreatitis tritt sehr selten nach Virusinfektionen (Hepatitis, Coxsackie) oder bei systemischen Grunderkrankungen (Morbus Crohn) auf und äussert sich klinisch durch starke persistierende Schmerzen. Pathomorphologisch ist das Bild durch massive Lymphozyteninfiltrationen gekennzeichnet.

Schmerzpathogenese

Schmerzen sind das Leitsymptom der chronischen Pankreatitis. Zahlreiche Untersuchungen haben sich mit der Entstehung des Schmerzes bei dieser Erkrankung befasst und unterschiedliche Theorien geliefert. Für die Schmerzgenese werden erhöhter intraduktaler Druck, Kalzifikationen und akute Exazerbationen der Grunderkran-

Intrazelluläre Trypsinaktivierung und genetisch bedingte aufgehobene Schutzmechanismen

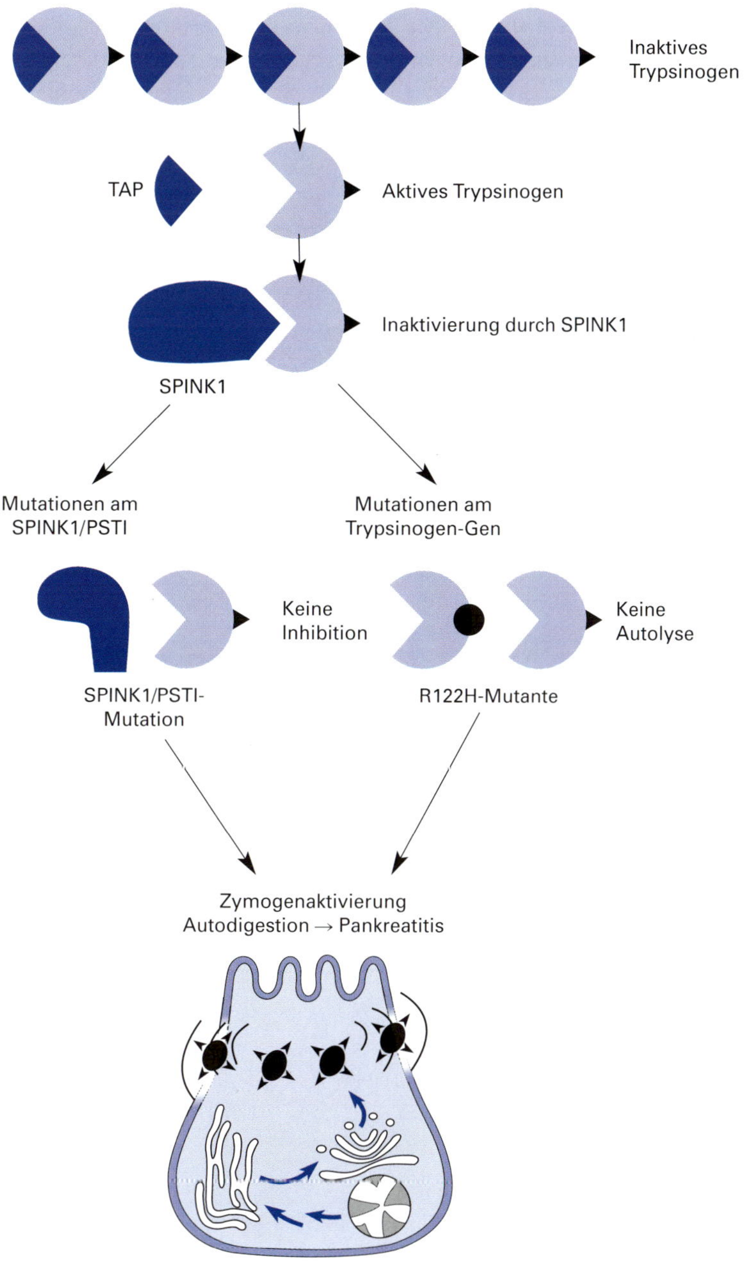

kung verantwortlich gemacht. Keines dieser Konzepte hat jedoch zu einer schlüssigen Antwort geführt.

Seit kurzem liegen licht- und elektronenmikroskopische Untersuchungsergebnisse vor, die bei chronischer Pankreatitis spezifische Nervenveränderungen belegen und das morphologische Korrelat des Schmerzsyndroms darstellen könnten. Charakteristischerweise sind im chronisch entzündlichen Gewebe die Nervenfasern in der Anzahl vermehrt und verdickt und zeigen ultrastrukturelle Veränderungen am Perineurium, welches die Barriere zwischen Nerv und umgebendem Entzündungsgewebe darstellt. Es findet sich regelmässig eine Lymphozyteninfiltration mit Aufhebung der Integrität des Perineuriums im Sinne einer lokalen pankreatitisassoziierten Neuritis. Darüber hinaus wurde eine Zunahme der sensorischen Neurotransmittersubstanzen (SP und CGRP) in Pankreasnerven beobachtet. Beide Phänomene eröffnen ein neues Konzept der Schmerzgenese bei der chronischen Pankreatitis, ausgehend von den Pankreasnerven, die bei den therapeutischen Überlegungen mitberücksichtigt werden müssen. Neuere molekularbiologische Untersuchungen untermauern dieses Schmerzneogenesekonzept. Im chronisch entzündlichen Pankreasgewebe wurde beispielsweise das «growth-associated protein 43», ein Faktor für Nervenwachstum, deutlich überexprimiert im Vergleich zu gesundem Kontrollgewebe gefunden.

**Schmerz-
pathogenese**

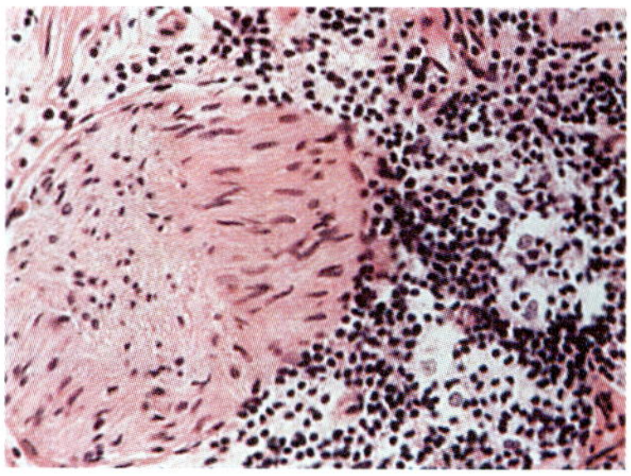

Pankreatitisassoziierte Neuritis.

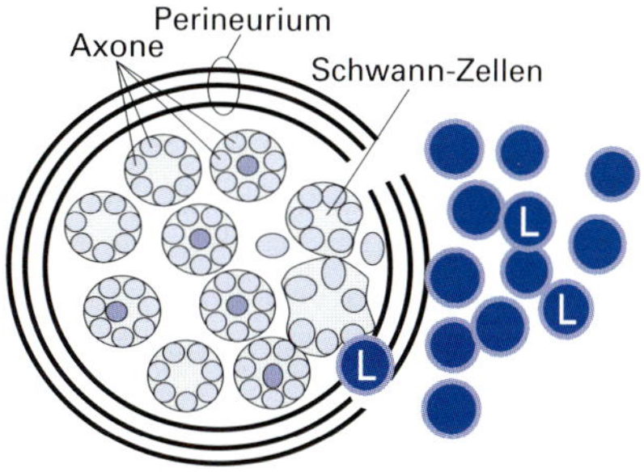

L = Lymphozyten.

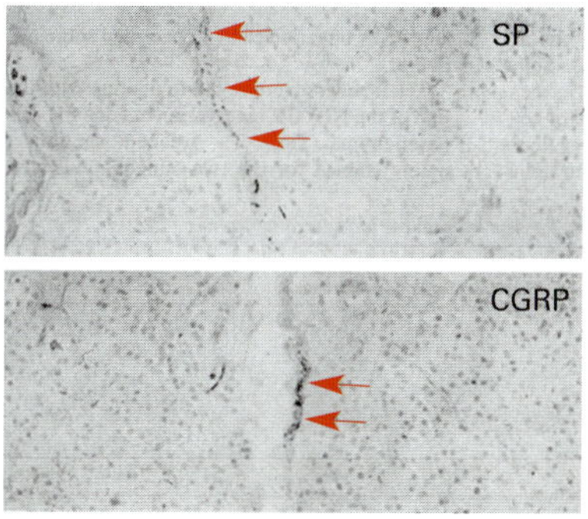

Normale sensorische Nerven im Pankreas.

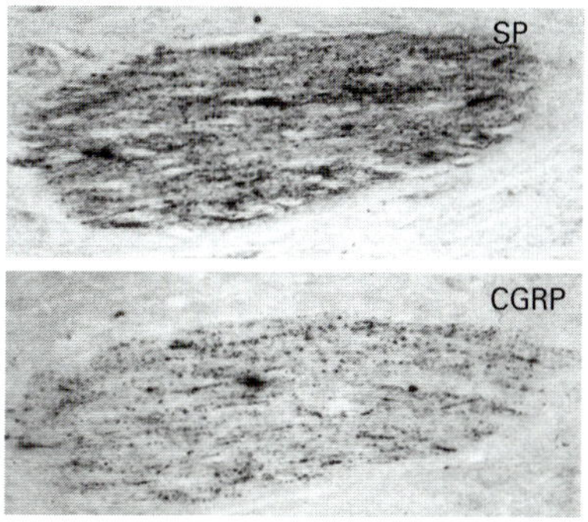

Histologisches Bild. Gleiche Vergrösserung wie links: Massiv vergrösserte Nerven bei chronischer Pankreatitis mit vermehrter Expression von SP und CGRP.

**«Growth-associated
protein 43»**

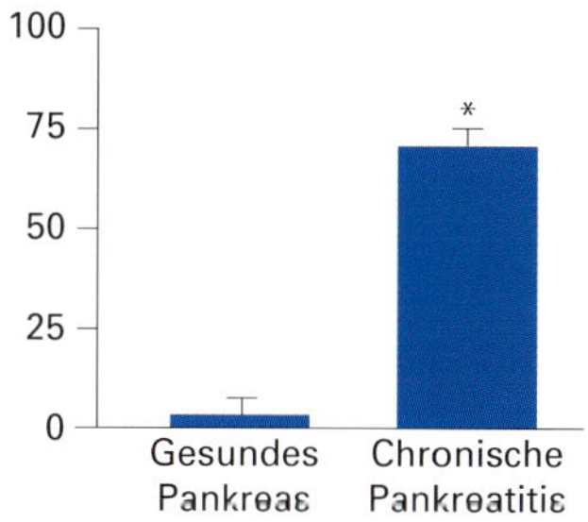

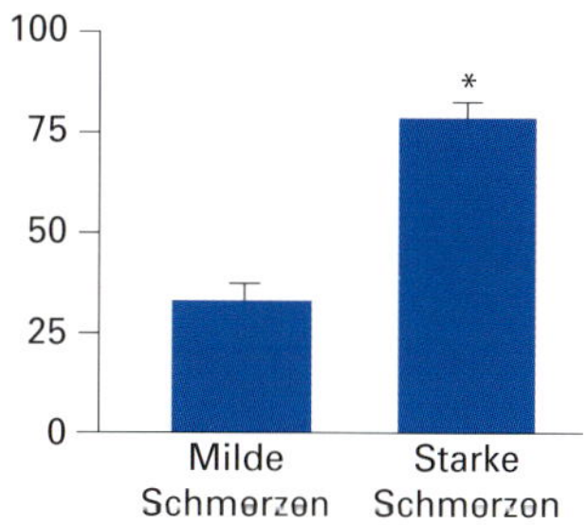

Zusammenhang zwischen GAP-43 und Schmerzausprägung. * = signifikanter Unterschied.

Pathomorphologie

Die morphologischen Veränderungen müssen sowohl die Topographie als auch den Grad und die Art der Veränderungen mitberücksichtigen. Topographisch können die Veränderungen isoliert, segmentär oder diffus sein. Die Läsionen können in Form von fibrotischen Arealen, entzündlichen Infiltraten, Kalzifikationen und Pseudozysten auftreten.

Das klassische histologische Bild der chronischen Pankreatitis in seinen verschiedenen Stadien ist gekennzeichnet durch Veränderungen an den azinären und duktalen Gewebeanteilen. In frühen Stadien der Erkrankung zeigt die Gewebeschädigung herdförmigen Charakter mit typischem Läppchenbefall und Proteinpräzipitaten in den kleinen Pankreasgängen. Das Gangepithel weist entweder Hypertrophie, Hyperplasie, Metaplasie oder Atrophie auf. Um die Gänge herum findet sich eine periduktale Fibrose. Daneben zeigen sich histologisch entzündliche Infiltrate mit neutrophilen Granulozyten im Gewebe.

Das endokrine Kompartiment des Pankreas, vorwiegend aus den Langerhans-Inseln bestehend, wird im Verlauf des Krankheitsprozesses durch die Vernarbung des exokrinen Parenchyms ebenfalls miteinbezogen. Die Inseln sind lichtmikroskopisch in den von Narben durchzogenen Arealen noch lange gut erhalten, während immunhistochemisch auch in weniger fortgeschrittenen Stadien eine Abnahme der insulinproduzierenden B-Zellen sowie Veränderungen an den glukagonbildenden A-Zellen und den PP-Zellen nachgewiesen wurden. Nicht immer korreliert der histomorphologische Schädigungsgrad mit dem Grad der endokrinen Residualfunktion.

Aus makroskopischer Sicht ist die Bauchspeicheldrüse im Rahmen des chronischen Entzündungsprozesses in Stadien der entzündlichen Aktivität häufig vergrössert und differentialdiagnostisch auch von einer tumorösen Vergrösserung besonders im Pankreaskopfbereich zu unterscheiden. Bei einer grossen Gruppe von Patienten läuft der entzündliche Prozess bevorzugt im Pankreaskopf ab, mit Einbeziehung (Kompression) benachbarter Organstrukturen. Der chronisch entzündliche Pankreaskopf kann dabei als Schrittmacher der Erkrankung bezeichnet werden. In deren Verlauf wird die Drüse eher kleiner, mit narbiger Schrumpfung des Gewebes.

Die segmentäre Vernarbung des Pankreaskopfs mit Übergreifen auf die anatomische Rinne zwischen Pankreaskopf, Duodenum und Ductus choledochus wird als segmentäre Pankreatitis – «Rinnenpankreatitis» – beschrieben und stellt gelegentlich ein differentialdiagnostisches Problem zur Abgrenzung vom Pankreaskarzinom dar.

Pathomorphologie

Lokalisation	Läsionen
Isoliert Segmentär Diffus	Fibrose Infiltrate Kalzifikationen Pseudozysten Atrophie

Makrobild

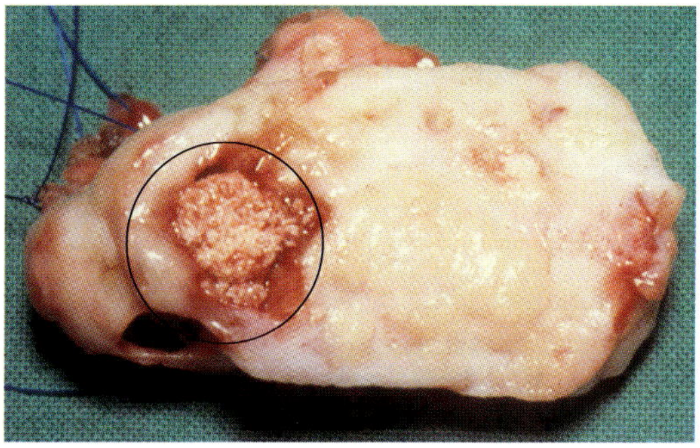

○ = Stein im Pankreasgang bei fast vollständiger Fibrose (Operationspräparat nach duodenumerhaltender Pankreaskopfresektion).

Histologie

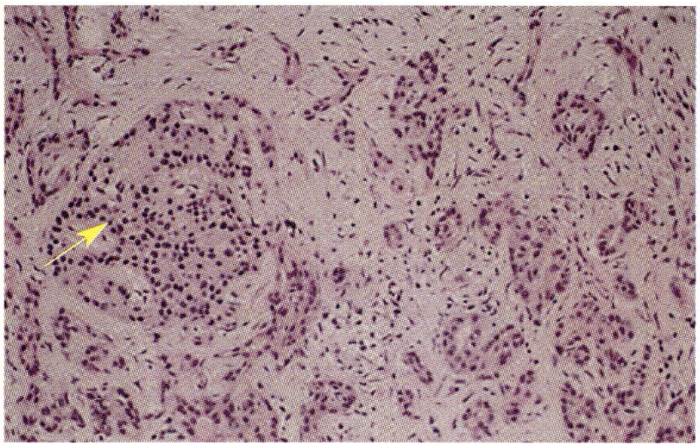

Chronisch fibrosierende Pankreatitis mit erhaltener Langerhans-Insel (Pfeil).

Klinik

Die klinischen Leitsymptome der chronischen Pankreatitis sind abdominelle Schmerzen, Maldigestion mit Steatorrhö und Diabetes mellitus. Diese Symptome werden erst im Spätstadium der Erkrankung gemeinsam angetroffen. Häufig sind zum Zeitpunkt des Auftretens der Pankreasinsuffizienz die Schmerzen bereits gemindert oder sogar ganz verschwunden.

Schmerz

Im Anfangsstadium und für viele Jahre ist die chronische Pankreatitis durch quälende Schmerzepisoden gekennzeichnet. Die Schmerzen sind meist im Epigastrium und Oberbauch lokalisiert und werden von einem Drittel der Patienten auch als in den Rücken ausstrahlend beschrieben. Die häufigste Schmerzcharakteristik ist das schubartige Auftreten, wobei die ersten Episoden von jenen der akuten Pankreatitis nicht zu unterscheiden sind und in der Regel zur Hospitalisation des Patienten führen. Meist sind die ersten Schmerzattacken durch sehr lange Intervalle voneinander getrennt (1–2 Schübe pro Jahr). Sie werden ab dem 2. oder 3. Jahr zunehmend häufiger und gehen in eine chronisch intermittierende Form über. Typischerweise berichten die Patienten dann von 1 bis 2 Schmerzschüben pro Woche, die in aller Regel viele Stunden anhalten und ohne direkte Beziehung zu einem auslösenden Moment stehen. Ganz im Gegensatz zu anderen Ursachen, die mit epigastrischen Schmerzen vergesellschaftet sind, klagt nur eine kleine Gruppe von Patienten mit chronischer Pankreatitis über Schmerzen, die mit der Nahrungsaufnahme zusammenhängen. Regelhaft ist der Schmerzeintritt erst viele Stunden nach der letzten Nahrungsaufnahme. Der behandelnde Arzt ist hier gefordert, die individuelle Schmerzsymptomatik des Patienten genau zu eruieren, um sein therapeutisches Vorgehen entsprechend gezielt ansetzen zu können. Bei etwa einem Drittel der Patienten ist der Schmerzcharakter von Beginn an eher vom chronischen Typ, mit häufig wiederkehrenden Attacken, mehrmals wöchentlich, manchmal sogar täglich. In dieser Gruppe von Patienten findet sich leider eine frühzeitige Abhängigkeit von Analgetika bis hin zum Konsum von Opiaten.

Der Schmerz ist in der Regel von bohrendem, dumpfem, nicht selten aber auch krampfartigem Charakter. Die Schmerzen sind nicht pathognomonisch, und letztlich bleibt es eine Herausforderung an den Diagnostiker, eine Reihe weiterer organischer und auch funktioneller Erkrankungen im oberen Gastrointestinaltrakt auszuschliessen. Nicht selten werden Patienten wegen ausschliesslich oder vorwiegend im Rücken lokalisierter Schmerzen jahrelang wegen eines LWS-Syndroms behandelt, bevor die Diagnose «chronische Pankreatitis» gestellt wird.

Exokrine Pankreasinsuffizienz

Das klinische Symptom der Pankreasinsuffizienz in Form von Fettstühlen (Steatorrhö) tritt erst in einem sehr weit fortgeschrittenen Stadium der Erkrankung auf, und zwar dann, wenn mindestens 80–90% der Bauchspeicheldrüse vom chronischen Entzündungsprozess zerstört sind. Selbst bei diesem Ausmass können Fettstühle ausbleiben, wenn die Patienten aufgrund von Schmerzen oder durch Umstellung ihrer Diät nicht ausreichend Fett (≥80 g Fett/Tag) mit ihrer Nahrung zu sich nehmen. Im Sonderfall der chronisch obstruktiven Pankreatitis, besonders mit

Leitsymptome

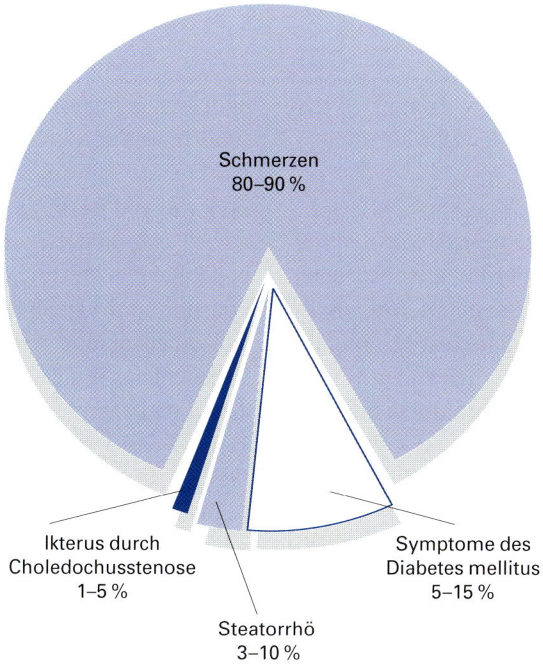

Theorie des «Ausbrennens» (Schmerzfreiheit)

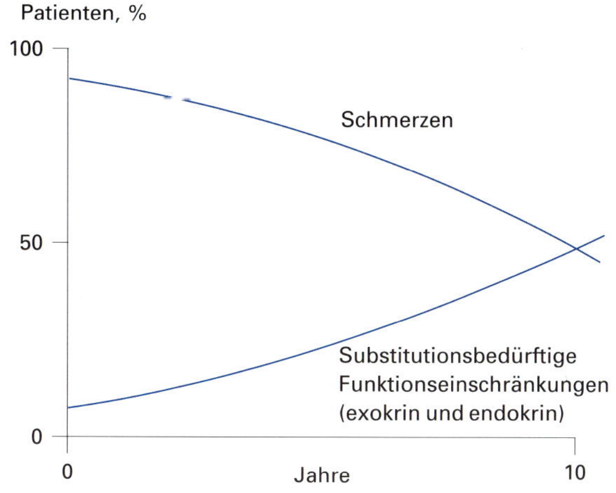

papillennaher Gangobstruktion, kommt es sehr rasch zur Maldigestion mit Gewichtsabnahme.

Diabetes mellitus

Der Diabetes mellitus tritt gegenüber der Maldigestion sowohl mit zeitlicher Latenz als auch, wenngleich seltener, gemeinsam mit ihr im Spätstadium der chronischen Pankreatitis auf. Besonders bei der im Alter erscheinenden idiopathischen Pankreatitis (senile chronische Pankreatitis) ist das Vorhandensein von exokriner Pankreasinsuffizienz und Diabetes mellitus zeitlich eng aneinander gebunden.

Die Gewichtsabnahme, ein häufiger Befund im fortgeschrittenen Stadium der chronischen Pankreatitis bei Auftreten der exokrinen und endokrinen Insuffizienz, ist ein eher seltener Befund in den klinischen Phasen der chronischen Pankreatitis, bei denen die Schmerzsymptomatik dominierend ist. In dieser Phase der Erkrankung findet sich eine Gewichtsabnahme am ehesten bei Patienten mit unverändert hohem Alkoholkonsum und ausgeprägten Begleitsymptomen, wie Übelkeit und Erbrechen. Schmerz im Zusammenhang mit der Nahrungsaufnahme ist eher selten und entsprechend auch nur bei einer sehr kleinen Gruppe von Patienten die Ursache der Gewichtsabnahme. Das Spektrum der klinischen Befunde bei chronischer Pankreatitis umfasst eine Reihe von Komplikationen, welche im nächsten Kapitel besprochen werden.

Natürlicher Verlauf

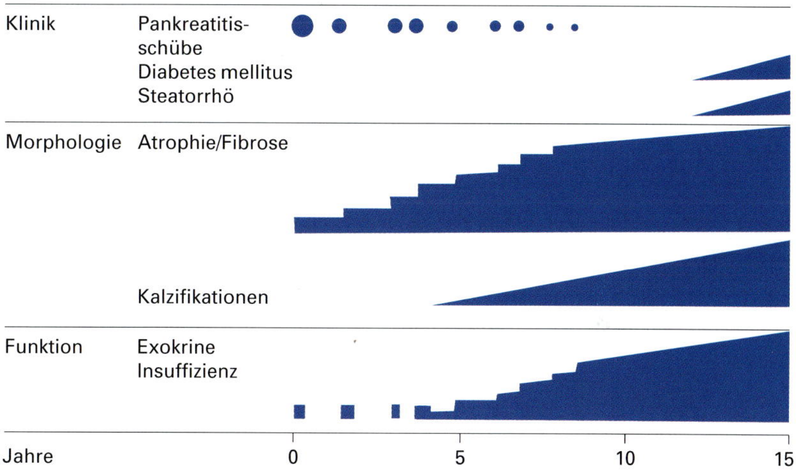

Häufig Progredienz bis zum Endstadium, gelegentlich Fälle ohne Fortschreiten der chronischen Entzündung.

Komplikationen

- Pseudozysten mit/ohne Kompression benachbarter Organe
- Obstruktion des Choledochus (Ikterus)
- Pankreasgangobstruktion
- Milzvenenthrombose
- Pleuraerguss
- Aszites
- Hämorrhagie (z.B. Pseudoaneurysma)
- Pfortaderthrombose (portale Hypertonie)

Selten:

- Duodenalstenose
- Kolonstenose
- Splenomegalie

Hinweise auf Komplikationen

Übelkeit, Erbrechen →	Duodenalstenose
Ikterus →	Choledochus-kompression
Gastrointestinale Blutung →	Fundusvarizen Ösophagusvarizen Haemosuccus pancreaticus

Komplikationen

Pankreaspseudozysten, Stenosen des Ductus choledochus und benachbarter viszeraler Organe treten in abnehmender Frequenz bei chronischer Pankreatitis auf. Berücksichtigt man auch Pseudozysten in der Grösse von 2 cm, findet man sie bei nahezu der Hälfte aller Patienten mit chronischer Pankreatitis durch Sonographie und CT. Im Gegensatz zur spontanen Resolution bei akuter Pankreatitis bilden sich Pseudozysten im Rahmen der chronischen Pankreatitis selten zurück. Anderseits stellen diese Zysten zunächst keine Gefährdung für den Patienten dar, wenn sie nicht eine bestimmte Grösse erreichen (6 cm) und zu weiteren Komplikationen, wie Kompression von Duodenum oder des Gallengangs, führen.

Die Stenose des Ductus choledochus ist ein wichtiger Befund mit einer Häufigkeit, die von verschiedenen Untersuchern zwischen 10 und 40% angegeben wird. Das Ausmass dieser Stenose ist sehr unterschiedlich; sie ist bedingt durch fibrotische Retraktion des Pankreasgewebes und des Choledochus in seinem intrapankreatischen Anteil oder durch Kompression durch einen entzündlichen Pankreaskopftumor oder eine Pseudozyste. Diese Stenose kann sich durch einen Anstieg der laborchemischen Cholestaseparameter zeigen (alkalische Phosphatase, Bilirubin); gelegentlich tritt sie aber mit einem voll ausgeprägten Ikterus auf. Stenosen des Intestinaltrakts finden sich vorwiegend in der Duodenalregion (Duodenalstenose), bedingt durch den entzündlichen Pankreaskopftumor. Extrem selten kommt es zu einer partiellen Stenose des Kolons.

Eine über viele Jahre bestehende chronische Pankreatitis und die hereditäre Form haben ein deutlich erhöhtes Risiko für die Entwicklung eines Pankreaskarzinoms. Die Koinzidenz einer chronischen Pankreatitis mit einem Adenokarzinom liegt bei rund 5%.

Sehr selten kann es auch zu einem Pleuraerguss oder zur Ausbildung eines Aszites im Rahmen der chronischen Pankreatitis kommen. Die diagnostische Sicherung einer pankreatogenen Induktion dieser Ergüsse wird durch Bestimmung der Pankreasenzyme in diesen Sekreten ermöglicht.

Das peptische Ulkus, besonders das Ulcus duodeni, ist häufiger bei Patienten mit chronischer Pankreatitis anzutreffen und wird auf die fehlende Neutralisation der Säure im Duodenum durch die gestörte Bikarbonatsekretion zurückgeführt.

Die *Helicobacter-pylori*-Infektion als wesentlicher Faktor in der Pathogenese der Ulkuskrankheit findet sich mit gleicher Frequenz bei Patienten mit chronischer Pankreatitis wie bei der restlichen Bevölkerung.

Gastrointestinale Blutungen infolge der chronischen Pankreatitis können eine Folge des vermehrten Schmerzmittelkonsums (nichtsteroidale Antirheumatika) mit entsprechenden gastrointestinalen Nebenwirkungen sein (Ulkuserosion). Im Rahmen der segmentären portalen Hypertension infolge einer Milzvenenthrombose kann es zu Blutungen aus dem Fundus, sehr selten aus Duodenalvarizen, kommen. Ebenfalls selten sind Blutungen aus dem Pankreasgang in das Duodenum, bedingt durch Arrosion eines Gefässes oder aus einem Aneurysma in eine Pseudozyste mit Gangkommunikation. Diese Blutungen werden auch als Haemosuccus pancreaticus bezeichnet.

Mögliche Komplikationen

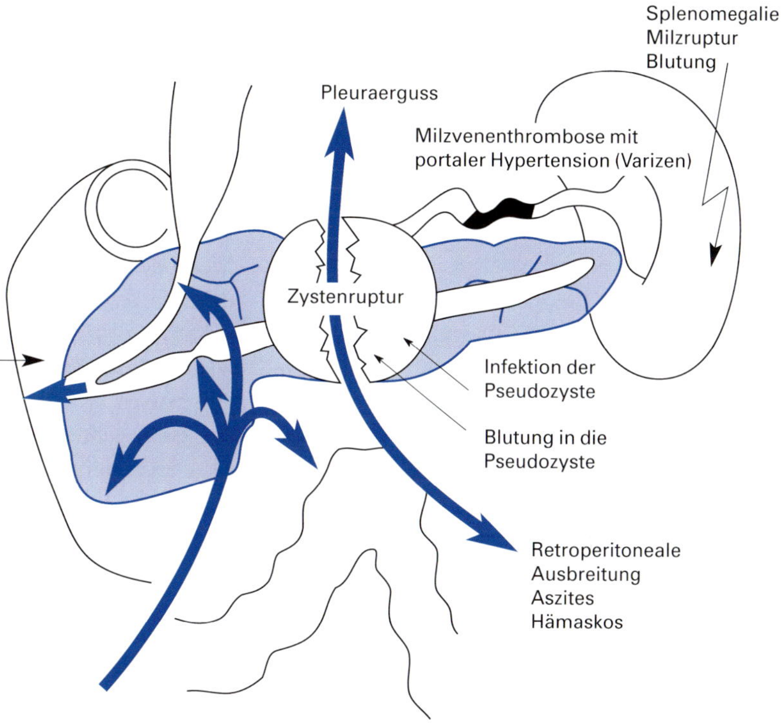

Stenose
Ductus choledochus → Verschlussikterus, Cholangitis
Ductus pancreaticus → obstruktive Pankreatitis
Duodenum → Erbrechen
Kolon → (Sub-)Ileus
Pfortader → portale Hypertonie
durch Pseudozyste oder Kompression/Übergreifen der chronischen Entzündung

Duodenal- und Choledochusstenose

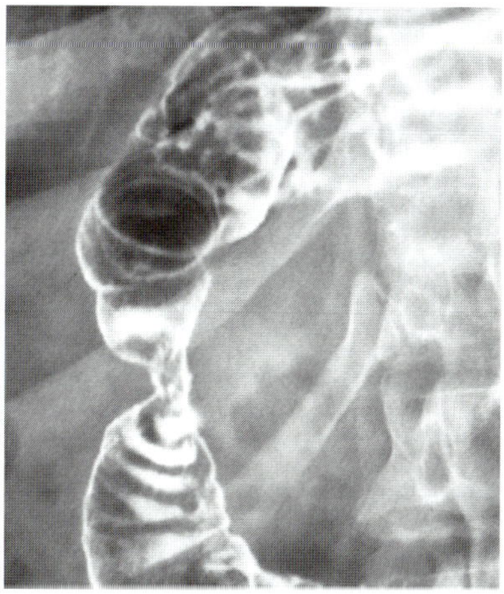

Kontrastmittelpassage mit Duodenalstenose bei chronisch entzündlichem Pankreaskopftumor.

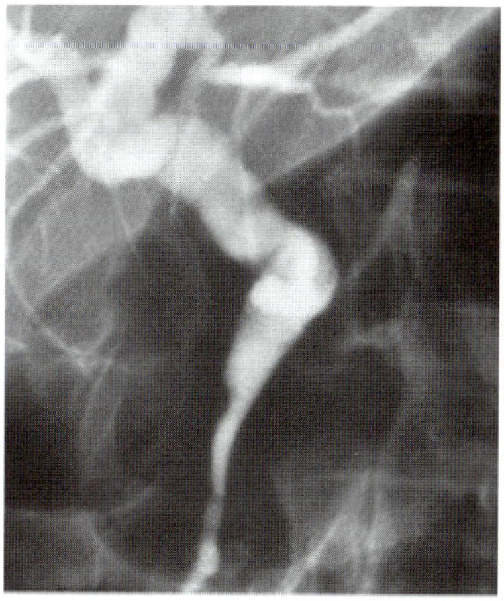

ERC mit Choledochuskompression bei chronisch entzündlichem Pankreaskopftumor.

Diagnostik

Die körperliche Untersuchung erlaubt, bei der Palpation Schmerzen mit Lokalisation in den Quadranten des Oberbauchs und periumbilikal auszulösen. Nur selten lässt sich bei sehr grossen Zysten eine elastische Resistenz durch die Bauchdecke tasten. Selten ist auch eine Milzvergrösserung im Rahmen einer Milzvenenthrombose mit segmentärer portaler Hypertension. Bei ausgeprägter Choledochusstenose fällt bei der Inspektion ein Sklerenikterus auf. Als historisch ist das Erythema caloricum, Folge zu intensiver Wärmeapplikation, im Ober- und Mittelbauch zu sehen. Sehr häufig ist die physische Untersuchung ohne jeglichen objektiven Anhalt, und ein spezifisches klinisches Zeichen für die chronische Pankreatitis fehlt ganz. Aus diesem Grunde ist der Untersucher auf die Anwendung und korrekte Interpretation spezieller Untersuchungsverfahren angewiesen. Gegenwärtig bieten sich sehr sensitive bildgebende Verfahren für die Diagnostik an, die durch Pankreasfunktionstests ergänzt werden.

Bildgebende Verfahren

Von entscheidender Bedeutung ist die Kenntnis des progredienten Fortschreitens des Entzündungsprozesses, der anfänglich fokal, im Laufe der Zeit segmental und im Endstadium diffus wird. Eine Ausnahme bildet die chronische obstruktive Pankreatitis, die bei Auftreten der Obstruktion zumindest oberhalb derselben mit einer Erweiterung des Pankreasgangs verbunden ist und erst bei Nichtbeheben der Obstruktionsursache in das chronische Stadium der Pankreatitis mit homogener Fibrosierung übergeht. In der Frühphase der chronischen Pankreatitis, zu einem Zeitpunkt, zu dem die fokalen Veränderungen einziges morphologisches Substrat darstellen, gelingt es leider mit keiner der derzeit verfügbaren Methoden, die Diagnose zu sichern. Dem behandelnden Arzt obliegt es, im Verlaufe von 4 bis 6 Monaten bildgebende Verfahren erneut anzuwenden, sofern die Schmerzsymptomatik und anamnestisch eruierter Alkoholkonsum dazu Veranlassung geben.

Die Pankreaszielaufnahme oder eine Abdomenübersichtsaufnahme können bei fortgeschrittenen Stadien der chronischen Pankreatitis Verkalkungen in Projektion auf die Bauchspeicheldrüse zeigen. Für die Diagnostik werden zunächst die nichtinvasiven, den Patienten entsprechend kaum oder gar nicht belastenden Methoden, wie Sonographie, CT, Kernspintomographie («All-in-one»-MRT), angewendet.

Sonographie

Mit diesem Verfahren können das Pankreasparenchym gut dargestellt und auch gröbere Veränderungen am Pankreasgangsystem erkannt werden. Zudem lassen sich die dem Pankreas angrenzenden Strukturen sowie extrapankreatische Komplikationen mit hoher Präzision nachweisen. Die Sonographie und das CT sind hinsichtlich der Sensitivität der ERCP unterlegen. Voraussetzung für die Erkennung chronischer Veränderungen ist eine zumindest segmentäre Ausprägung des Krankheitsprozesses, wodurch das Echomuster unregelmässig zur Darstellung kommt. Daneben sind Organgrösse und Organkontur bei entsprechender Abweichung von der Norm als Indizien für die Erkrankung zu sehen. Allerdings gilt bei diesen Kriterien eine gewisse Einschränkung hinsichtlich der Spezifität. So können vermehrte und unregelmässige Fetteinlagerung oder bei älteren Menschen fibrotische

Diagnostik

Morphologie	Pankreasfunktion
Pankreaszielaufnahme Sonographie CT Endosonographie ERCP Kernspintomographie («All-in-one»-MRT)	Quantitative Stuhlfettbestimmung Enzymbestimmung im Stuhl (z.B. Elastase-1) Indirekte Pankreasfunktionstests (z.B. PLT-Test) Direkte Pankreasfunktionstests Oraler Glukosetoleranztest

Sonographie

Unregelmässige Organbegrenzung
Ausgeprägte Veränderungen der Organgrösse (Schwellung, Atrophie)
Unregelmässiges Echomuster
Zysten
Gangdilatation
Kalzifikationen

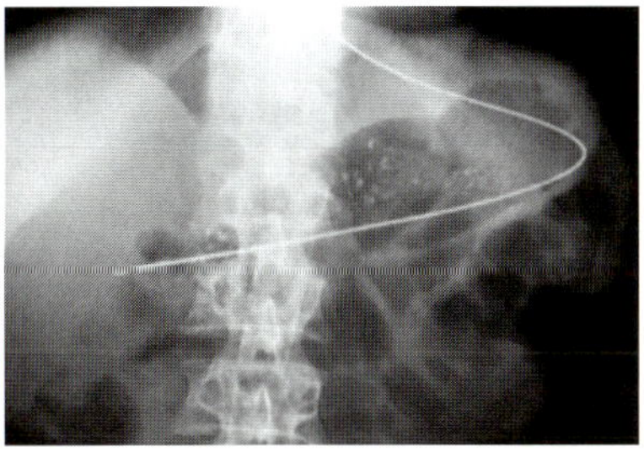

Pankreaszielaufnahme mit Verkalkungen auf Projektion des Pankreas.

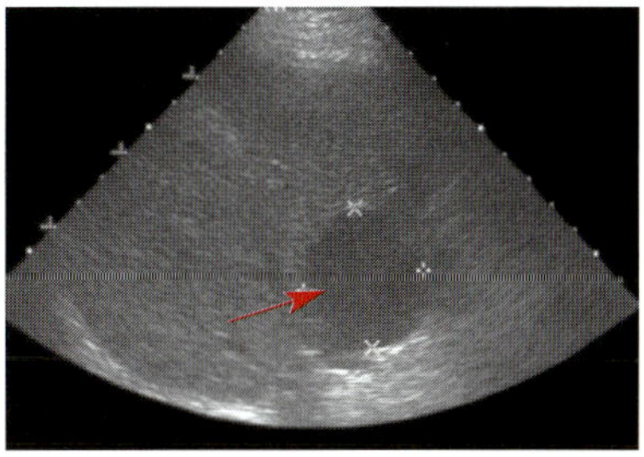

Darstellung einer Pankreaspseudozyste (Pfeil) in der Sonographie.

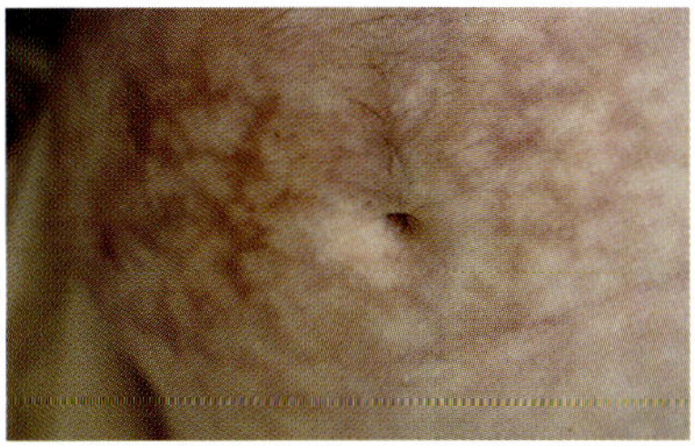

Erythema caloricum durch intensive Wärmeapplikation.

Veränderungen fälschlicherweise zur Diagnose «chronische Pankreatitis» führen. Pathognomonisch sind Nachweis von Pseudozysten, unregelmässigen Gangdilatationen sowie Kalzifikationen. Im Rahmen dieser Untersuchung kann eine Duplexsonographie durchgeführt werden, die eine nichtinvasive Darstellung der Gefässe erlaubt (z.B. Pfortaderproblem).

CT

Die CT zeigt im wesentlichen vergleichbare Veränderungen wie die Sonographie an, wobei auch hier der Schwerpunkt auf der Darstellung des Parenchyms liegt und anstelle des Echomusters die Organdichte (Hounsfield Units) beurteilt wird. Die restlichen Kriterien gelten wie bei der Sonographie. Der Vorteil der kontrastmittelverstärkten CT ist in der besseren Abgrenzung des Pankreas von den umliegenden Strukturen zu sehen, und dies bei Fällen (z.B. Adipositas, Voroperationen usw.), in denen die Sonographie an die Grenzen ihrer technischen Möglichkeiten gelangt. Das Spiral-CT und neue Kontrastmittel werden das konventionelle CT bereichern und mit dem MRT in Konkurrenz treten.

Kernspintomographie

Die Kernspintomographie wurde in den letzten Jahren zu einer idealen nichtinvasiven Bilddiagnostik bei Pankreaserkrankungen weiterentwickelt. Mit entsprechenden Kontrastmitteln kann das ultraschnelle MRT heute gleichzeitig Informationen zu Morphologie, Gangverhältnissen (MRCP) und den Gefässen bei Pankreasläsionen liefern. In der Literatur wird diese Tripeldiagnostik als «One-shop-shopping»- oder «All-in-one»-MRT bezeichnet. Bei nichtikterischen Patienten wird dieses Verfahren die ERCP-Untersuchung in Zukunft verdrängen. Im direkten Vergleich mit dem Spiral-CT zeigte sich das «All-in-one»-MRT bezüglich der Detektionsrate und Dignitätsstellung dem Staging von Pankreasläsionen überlegen. Vor allem mit der zusätzlichen Möglichkeit der MRCP ist die Indikation zur invasiven ERCP neu zu definieren – z.B. wenn eine zusätzliche interventionale endoskopische Therapie notwendig ist (z.B. palliative Gallengangdrainage).

Endosonographie

Die endoskopische Sonographie wurde in den letzten Jahren in die gastroenterologische Diagnostik eingeführt. Ihre Wertigkeit bei chronischer Pankreatitis ist bisher nicht validiert. Endosonographisch gelingt der Nachweis von Zysten, Pankreas- und Choledochusgangstenosen mit Dilatation sowie von Kalzifikationen und Pankreasgangsteinen. Ähnlich wie alle anderen bildgebenden Verfahren hat die Endosonographie zur Abklärung der Dignität von Pankreastumoren ihre Schwierigkeiten, könnte aber künftig zum Nachweis fokaler Läsionen an Bedeutung gewinnen.

ERCP

Diese Methode erlaubt die Darstellung des Pankreasgangsystems und ist das sensitivste Nachweisverfahren für die chronische Pankreatitis ($\geq 90\%$). Anatomisch-pathologisches Substrat, auf das sich die Methode stützt, sind die im Gangbereich ablaufenden Veränderungen mit unregelmässigen Stenosierungen und Dilatationen, die durch periduktale Fibrosen und den fibrotischen Umbau des Pankreasparenchyms ausgelöst wer-

Entzündlicher Pankreaskopftumor

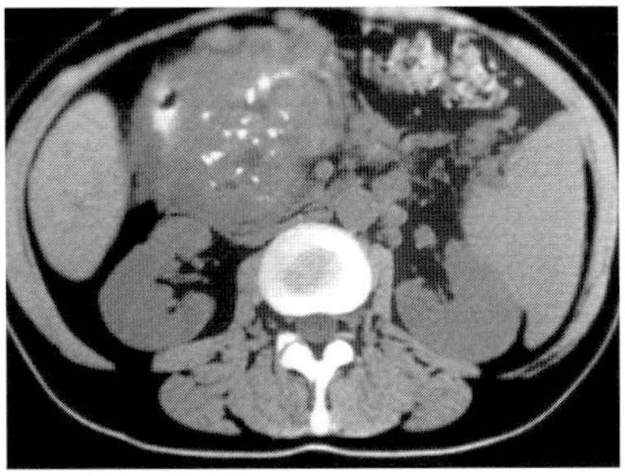

CT-Bild mit grossem Pankreaskopftumor (entzündlich) und Kalzifikationen.

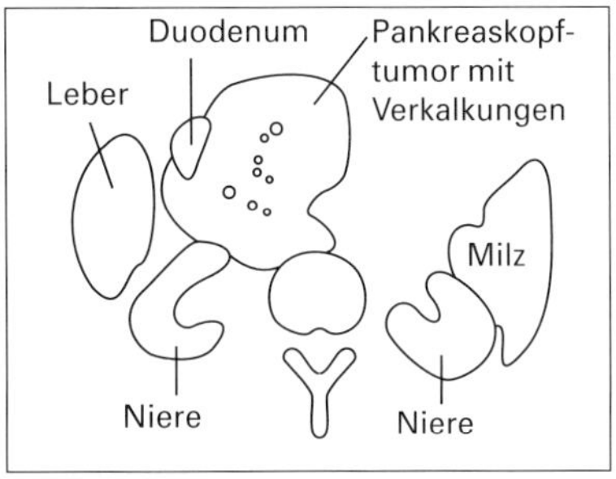

MRT-Morphologie

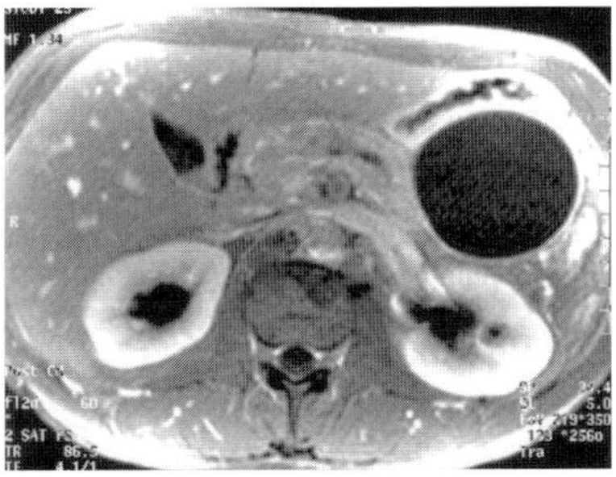

MRT-Bild. Chronische Pankreatitis mit entzündlichem Pankreaskopftumor, Stenose des Ductus pancreaticus und konsekutiver Zyste im Schwanzbereich.

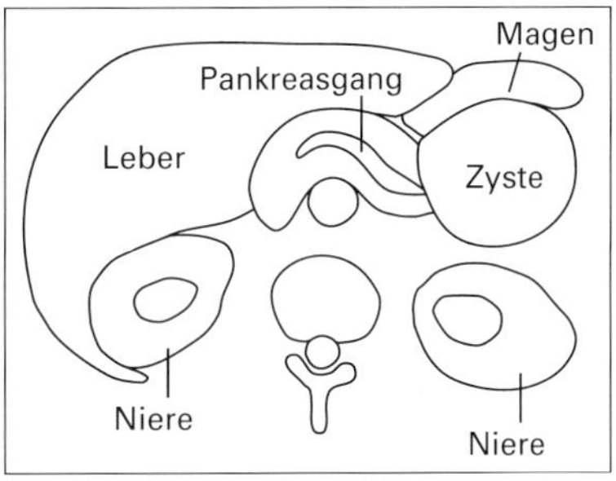

MRCP und Gefässdarstellung

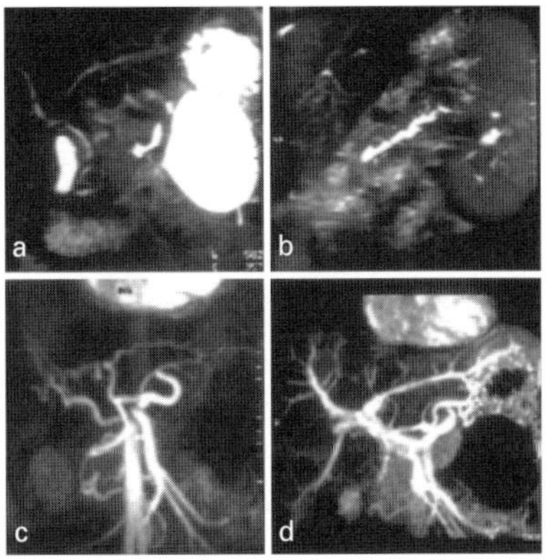

«All-in-one»-MRT-Bild mit MRCP und Gefässdarstellung (gleicher Patient wie MRT-Morphologie). a, b MRCP. Dilatation des Ductus pancreaticus und Zyste im Schwanzbereich. Ductus choledochus normalkalibrig. c, d Arterielle (c) und venöse (d) Darstellung der Gefässverhältnisse in der Pankreasregion.

den. Abhängig vom Krankheitsstadium sind diese Veränderungen zunächst nur im Bereich der Seitenäste 1. und 2. Ordnung und bei zunehmendem Schweregrad auch im Pankreashauptgang zu finden. Bei etwa 15% der Patienten können zudem intraduktale Aussparungen nachgewiesen werden, die auf die Pankreassteinbildung im Hauptgang (Kalzifikationen) zurückzuführen sind. In der fortgeschrittenen Phase der Erkrankung oder infolge eines grossen entzündlichen Pankreastumors kann es zur kompletten Stenosierung des Pankreasgangs kommen, wobei die differentialdiagnostische Abgrenzung vom Pankreaskarzinom bedeutsam wird. Diese Differentialdiagnose in der ERCP ist auch dann zu stellen, wenn gleichzeitig mit dem Pankreasgangabbruch eine hochgradige Stenosierung des Ductus choledochus dargestellt wird, da dieser Befund sehr viel häufiger beim Pankreaskarzinom («double duct sign») vorkommt. Auch die segmentale Form der chronischen Pankreatitis stellt eine Anforderung an die differentialdiagnostische Abgrenzung vom Pankreaskarzinom. Unter Zugrundelegung pathognomonischer Veränderungen des Pankreasgangs beim duktalen Adenokarzinom und der Veränderungen, wie sie bei chronischer Pankreatitis gefunden werden, gelingt unter Zuhilfenahme der Anamnese eine korrekte Unterscheidung der beiden Krankheitsbilder bei 95% der Patienten.

Die ERCP kommt nicht nur in den Kliniken, sondern auch in gastroenterologischen Praxen zur Anwendung. Nach entsprechender Vorselektion der Patienten durch die nichtinvasiven Verfahren zur Abklärung von Oberbauchschmerzen ist ihr Einsatz sinnvoll. Die Kenntnis der wesentlichen Kriterien für die Zuordnung der ERCP-Befunde zu den verschiedenen Krankheitsstadien der chronischen Pankreatitis ist dabei unabdingbar. Die möglichen ERCP-Befunde bei chronischer Pankreatitis wurden 1984 in einer Klassifikation zusammengefasst (Cambridge). Der Nachteil dieser Klassifikation ist aber, dass das Ausmass der Gangveränderungen nicht mit dem Schweregrad der Organbeeinträchtigung korreliert. Aus diesem Grund wurde eine Klassifizierung vorgeschlagen, die nur die morphologischen Veränderungen berücksichtigt und verschiedene Typen der chronischen Pankreatitis definiert, unter Einschluss der Lokalisation und des Vorhandenseins obstruktiver Veränderungen.

Gangveränderungen leichten Grades (Stadien 1 bis 2) auch ohne Krankheitswert finden sich bei älteren Menschen, die dafür gebräuchliche Bezeichnung ist «Presbypankreatitis».

Bei der Indikationsstellung der ERCP sollte nicht vergessen werden, dass es sich hier im Gegensatz zu den nichtinvasiven Methoden um eine nicht ganz komplikationsfreie Methode handelt. Als Komplikation kann eine akute Pankreatitis nach ERCP bei 1–3% der untersuchten Patienten auftreten. Angesichts der neuen bildgebenden Verfahren mit der Möglichkeit der gleichzeitigen Pankreas- und Gallengangdarstellung (MRCP) müssen die speziellen Indikationen für die genannten Methoden in prospektiven vergleichenden Untersuchungen beschrieben werden.

Pankreasfunktionstests

Zu unterscheiden sind exokrine und endokrine Funktionstests. Der Nutzen der exokrinen Funktionstests liegt darin, dass durch sie ein Hinweis auf das Vorliegen der chronischen Pankreatitis in einem Stadium zu erhalten ist, in dem die

Cambridge-Klassifikation (ERCP)

Pankreashauptgang	Veränderungen der Seitenäste	Stadium
Normal	keine	normal
Normal	weniger als 3	unsicher
Normal (verändert)	3 oder mehr	1
Verändert	mehr als 3	2
Verändert Ausgeprägte unregel-mässige Dilatation «Perlschnurphänomen» Gangabbruch Zystennekrosehöhlen	mehr als 3	3

Morphologische Klassifikation

I
Diffuse leichte bis mässiggradige Pankreatitis

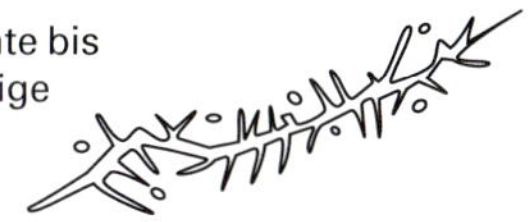

II
Segmentale Pankreatitis im Schwanz

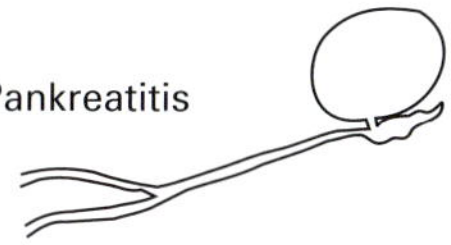

III
Diffuse sklerosierende Pankreatitis, «chain of lakes»

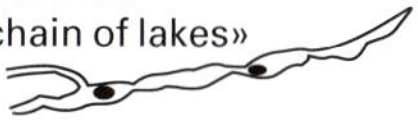

IV
Segmentale Pankreatitis im Kopf

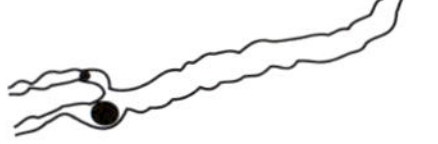

V
«Block type»

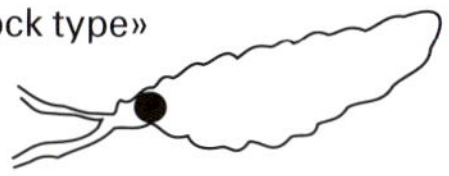

Gangdilatation

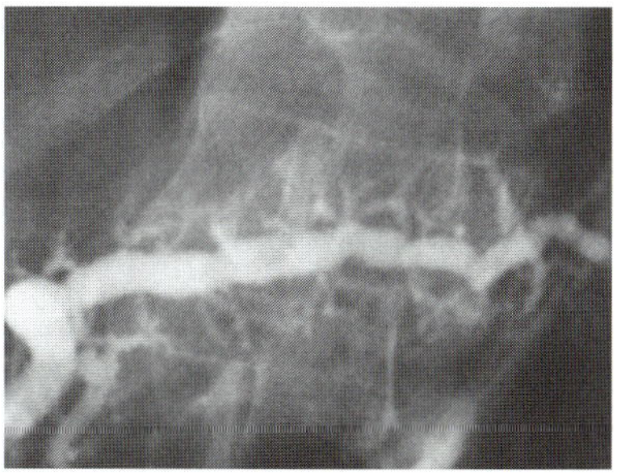

Stadium 3 der chronischen Pankreatitis in der ERCP.

klinische Manifestation der Funktionseinbusse noch nicht bemerkbar ist. Die verschiedenen Tests unterscheiden sich hinsichtlich der Sensitivität allerdings erheblich voneinander.

Der sensitivste und spezifischste Test für die exokrine Pankreasfunktion ist die invasive Methode der Intubation und Plazierung einer Duodenalsonde oberhalb des Treitz-Bandes. Durch Stimulation mit Sekretin und Zärulein oder CCK kann die Drüse maximal zur Sekretion angeregt werden. Über die Sekretionsreserve unter diesen Bedingungen wird das Vorliegen einer chronischen Pankreatitis frühzeitig angezeigt. In der Praxis ist dieses Verfahren wegen der Belastung der Patienten und der erheblichen Kosten verlassen worden. Alternativ haben sich für die Praxis orale Pankreasfunktionstests etabliert. Der PLT funktioniert nach dem Prinzip, dass ein Testmahl mit einem spezifischen Substrat für das Pankreasenzym Cholesterolesterase in Form von Fluoreszeindilaurat verabreicht wird. Abhängig von der sezernierten Menge dieses spezifischen Enzyms kommt es zur Freisetzung von freiem Fluoreszein aus dem Fluoreszeindilaurat, dessen Konzentration im Blut oder im Harn gemessen werden kann. Dieses Verfahren erlaubt den Nachweis einer chronischen Pankreatitis ab einer mittelgradigen Schädigung, wenn etwas mehr als 50% der Drüse vom Krankheitsprozess erfasst sind. Als zuverlässigste Variante des PLT hat sich die Serummethode bewährt. Hierbei wird die Fluoreszeinkonzentration zum Zeitpunkt 0 und in 30minütigen Abständen über 180 min nach Einnahme einer Testmahlzeit und Stimulation mit Sekretin (1 U/kg Körpergewicht) und Metoclopramid (10 mg i.v.) im Blut gemessen. Als sensitiver und spezifischer Suchtest hat sich die Bestimmung der Elastase-1 im Stuhl als sehr hilfreich erwiesen und heute die anderen Methoden zunehmend verdrängt, mit einer deutlich höheren diagnostischen Aussagekraft als der Stuhltest mit Bestimmung des Chymotrypsins. Als ein Vorteil der Stuhl-Elastase-1-Messung kann angesehen werden, dass diese von der Einnahme von Enzympräparaten nicht beeinflusst wird.

Die Bestimmung der Pankreasenzyme im Blut bei chronischer Pankreatitis verfügt über eine extrem geringe Sensitivität. Eine Abnahme pankreasspezifischer Enzyme im Blut findet sich erst im fortgeschrittenen Stadium der Pankreasinsuffizienz mit Steatorrhö, eine Erhöhung im Zusammenhang mit einer klinischen Symptomatik kann Hinweise auf eine akute Exazerbation oder Pseudozysten bei chronischer Pankreatitis geben. Bislang fehlen biochemische Parameter, die, ähnlich wie bei akuter Pankreatitis, prognostische Bedeutung besitzen. Einzelne Studien, die sich mit der Anwendung der Bestimmung der Prokollagen-Peptid-3-Messung, einem Fibrosemarker, beschäftigt haben, konnten über die Entwicklung des Krankheitsbildes wenig Aufschluss liefern.

Nur unter wissenschaftlichen Bedingungen hat sich die Bestimmung von PP nach Sekretin- oder CCK-Stimulation als ein den exokrinen Tests vergleichbarer Suchtest für die Diagnose der chronischen Pankreatitis als geeignet erwiesen.

In der klinischen Routine haben sich für die Bestimmung der endokrinen Funktion die Blutzuckerkonzentration nüchtern und postprandial oder eine orale Glukosebelastung mit Insulin- und C-Peptid-Bestimmung bewährt.

Diagnostik bei Verdacht auf chronische Pankreatitis

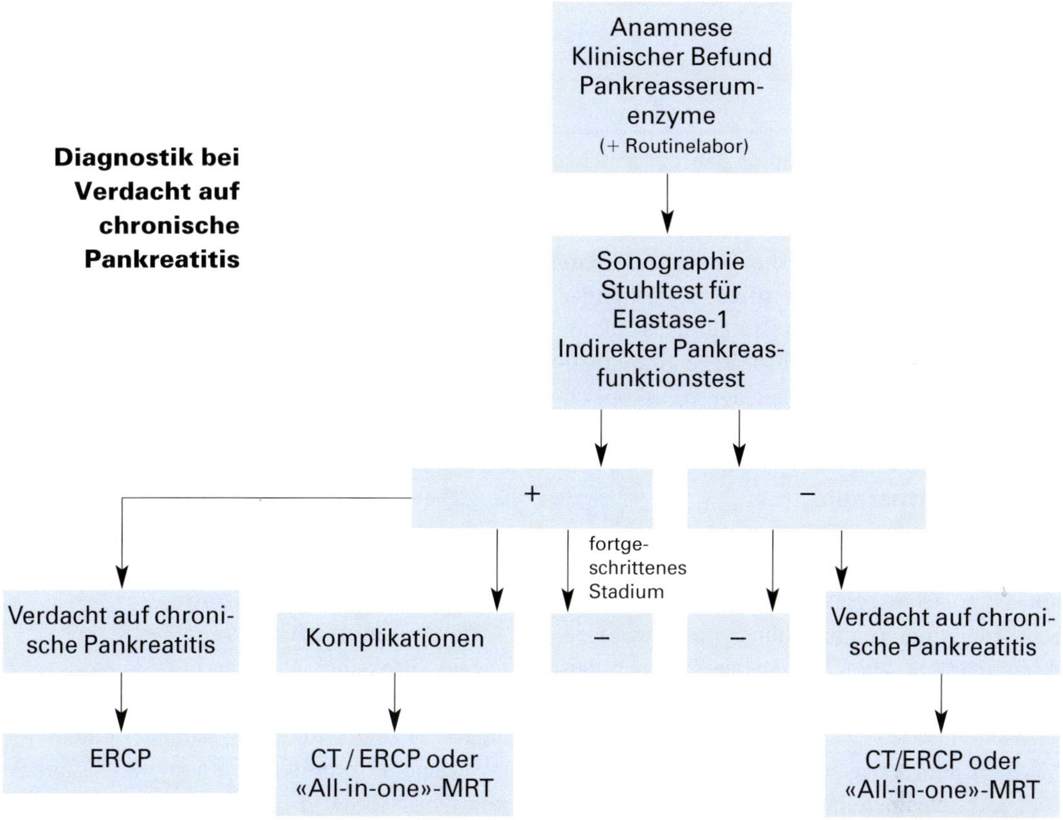

Pankreas-funktionstests

Exokrine Funktion		Sensitivität %	Spezifität %
Intubationstests	Sekretin Sekretin-Cholezystokinin Sekretin-Zärulein (Takus)	80–90	>90
	Lundh-Testmahlzeit	70–90	>80
Orale Funktionstests	Pankreolauryltest	70–85	75
	NBT-PABA-Test	70–80	75
Stuhltests	Stuhlfett	nicht relevant	
	Chymotrypsin	60–80	70
	Elastase-1	80–90	80–90
Serumenzyme	Pankreatische Isoamylase		
	Pankreatische Lipase	30–40	>90

Endokrine Funktion
Blutzuckertagesprofil Oraler Glukosetoleranztest mit Bestimmung von Blutzucker, Insulin und C-Peptid

Therapie

Die Behandlungsprinzipien bei chronischer Pankreatitis richten sich auf die drei wesentlichen klinischen Manifestationen, die Behandlung der Schmerzen sowie die Therapie der exokrinen und endokrinen Insuffizienz. Komplikationen (Pseudozysten, intestinale Obstruktion u.a.), die im Rahmen der chronischen Pankreatitis auftreten, sind die Domäne der endoskopisch-interventionellen und chirurgischen Therapie.

Schmerztherapie

Erster Schritt in der Behandlung der Schmerzen ist das strikte Alkoholverbot in Verbindung mit einer «Pankreasschonkost». Als nächster Schritt folgt die Verabreichung von Pankreasenzympräparaten. Die Wirkung der exogenen Pankreasenzymgabe auf den «Pankreasschmerz» wird auf einen sekretionshemmenden Feedback-Mechanismus zurückgeführt.

Die Vorstellung dabei ist, dass exogen zugeführte Pankreasenzyme in hoher Konzentration (besonders Proteasen) zur Senkung der duktalen Hypertension in den Pankreasgangsystemen und damit zur Schmerzlinderung führen.

Der klinische Erfolg der Pankreasenzymsubstitution zur Schmerzbehandlung wurde in der Fachliteratur bislang unterschiedlich bewertet und bleibt, auch nach eigener Erfahrung, auf einen eher geringen Teil der Patienten beschränkt. Bei Versagen dieser Therapie wird der nächste Schritt eingeleitet, und zwar die Gabe peripher und/oder zentral wirkender Analgetika.

Kontrollierte Studien zur analgetischen Behandlung bei chronischer Pankreatitis liegen nicht vor. Unser Behandlungsschema sieht zunächst die Gabe eines Spasmolytikums vor. Bei fehlendem Erfolg greifen wir auf die Gabe eines nichtsteroidalen Antirheumatikums kombiniert mit einem Säuresekretionshemmer zurück. Erst bei Versagen dieser Massnahmen werden zentral wirkende Analgetika (z.B. Tilidin oder Tramadol) eingesetzt. Weitere Konzepte der medikamentösen Schmerzbehandlung finden sich derzeit erst in klinischer Erprobung (z.B. Octreotid bei speziellen Formen der chronischen Pankreatitis hilfreich oder COXII-Hemmer). Bei therapierefraktären Schmerzzuständen bzw. bei Abhängigkeit des Patienten von Opiatanaloga muss ein operativer Eingriff erwogen werden.

Therapie der exokrinen Pankreasinsuffizienz

Die exokrine Pankreasinsuffizienz wird durch Steatorrhö manifest (Stuhlfettausscheidung >7 g/Tag), und dies ist dann der Fall, wenn die eigene Enzymsekretion um >85% zurück geht. Obgleich dabei sämtliche Pankreasenzyme gleichermassen vermindert sind, steht die Fettmaldigestion klinisch im Vordergrund. Ursachen hierfür sind die geringere Stabilität der Lipase im Vergleich zu den anderen Enzymen und niedrigere Kompensationsmechanismen für den Lipaseverlust.

Konsequenterweise ist in der Behandlung der Pankreasinsuffizienz in besonderem Masse auf die adäquate Lipasesubstitution zu achten. Die zur Verdauung einer normalen Fettmahlzeit nötige Menge an Lipase wird mit mindestens 20000–40000 IU angegeben, während zur Proteinverdauung deutlich geringere Mengen an Trypsin ausreichen. Neben einem adäquaten Lipasegehalt sind weitere Merkmale des Enzympräparats, wie die einer guten Durchmischbarkeit mit dem Nahrungsbrei, einer ungestörten post-

Therapie

Kausale Therapie
Alkoholabstinenz

Schmerztherapie
Alkoholabstinenz Diät Analgetika Pankreasenzympräparate

Therapie der exokrinen Insuffizienz
Diät Pankreasenzymsubstitution Vitaminsubstitution

Therapie der endokrinen Insuffizienz
Diät Insulin

Therapie der Komplikationen
Endoskopische Verfahren Chirurgische Verfahren

Schmerztherapie (Stufenplan)

Alkoholkarenz → Pankreatinpräparate (±Säuresekretionshemmer)

↓

Spasmolytika (z.B. Butylscopolaminiumbromid)

↓

Analgetika (z.B. nichtsteroidale Antirheumatika: COXII-Hemmer, Ibuprofen)

↓

Opiatanaloga (z.B. Tilidin, Tramadol, Buprenorphin, Pentazocin) prandialen Entleerung aus dem Magen sowie einer adäquaten Bioverfügbarkeit im oberen Dünndarm gefordert.

Nur wenige Enzympräparate, die derzeit im Handel sind, werden diesen Anforderungen gerecht (z.B. Kreon®, Panzytrat®). Durch spezielles «coating» sind diese Präparate während der Magenpassage vor der Säure geschützt. Freiwerdende Pellets (Kreon) oder Mikrotabletten (Panzytrat) können mit dem Speisebrei gut durchmischt werden und verlassen aufgrund der Partikelgrösse den Magen mit dem Nahrungsbrei.

Durch Ansteigen des pHs im Duodenum auf Werte >5 kommt es anschliessend zur Freisetzung und Entfaltung der Enzymaktivität. Entscheidend für die Wirkung der Enzyme ist auch der Zeitpunkt der Einnahme, die während der Mahlzeit erfolgen sollte.

Trotz ausreichender Enzymsubstitutionstherapie kann es bei chronischer Pankreatitis zu einem Versagen der Behandlung kommen. Häufigste Ursache dafür ist der ungenügende pH-Anstieg im Duodenallumen infolge einer gleichzeitig gestörten Enzym- und Bikarbonatsekretion. In diesen Fällen lässt sich durch gleichzeitige Säuresekretionshemmung eine ausreichende Wirkung der Enzympräparate erzielen. Bei Fehlschlagen auch der kombinierten Therapie mit Säuresekretionshemmung und Enzymsubstitution müssen andere gleichzeitig bestehende Gründe, z.B. eine bakterielle Überbesiedlung des Dünndarms, ausgeschlossen werden. Diätetisch besteht die Möglichkeit, MCT-Fette in der Nahrung zu benutzen. In diesen Fällen wird die parenterale Gabe von fettlöslichen Vitaminen A, D, E, K notwendig, seltener die parenterale Verabreichung von Vitamin B_{12}.

Therapie der endokrinen Pankreasinsuffizienz

Die endokrine Pankreasinsuffizienz wird zunächst ausschliesslich mit Diät behandelt. Die Gabe oraler Antidiabetika ist, wenn überhaupt, nur kurzfristig erfolgreich. Bei diätetisch nicht mehr führbarem Diabetes wird die Einstellung mit Insulin empfohlen. Dabei ist zu berücksichtigen, dass bei chronischer Pankreatitis eine verstärkte Insulinempfindlichkeit besteht, die im Falle fortgesetzten Alkoholkonsums oder bei Zustand nach Pankreatektomie (oder Pankreaslinksresektion) zu schweren, mitunter tödlichen Hypoglykämien führen kann.

Die therapeutische Führung von Patienten mit chronischer Pankreatitis richtet sich nach den hier kurz skizzierten Richtlinien. Dabei muss dem Krankheitsstadium und individuellen Begleitumständen besondere Berücksichtigung zukommen.

Chirurgische Therapie

Was die Behandlung der chronischen Pankreatitis betrifft, ist diese Krankheit nach wie vor eine Domäne der Internisten und Gastroenterologen. In der Literatur finden sich aber zunehmend Erkenntnisse, dass durch eine frühzeitige chirurgische Intervention die Progression der Erkrankung verhindert oder die Pankreasfunktion sogar verbessert werden kann. In einer gut dokumentierten Übersichtsarbeit wurde gezeigt, dass jeder zweite Patient während der langen Krankheitsdauer aufgrund der sich im Verlauf entwickelnden Komplikationen schliesslich doch operiert werden musste. Diese Tatsachen unterstreichen, dass Chirurgen möglichst schon zu einem frühen Zeitpunkt in das Behandlungskon-

Therapie

Diät
Fette auf 60 g/Tag begrenzen (ausgewogen für Proteine und Kohlenhydrate) Häufige kleine Mahlzeiten Meiden unverträglicher Nahrungsmittel Bei schweren Fällen mittelkettige Fettsäuren Bei endokriner Insuffizienz Diabetesdiät

Pankreasenzyme
20 000–40 000 Lipaseeinheiten/Mahlzeit (z.B. Kreon® 25 000 FIP 2–3 Kapseln oder Panzytrat® 40 000 FIP 1–2 Kapseln; 25 000 FIP ≙ 8 000–10 000 Lipaseeinheiten) Säureschutz bei refraktären Therapieformen (Protonenpumpenhemmer, z.B. 2 × 20 mg Omeprazol)

Vitamine
Vitamine A, D, E, K; parenteral bei schweren Fällen B-Vitamine bei Mangelernährung durch chronischen Alkoholismus

Antidiabetika
Orale Antidiabetika nur passager ausreichend Insulin BZ-Sollwert 120–200 mg/dl (**cave:** Hypoglykämie)

zept miteingeschlossen werden sollten. Therapeutischer Nihilismus und Warten auf das «Ausbrennen» der Erkrankung sollten angesichts des aktuellen Wissens abgelehnt werden.

Die operative Therapie von Patienten mit chronischer Pankreatitis konzentriert sich auf drei Hauptziele: 1. Beseitigung des Schmerzsyndroms. 2. Behandlung der typischen krankheitsbedingten Komplikationen. 3. Erhaltung der exokrinen und vor allem endokrinen Pankreasfunktion.

Bei einem Drittel der Patienten mit chronischer Pankreatitis entwickelt sich ein entzündlicher Tumor im Pankreaskopf. Bei diesen Patienten sind Oberbauchschmerzen und Verdauungsstörungen die dominierenden klinischen Symptome. Der chronisch entzündliche Pankreaskopftumor führt bei über 50% der Patienten zur Kompression des intrapankreatischen Choledochus und Okklusion oder Stenose des Ductus Wirsungianus im Bereich des Pseudotumors. Obstruktion des Duodenums und Kompression der Pfortader mit portaler Hypertension wurden weniger häufig beschrieben.

Das chirurgische Verfahren, das bei chronischer Pankreatitis mit entzündlichem Pankreaskopftumor bislang angewendet wurde, war die partielle Duodenopankreatektomie, 1909 erstmals erfolgreich durchgeführt von Kausch und später von Whipple. Die Anwendung der Whipple-Operation bei der chronischen Pankreatitis, einer benignen Erkrankung, geht nach unserer heutigen Einschätzung zu weit und ist mit einem hohen Organopfer (Billroth-II-Resektion) verbunden. Das Verfahren ist ausserdem mit einer beträchtlichen Krankenhausletalität und hohen Spätmorbidität und -letalität belastet. 1972 wurde für dieses Krankheitsbild die duodenumerhaltende Pankreaskopfresektion eingeführt. Ziel dieser Operationsmethode ist die subtotale Resektion des entzündlichen Pankreaskopftumors unter Erhalt von Duodenum, extrahepatischen Gallenwegen, Magen und einem grossen Anteil des Pankreasparenchyms. Kandidaten für die duodenumerhaltende Pankreaskopfresektion sind Patienten, die wöchentlich über Oberbauchschmerzen klagen und regelmässig eine Analgetikatherapie benötigen. Eine absolute Indikation zur Operation stellt die Entwicklung von Komplikationen dar, wie langstreckige Stenose des Ductus choledochus mit persistierender Cholestase oder Ikterus, schwere Stenose des Duodenums mit klinischer Magenausgangstenose und Kompression der Portalvene oder Thrombose im Pfortaderbereich. Um die Nachteile der klassischen Whipple-Operation zu umgehen, wurde 1978 die pyloruserhaltende Whipple-Operation eingeführt mit Erhalt des Magens samt Pylorus und 2–4 cm des ersten Duodenalsegments. Verbesserungen dieses Operationsverfahrens gegenüber der klassischen Whipple-Operation zeigen sich bezüglich der Neuinzidenz des Diabetes mellitus (40 gegenüber 20%). Die erste prospektive randomisierte klinische Studie, die die duodenumerhaltende Pankreaskopfresektion als neues Standardverfahren mit dem pyloruserhaltenden Whipple-Verfahren verglich, zeigte deutliche Vorteile für die duodenumerhaltende Resektion mit signifikant weniger Schmerzen, besserer Gewichtszunahme und Glukosetoleranz und höherer Insulinsekretionskapazität. Weitere Vorteile dieser Methode: Resektion des chronisch-entzündlichen Pankreaskopfprozesses mit Erhaltung der physiologischen Nahrungspassage, Dekom-

Operationsverfahren

Drainierende Verfahren
Gangdrainage (Puestow/Partington-Rochelle) Pseudozystojejunostomie

Resezierende Verfahren
Segmentresektionen (z.B. Pankreaslinksresektion mit Milzerhaltung) Pyloruserhaltende Whipple-Operation Duodenumerhaltende Pankreaskopfresektion (Beger, Frey, Bern)

Operationsziele

Beseitigung des Schmerzsyndroms
Behandlung der krankheitsbedingten Komplikationen
Erhaltung der exokrinen und endokrinen Pankreasfunktion

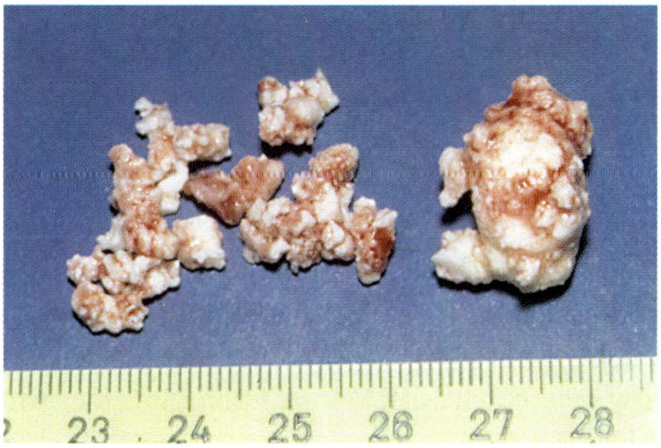

Pankreasgangsteine.

pression der Blutgefässe, der Gallen- und Pankreasgänge sowie des Duodenums. Alternativen zur duodenumerhaltenden Pankreaskopfresektion nach Beger sind: das Frey-Verfahren, das nach Pankreaskopfresektion eine zusätzliche longitudinale Pankreatikojejunostomie einschliesst, und die Berner Modifikation, die eine grosszügige Ausschneidung des Pankreaskopfes ohne Durchtrennung desselben beinhaltet.

Die Indikation zur Pankreaslinksresektion (maximal 40–60% des distalen Organs) sollte wegen der postoperativ erhöhten Inzidenz eines IDDM streng gestellt werden. Am ehesten profitieren Patienten mit persistierender Schmerzsymptomatik, nichtdilatiertem Pankreashauptgang («small duct disease»), pankreatitisinduzierter Milzvenenthrombose oder einer entzündlichen Läsion, die auf den distalen Teil der Drüse lokalisiert ist. Der Eingriff kann mit oder ohne Splenektomie erfolgen und der Pankreasstumpf sollte mittels Pankreatikojejunostomie mit einer ausgeschalteten Jejunumschlinge anastomosiert werden.

Drainageverfahren, wie Pankreatikojejunostomien nach Puestow oder Partington-Rochelle oder Zystojejunostomien, können bei der chronischen Pankreatitis mit deutlich dilatiertem Ductus pancreaticus (>8 mm) bzw. symptomatischen Pankreaspseudozysten als chirurgische Massnahmen ebenfalls nur dann empfohlen werden, wenn keine extra-/peripankreatischen Komplikationen (Choledochus-, Duodenal-, Gefässstenosen) bestehen. Letztere sollten durch ein präoperatives sorgfältiges Work-up unbedingt ausgeschlossen werden (ERCP, CT, MRT). Diese chirurgischen Verfahren sind heute mit geringer Morbidität und Letalität verbunden und zeigen eine relativ hohe Schmerzfreiheitsrate (60–80%).

Interventionelle Verfahren

Bei chronischer Pankreatitis stehen heute eine Reihe endoskopischer Verfahren zur Verfügung, wie das Plazieren von Stents in den Ductus choledochus und/oder pancreaticus und innere/äussere Drainagen von Pseudozysten (z.B. Pseudozystogastrostomie). Die endoskopischen Behandlungsmodalitäten richten sich dabei nach der Klassifikation der Schweregradtypen, und hier besonders nach der speziellen Anatomie des Ductus pancreaticus und Ductus choledochus. Impaktierte oder distale Gangsteine (Pankreatikolithiasis) können z.B. mit ESWL-Therapie und endoskopischer Bergung der Fragmente nach Papillotomie angegangen werden, und Strikturen des Pankreasgangs können durch einen Plastikstent überbrückt werden. Eine derartige Behandlung ist in aller Regel passager und kann eine Operation bei chronischer Pankreatitis vermeiden. Das Übersehen eines malignen Tumors muss bei endoskopisch-interventionellem Zugang immer bedacht werden. Die Probleme des Langzeit-Stenting sind neben der rezidivierenden Okklusion eine peristentale entzündliche Fremdkörperreaktion, die eine spätere Operation erschweren kann. Bisher ist die Qualitätskontrolle endoskopisch-interventioneller Verfahren bei chronischer Pankreatitis nicht ausreichend erfolgt (Langzeitergebnisse, Morbidität und Letalität in grossen klinischen Serien). Die Indikation für die endoskopisch-interventionelle Therapie bei chronischer Pankreatitis muss in künftigen Studien in dafür spezialisierten Zentren weiter erarbeitet werden.

Endoskopische/ interventionelle Verfahren

Pankreasgang-/Gallengangdrainage
ESWL Papillotomie Stenting von Strikturen

Behandlung von Komplikationen
Pseudozystoenterostomie mit Stents

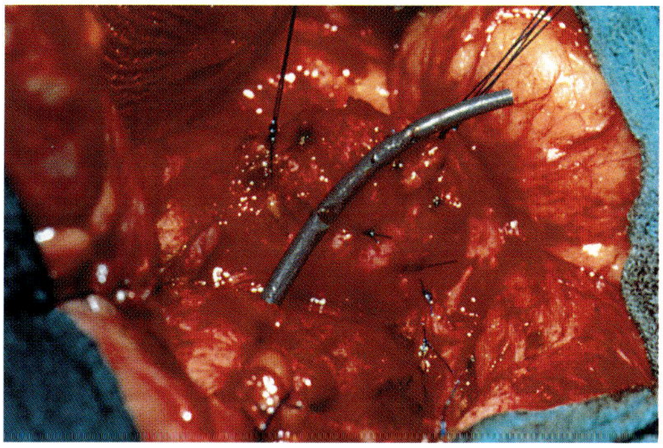

Intraoperativer Situs nach Isthmusdurchtrennung mit Stenting des Ductus pancreaticus.

Obstruktive chronische Pankreatitis

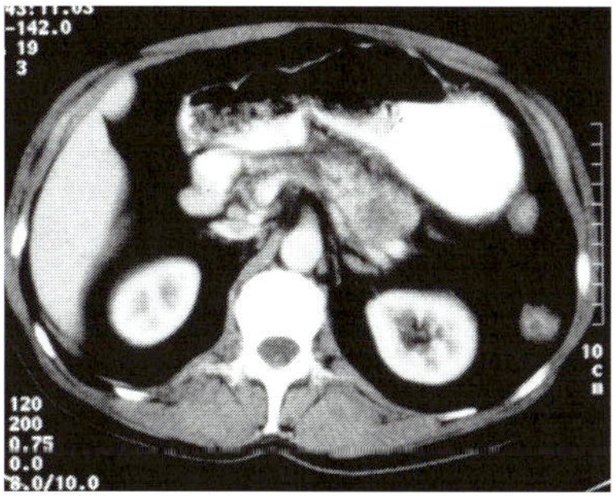

Chronische Pankreatitis im Schwanzbereich nach nekrotisierender Pankreatitis.

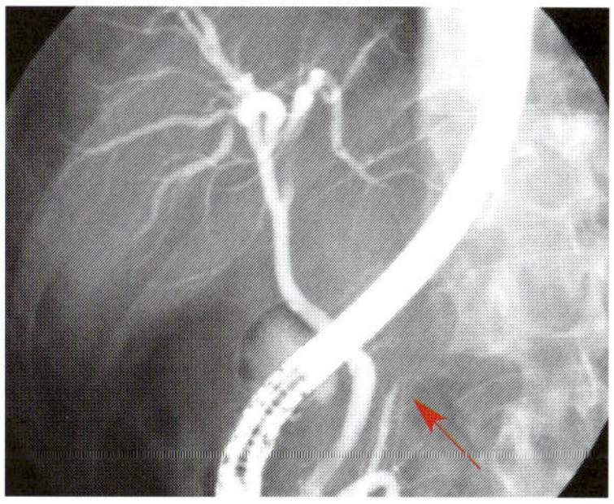

ERCP mit Gangabbruch im Isthmusbereich (gleicher Patient; Pfeil).

Tumore des Pankreas

Fall 1

72 Jahre, männlich, verheiratet, 2 Kinder, Lehrer

Anamnese

Der Patient bemerkte 4 Wochen zuvor eine zunehmende Braunfärbung des Urins. 2 Wochen später stellte seine Ehefrau einen Sklerenikterus fest. Der Patient suchte seinen Hausarzt schliesslich wegen quälenden Juckreizes auf.

Untersuchungsbefund

Deutlicher Ikterus am gesamten Integument und Hautkratzspuren. Abdomen weich, deutlich tastbar ist ein prallelastischer Tumor im rechten Oberbauch (Courvoisier-Zeichen).

Körpergewicht 81 kg, Körpergrösse 178 cm.
Körpertemperatur 36,5 °C (rektal), Herzfrequenz 72/min, Blutdruck 145/80 mm Hg.
Laborwerte: Hämoglobin 11,8 g/dl, Leukozyten 7,8 G/l, ASAT 80 U/l, ALAT 64 U/l, alkalische Phosphatase 718 U/l, γ-GT 365 U/l, Bilirubin 286 μmol/l, Quick 56%.

Sonographie

Bei der Sonographie findet sich ein Gallenblasenhydrops mit Dilatation von intra- und extrahepatischen Gallenwegen. Steine in der Gallenblase oder eine Raumforderung können nicht nachgewiesen werden. Der Pankreasgang zeigt sich homogen dilatiert.

Kontrastmittel-CT

Die CT zeigt eine deutliche Stauung der intrahepatischen Gallenwege bei normal grosser und dichter Leberparenchymstruktur. Gallenblasenhydrops mit Dilatation des Choledochus auf 1,4 cm bis direkt präpapillär. Verdacht auf papillennahen Tumor ohne Nachweis von Metastasen.

ERCP

Papilla Vateri aufgetrieben, mit Tumorbefund an der Papille von 1,5 cm Durchmesser. Mit Kontrastmittel zeigt sich der Ductus choledochus auf 1,4 cm erweitert, keine Steine, papillennahe Stenose. Pankreasgang gestaut. Einlage eines Plastikstents zur Dekompression der Gallenwege. Biopsie der Papille mit histologischem Nachweis eines mässig differenzierten Adenokarzinoms.

Diagnose

Periampulläres Karzinom (Papillenkarzinom).

Therapieentscheidung

Hospitalisation zur Operation.

Verlauf

Operationsvorbereitung 48 h vorher mit kardiopulmonaler Risikoabklärung, Therapie mit Vitamin K. Laparotomie mit Entfernung des Tumors durch eine magen- und pyloruserhaltende partielle Duodenopankreatektomie mit entsprechender Lymphknotendissektion. Endgültige Histologie: Periampulläres Karzinom, mässig differenziert, UICC-Stadium $T_2N_0M_0$. Entlassung nach 3 Wochen bei gutem Allgemeinzustand.

Prognose

5-Jahres-Überlebenschance 30–40%.

Fallbeschreibung

Anamnese	Braunverfärbung des Urins und zunehmender Ikterus mit Pruritus seit 4 Wochen
Diagnose	periampulläres Karzinom (Papille)
Befund	schmerzloser Verschlussikterus, prallelastischer Tumor im rechten Oberbauch (Courvoisier)
Labor	AP 718 U/l γ-GT 365 U/l Bilirubin 286 μmol/l Quick 56%
Sonographie	Gallenblasenhydrops, Stau der intra- und extrahepatischen Gallenwege
CT	Verdacht auf papillennahen Tumor ohne Nachweis von Metastasen
ERCP	Papillentumor 1,5 cm im Durchmesser mit Dilatation der Gallenwege; Pankreasgang dilatiert; Einlage eines Plastikstents; Biopsie der Papille (Adenokarzinom)
Therapie	magen- und pyloruserhaltende Duodenopankreatektomie mit Lymphknotendissektion
Prognose	Tumorstadium $T_2N_0M_0$; 5-Jahres-Überlebenschance 30–40%

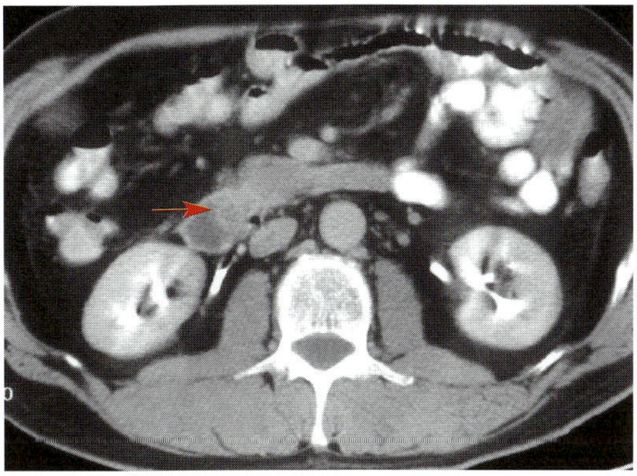

CT. Kontrastmittelaufnehmender Tumor (Pfeil) in der Papillenregion.

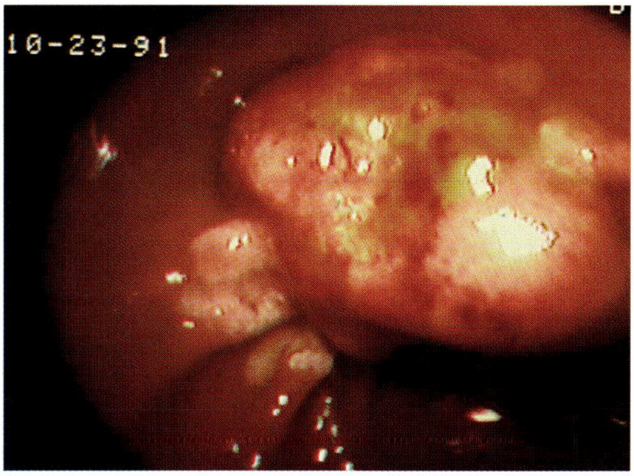

Diagnose eines Papillentumors bei der Endoskopie.

Fall 2

64 Jahre, weiblich, ledig, Sekretärin

Anamnese

Bei der Patientin bestehen seit 10 Monaten uncharakteristische Oberbauchschmerzen. Bereits 5 Monate vorher wurde vom Hausarzt ein insulinpflichtiger Diabetes mellitus diagnostiziert. Seit 2 Monaten zusätzlich starke radiäre Rückenschmerzen. Insgesamt hat die Patientin in den letzten 3 Monaten 8 kg an Gewicht verloren. Es wird in der Folge eine ambulante Abklärung durchgeführt.

Untersuchungsbefund

Deutlich reduzierter Allgemein- und Ernährungszustand. Patientin blass, epigastrischer Schmerz mit Ausstrahlung in beide Flanken. Leber derb, höckerig und vergrössert. Verdacht auf Aszites. Fraglicher Tumor im linken Hemiabdomen, mässig druckdolent, tastbar.

Körpergewicht 48 kg, Körpergrösse 158 cm.
Körpertemperatur 36,4 °C (rektal), Herzfrequenz 64/min, Blutdruck 110/75 mm Hg.
Laborwerte: Hämoglobin 8,5 g/dl, Leukozyten 9,5 G/l, ASAT 35 U/l, ALAT 28 U/l, alkalische Phosphatase 211 U/l, Bilirubin 18 μmol/l, Kreatinin 60 μmol/l, CA 19-9 7900 kU/l (Norm <22 kU/l).

Sonographie

Über 2 Liter freie intraabdominelle Flüssigkeit (Aszites). Leber mit multiplen Rundherden in beiden Lappen (Verdacht auf Metastasen). Pankreas im Korpusbereich mit 4 × 5 cm grossem Tumor und Infiltration nach dorsal (Retroperitoneum).

Feinnadelaspirationsbiopsie der Leber

Wenig differenziertes Adenokarzinom, vereinbar mit Pankreaskarzinom als Primärtumor.

Zytologie des Aszites

Maligne Zellen vom Typ Adenokarzinom.

Diagnose

Metastasierendes Pankreaskorpuskarzinom.

Therapieentscheidung

Konservativ (Schmerztherapie, keine Hospitalisation). Der Versuch einer palliativen Chemotherapie wird von der Patientin abgelehnt.

Verlauf

Exitus letalis 4 Wochen nach Diagnose: Kachexie, Anorexie, terminale Morphintherapie.

Fallbeschreibung

Anamnese	uncharakteristische Oberbauchbeschwerden seit 10 Monaten, Gewichtsverlust von 8 kg, insulinpflichtiger Diabetes mellitus, zunehmende Rückenschmerzen
Diagnose	metastasierendes Pankreaskorpuskarzinom
Befund	reduzierter Allgemein- und Ernährungszustand, Aszites, Tumor im linken oberen Hemiabdomen
Labor	Hb 8,5 g/dl CA 19-9: 7900 kU/l
Sonographie	>2 Liter Aszites, multiple Leberrundherde, Tumor im Pankreaskorpus mit Infiltration nach retroperitoneal, Feinnadelaspirationszytologie von einem Leberrundherd und Zytologie des Aszites
Therapie	symptomatisch, Schmerzstufentherapie
Verlauf	Exitus letalis 4 Wochen nach Diagnose

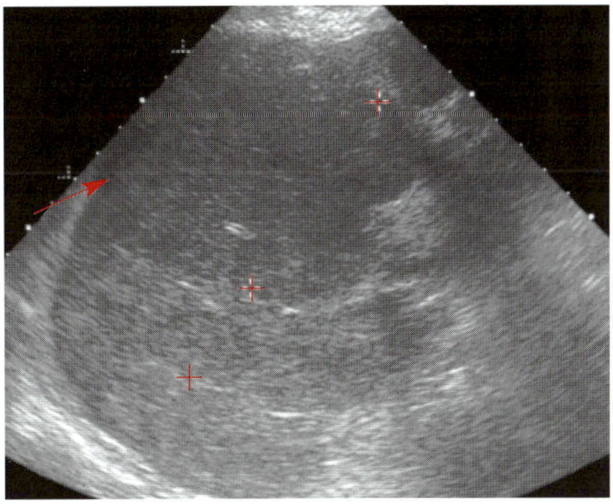

Sonographie mit multiplen Leberfiliae (+) und Aszites (Pfeil).

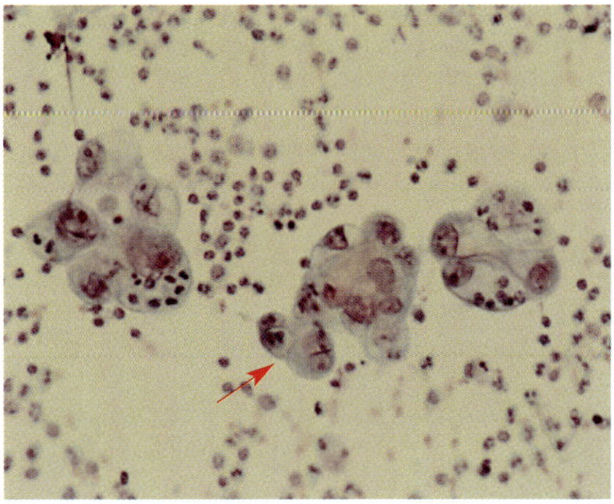

Zytologie aus Aszitespunktat mit malignen Zellen (Pfeil).

Fall 3

44 Jahre, weiblich, verheiratet, 1 Kind, selbständige Kauffrau

Anamnese

Seit 3 Jahren rezidivierende kurze Episoden von Bewusstlosigkeit. Bei Verdacht auf Epilepsie wurde seit 2,5 Jahren eine entsprechende medikamentöse Therapie durchgeführt. In dieser Zeit kam es zu einer stetigen Gewichtszunahme von 11 kg bei wiederholten Heisshungerattacken. Klinikeinweisung durch Neurologen zur Abklärung einer fraglichen Hypoglykämie.

Untersuchungsbefund

Adipöse Patientin in gutem Allgemeinzustand, unauffälliges Abdomen.

Körpergewicht 85 kg, Körpergrösse 164 cm.
Körpertemperatur 36,0 °C (rektal), Herzfrequenz 68/min, Blutdruck 160/95 mm Hg.
Laborwerte: Hämoglobin 14,5 g/dl, Leukozyten 6,3 G/l, ASAT 23 U/l, ALAT 20 U/l, alkalische Phosphatase 111 U/l, Bilirubin 11 µmol/l, Kreatinin 78 µmol /l, Blutzucker 56 mg/dl.

Sonographie

Unauffälliger Oberbauchstatus.

Kontrastmittel-CT

Am Übergang Pankreaskorpus/Pankreasschwanz kontrastmittelaufnehmender rundlicher Tumor von 1 cm Durchmesser, vom Aspekt nicht malignitätsverdächtig, keine Hinweise für Lymphknoten- oder Lebermetastasen.

Fastentest

Nach 7 h Abbruch des Fastentests bei durchwegs hypoglykämischen Werten zwischen 3,1 und 2,1 mmol/l (56 und 38 mg/dl) Serumglukose und neurologischen Symptomen mit Schwindel und Unwohlsein. In den späteren Laborresultaten zeigt sich ein Hyperinsulinismus, so dass ein Insulinom angenommen werden muss.

Therapieentscheidung

Hospitalisation zur explorativen Laparotomie zur operativen Entfernung des Pankreastumors.

Verlauf

Laparotomie mit intraoperativer Sonographie des Pankreas. Nachweis eines Tumors von 1 cm Durchmesser im Pankreasschwanz. Es wird eine milzerhaltende Pankreasschwanzresektion vorgenommen. Entlassung am 11. postoperativen Tag bei normalen Blutzuckerwerten.

Histologie

Endokriner Pankreastumor. Immunhistochemisch Nachweis von insulinspeichernden Zellen.

Prognose

Patientin ist geheilt, da Insulinome zu 90% singulär auftreten und gutartig sind.

Fallbeschreibung

Anamnese	rezidivierende kurze Bewusstlosigkeiten, initial Verdacht auf Epilepsie, Gewichtszunahme von 11 kg, bei Verdacht auf Hypoglykämie weitere Abklärung
Diagnose	Insulinom im Pankreasschwanzbereich
Befund	unauffällig
Labor	Blutzucker 56 mg/dl, sonst Normalwerte im Routinelabor
Sonographie	unauffällig
CT	am Übergang Pankreaskorpus/Pankreasschwanz kontrastmittelaufnehmender, etwa 1 cm grosser Tumor
Fastentest	unter Hypoglykämieprovokation Anstieg von Insulin und C-Peptid
Therapie	milzerhaltende Pankreasschwanzresektion; bei intraoperativer Sonographie kein weiterer Tumor feststellbar
Prognose	Insulinome sind zu 90% gutartig und singulär; Patientin ist geheilt

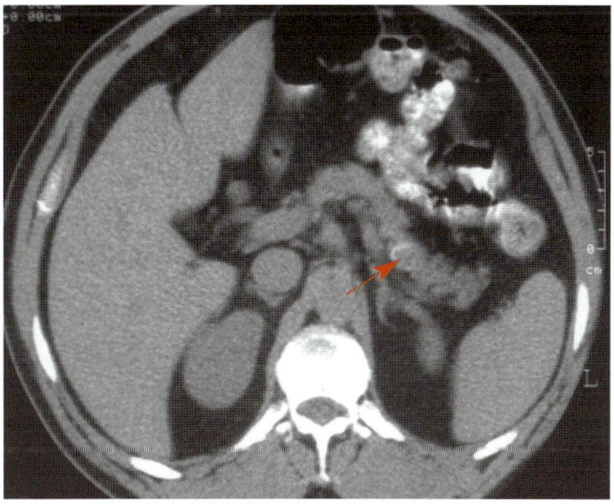
Tumor im Pankreaskorpus/Pankreasschwanz (Pfeil).

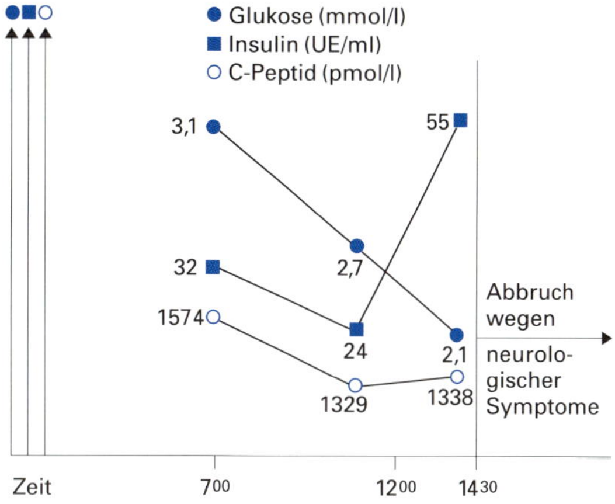

Fastentest.

Der besondere Fall

56 Jahre, weiblich, verheiratet, Hausfrau

Anamnese

Seit 1 Jahr rezidivierende Abdominalschmerzen mit Durchfall. In den letzten 10 Monaten deutlicher Gewichtsverlust von 9 kg. Vor 1 Jahr Cholezystektomie, vor 6 Jahren vaginale Hysterektomie. Im Ultraschall wurde ein Pankreastumor festgestellt und die Patientin zur weiteren Diagnostik und Therapie hospitalisiert.

Untersuchungsbefund

Unauffälliger Allgemein- und Ernährungszustand. Spontanschmerzen im Epigastrium. Tumor im Oberbauch deutlich palpabel, druckdolent.

Körpergewicht 76 kg, Körpergrösse 164 cm.
Körpertemperatur 37 °C (rektal), Herzfrequenz 72/min. Blutdruck 120/75 mm Hg.
Laborwerte: Im Routinelabor alle Parameter im Normalbereich einschliesslich Tumormarker, CEA, CA 19-9, lediglich OGTT pathologisch mit 2-Stunden-Wert von 15,4 mmol/l entsprechend 274 mg/dl für die Serumglukose.

«All-in-one»-MRT

Kernspintomographie: Grosser zystischer und lobulierter Pankreastumor, das ganze Organ einnehmend, Grösse 10 × 4 cm. Keine Anhaltspunkte für Lebermetastasen.

MRCP: Pankreasgang dilatiert mit Abbruch im Kopfbereich 3–4 cm proximal der Papilla Vateri. Unauffällige Darstellung des Gallenwegsystems.

Diagnose

Verdacht auf Pankreaszystadenokarzinom.

Therapie

Durchführung einer pyloruserhaltenden totalen Duodenopankreatektomie, ausgedehnte regionale Lymphknotendissektion, Splenektomie und segmentale Resektion der Pfortader mit End-zu-End-Anastomose. Endgültige Histologie: Seröses Pankreaszystadenom.

Verlauf

2,5 Jahre nach der Operation 4 cm grosse zystische Läsion in den Lebersegmenten II/III und eine weitere im Lebersegment VI. Lokoregional keine Hinweise auf Tumorrezidiv. Erneute Operation und Bisegmentektomie II/III und atypische Leberresektion im Bereich Segment VI. Histologie: Metastase des serösen Zystadenoms, das in der Folge als metastasierendes seröses Zystadenokarzinom eingestuft werden muss. 1 Jahr später rezidivfrei.

Fallbeschreibung

Anamnese	seit 1 Jahr rezidivierende Abdominalbeschwerden Diarrhöe Gewichtsverlust von 11 kg
Diagnose	Verdacht auf Pankreaszystadenomkarzinom
Befund	regelrechter Allgemein- und Ernährungszustand Tumor im Epigastrium druckdolent tastbar
Labor	Blutzucker 274 mg/dl
Kernspintomographie	zystischer grosser Tumor, das ganze Pankreas einnehmend
MRCP	Pankreasgangabbruch im Kopfbereich
Therapie	pyloruserhaltende totale Duodenopankreatektomie 2,5 Jahre später Lebersegmentresektion bei metastasierendem serösem Pankreaszystadenokarzinom
Prognose	gut, 5-Jahres-Überlebenswahrscheinlichkeit 40%

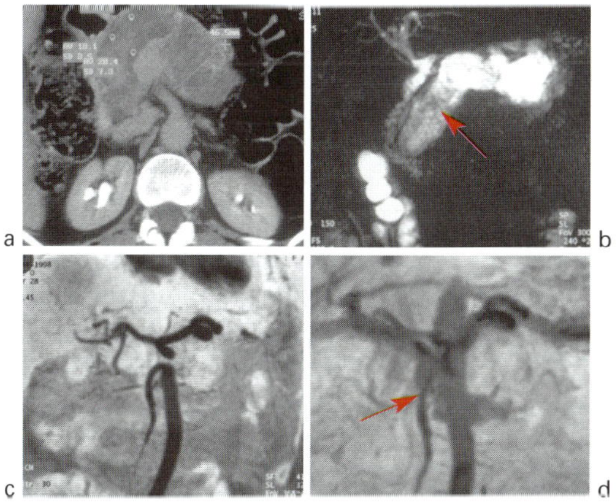

MRT (a), MRCP (b) und MR-Angio (c: arteriell; d: venös). Lobulierter zystischer Pankreastumor, Pankreasgangabbruch (Pfeil) und Verdacht auf Pfortaderinfiltration (Pfeil).

Definition und Klassifikation

Pankreastumore haben in den vergangenen 60 Jahren deutlich an Häufigkeit zugenommen. Auf sie entfällt etwa ein Drittel aller Pankreaserkrankungen. Die Zunahme an neoplastischen Pankreaskrankheiten ist zum einen dadurch bedingt, dass die Menschen länger leben – Pankreastumore sind Alterserkrankungen –, zum anderen werden durch die verbesserte Diagnostik mehr davon aufgespürt. Häufigster Pankreastumor ist das Pankreaskarzinom (etwa 80% der Neoplasien), gefolgt vom periampullären Karzinom und den endokrinen Pankreastumoren. In der Folge werden diese drei hauptsächlich vorkommenden Tumorerkrankungen entsprechend ihrer klinischen Wertigkeit besprochen.

Pankreastumore werden nach der WHO-Klassifikation in benigne und maligne, vom exokrinen oder endokrinen Anteil des Pankreas ausgehende Geschwülste eingeteilt.

Benigne Tumore

Benigne Tumore der Bauchspeicheldrüse sind selten. Am häufigsten gehen sie vom endokrinen System aus. An zweiter Stelle stehen gutartige exokrine Tumore. Dies sind benigne zystische Neoplasien, wie das seröse Zystadenom, das muzinöse Zystadenom oder die papillär-zystische Neoplasie. Bisher sind in der weltweiten Fachliteratur wenige Hundert dieser gutartigen exokrinen Tumore beschrieben worden. Sie können in allen Teilen der Bauchspeicheldrüse auftreten, mit bevorzugter Lokalisation in Pankreaskörper und Pankreasschwanz. Betroffen sind vor allem Frauen im Alter zwischen 40 und 60 Jahren. Die Klinik der gutartigen exokrinen Pankreastumore ist gekennzeichnet durch uncharakteristische Oberbauchschmerzen, die zum Teil in den Rücken ausstrahlen. Langsamer Verlauf und durch Raumforderung gekennzeichnetes Wachstum dieser Tumore erklären die uncharakteristische Symptomatologie. Die Symptome entwickeln sich in der Regel langsam, über Jahre, und sind bedingt durch die Stenosen des Gallengangs mit Ikterus und des Duodenums mit Magenausgangsstenose sowie des Dickdarms und der grossen intestinalen Gefässe. Gutartige Tumore der Bauchspeicheldrüse sollten operativ behandelt werden, in der Regel durch Resektion des betroffenen Abschnitts der Bauchspeicheldrüse.

Maligne Tumore

Häufigster maligner Tumor der Bauchspeicheldrüse ist das duktale Pankreaskarzinom (80% aller Fälle). Daneben gibt es eine Reihe von seltener vorkommenden exokrinen Malignomen (5–10%), wie das Riesenzellkarzinom, das Zystadenokarzinom, das Azinuszellkarzinom oder die erst vor kurzem beschriebene intraduktal papillär-muzinöse Neoplasie (IPMN) des Pankreas. Letztere ist ein intraduktal wachsender muzinproduzierender Tumor, der zur Gangdilatation führt und pathomorphologisch durch eine intestinale oder pankreatikobiliäre Papillenformation mit Zellatypien charakterisiert ist. Klinisch sind diese Tumore zu Beginn weitgehend indolent. Sie können aber in mehr als 30% in ein invasives Karzinom übergehen. Etwa bis 10% aller malignen Pankreastumore werden histologisch als unklassifizierbares Pankreaskarzinom bezeichnet.

In der Bauchspeicheldrüse finden sich äusserst selten Tumore des Bindegewebes, wie Leiomyosarkome oder Histiozytome, darüber hinaus auch neurogene Tumore oder Metastasen.

Klassifikation

- **Bindegewebe**: Leiomyom/Leiosarkom, Histiozytome
  - **Benigne**
    - Exokrines System: Seröses Zystadenom, Muzinöses Zystadenom
    - Endokrines System
  - **Maligne** → Unklassifizierbare Karzinome, Metastasen
    - Endokrines System
    - Exokrines System: **Duktales Pankreaskarzinom (80%)**, Riesenzellkarzinom, Zystadenokarzinom, Azinuszellkarzinom, IPMN

Endokrines System: Insulinom, Gastrinom, Vipom, Glukagonom, Nesidioblastose

Makropräparate

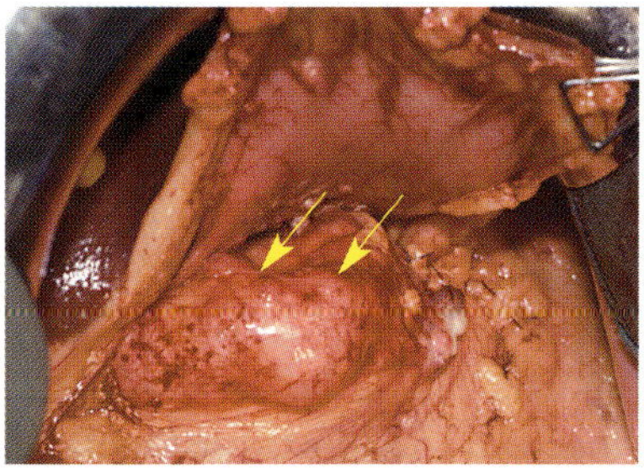

a

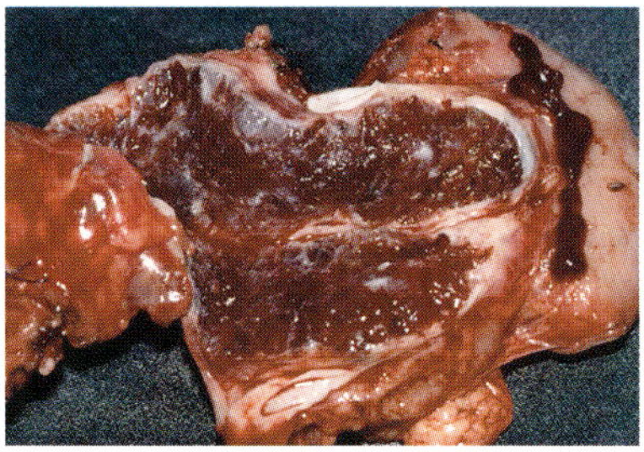

b

Seröses Pankreaszystadenom, das ganze Pankreas einnehmend (zum besonderen Fall Seite 132). Intraoperativer Situs (a; Pfeile = Tumor) und aufgeschnittenes Resektat (b).

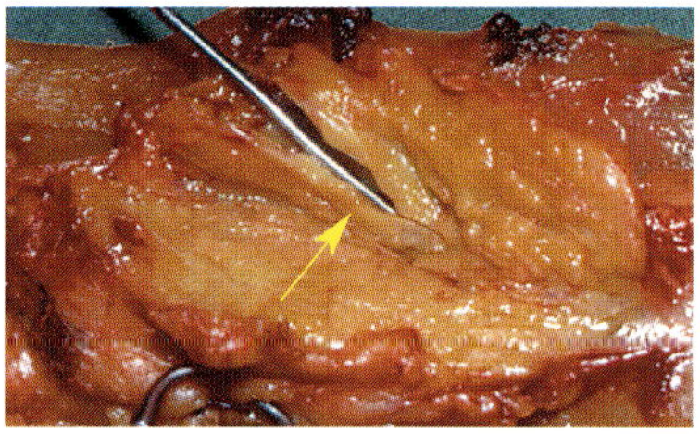

Pankreaskopfkarzinom mit Infiltration des Gallengangs (Sonde).

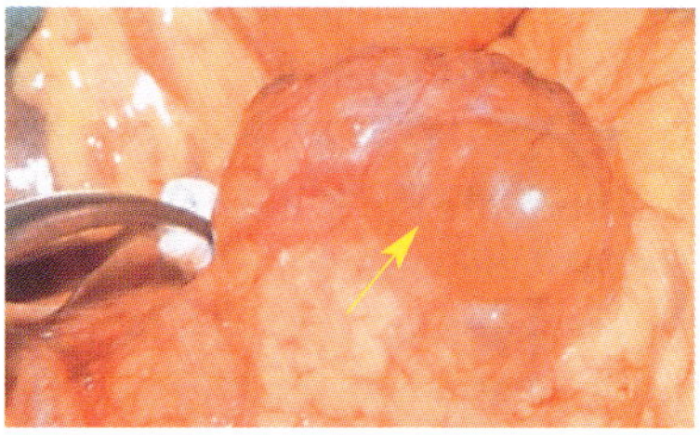

Zystadenom. Intraoperativer Situs mit zystischer Raumforderung (Pfeil) im Pankreaskorpus.

Pankreaskarzinom

Das Pankreaskarzinom birgt nach wie vor grosse diagnostische und therapeutische Probleme. Die Diagnose erfolgt bei den meisten Patienten zu spät. Therapeutisch sind unsere Möglichkeiten, abgesehen von einer Resektion im Frühstadium, sehr stark eingeschränkt. Ziel für die Zukunft muss daher sein, diesen Tumor frühzeitig zu diagnostizieren, um die Behandlungschancen für den einzelnen Patienten und die äusserst schlechte Prognose zu verbessern.

Epidemiologie

Das Pankreaskarzinom zeigt weltweit steigende Inzidenz. In westlichen industrialisierten Ländern liegt die Häufigkeit derzeit bei 10 Fällen auf 100000 Einwohner. In den Vereinigten Staaten werden jährlich etwa 25000 neue Fälle registriert, in Deutschland 6000–8000. Das Pankreaskarzinom nimmt mittlerweile die 4. Stelle in der Krebstodstatistik bei Männern ein (nach Bronchial-, Prostata- und Dickdarmkarzinomen). Damit zeigt sich die zunehmende Bedeutung dieses Tumors für die Weltbevölkerung. Die höchsten Inzidenzen mit bis zu 20 Fällen auf 100000 Einwohner werden unter farbigen amerikanischen Männern gefunden, die niedrigsten Inzidenzen in Indien, Singapur und Kuwait mit etwa 1 Fall auf 100000 Einwohner. In Deutschland beträgt die Inzidenz für Männer 7 Fälle und für Frauen 4 Fälle auf 100000 Einwohner.

Der internationale Vergleich zwischen Männern und Frauen zeigt, dass das Pankreaskarzinom bei Männern häufiger ist (Rate Männer: Frauen 1,5–2:1).

Das Pankreaskarzinom ist eine Alterserkrankung mit einem Häufigkeitsgipfel zwischen dem 60. und 80. Lebensjahr. Während die Inzidenz bei 30jährigen Menschen bei 0,1 Fall auf 100000 Einwohner liegt, beträgt sie bei 80jährigen etwa 200 Fälle auf 100000.

Ätiologie

Die Ätiologie des Pankreaskarzinoms ist ungeklärt. Faktoren, welche dessen Entstehung begünstigen, sind das Rauchen und eine Ernährung mit hohem Fettanteil.

Kein Zusammenhang wurde zwischen dem erhöhten Konsum von Alkohol oder Kaffee und dem Pankreaskarzinom gezeigt. Der insulinpflichtige Diabetes mellitus stellt ebenfalls kein Risiko für ein Pankreaskarzinom dar. Im Tierversuch kann ein Pankreaskarzinom durch Langzeitbehandlung mit Karzinogenen, beispielsweise Azaserin oder Nitrosaminen, induziert werden. Es muss daher angenommen werden, dass diese Karzinogene auch beim Menschen im Sinne von Kofaktoren an der Pankreaskarzinomentstehung beteiligt sind. Hierfür spricht auch das Auftreten des Pankreaskarzinoms im hohen Lebensalter.

Pathologische Anatomie

90% aller Pankreaskarzinome gehen vom Gangepithel aus (duktal). 70–80% aller Pankreaskarzinome entstehen im Pankreaskopf und 80% sind zum Zeitpunkt der Diagnose bereits in einem metastasierenden Stadium, d.h. dass es sich um einen sehr aggressiven Tumor handelt. Besonders typisch für die Tumorbiologie ist die Infiltration der Nervenscheiden, die auch die charakteristischen Rückenschmerzen verursacht. Lymphogene Metastasierung erfolgt in zwei Dritteln aller Fälle. Bei der hämatogenen Metastasierung steht die Leber bei 80% aller Fälle im

Inzidenz pro 100 000 Einwohner

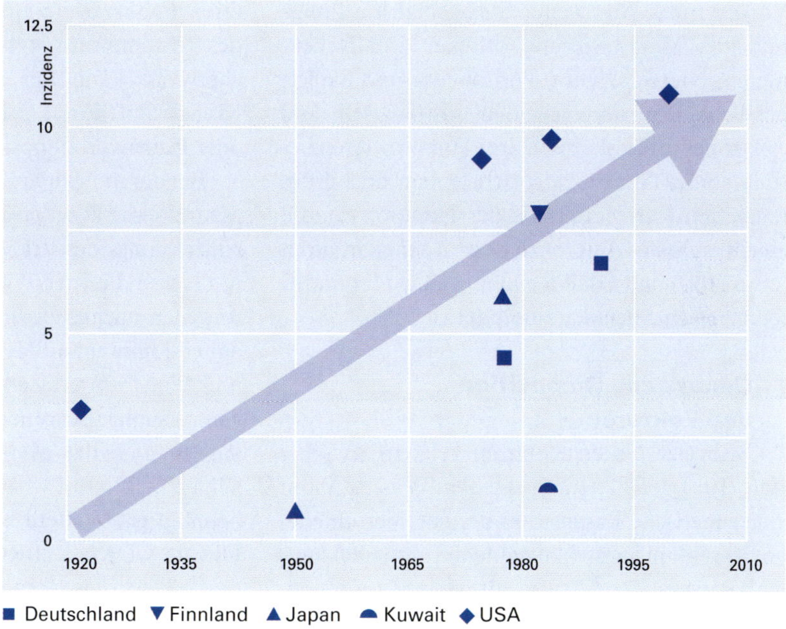

Pankreaskarzinom: Nutritiv-toxische Risikofaktoren

Risikofaktoren	Erhöhung des Karzinomrisikos, %
Rauchen	14–33
Fettreiche Ernährung	12–36
Karzinogene (Azaserin, Nitrosamine)	?
Kaffee	kein Zusammenhang

Vordergrund. An zweiter Stelle folgt die Lunge mit 50% Metastasierung, seltener sind Nebennieren, Nieren, Pleura, Peritoneum und Skelett befallen. Wir unterscheiden histologisch und elektronenmikroskopisch drei Tumordifferenzierungsgrade: Grad 1 entspricht einem hochdifferenzierten Karzinom (40% der Tumore), Grad 2 einem mässig differenzierten Adenokarzinom (etwa 50%) und Grad 3 einem wenig oder undifferenzierten Adenokarzinom (etwa 10%).

Genetische Disposition und Faktoren

Bisherige Untersuchungen zeigten, dass bei rund 10% der Patienten mit Pankreaskarzinom eine genetische Disposition besteht. Verschiedene Erkrankungen stehen heute mit ihren bekannten Genveränderungen in direktem Zusammenhang mit der Entwicklung eines Pankreaskarzinoms. Die autosomal-dominant vererbte hereditäre Pankreatitis hat ein 70- bis 100fach erhöhtes Risiko, während eine langbestehende alkoholbedingte chronische Pankreatitis ein 5- bis 15fach erhöhtes Karzinomrisiko aufweist. Patienten mit zystischer Fibrose haben ein ungefähr 5fach gesteigertes Karzinomentstehungsrisiko. Nichtpankreatische Erkrankungen zeigten in epidemiologischen Untersuchungen ein erhöhtes Pankreaskarzinomrisiko, z.B. das Peutz-Jeghers-Syndrom (bis zu 132fach), das dysplastische Nävuszellnävussyndrom (13- bis 65fach), das familiäre Mammakarzinom (3,5- bis 10fach) und die familiäre Polyposis coli (4,5fach).

Das familiär gehäuft auftretende Pankreaskarzinom (mindestens 3 Verwandte 1. Grades) birgt ein um den Faktor 57 erhöhtes Risiko. Unlängst konnte die genetische Ursache des hereditären Pankreaskarzinoms auf dem langen Arm des Chromosoms 4 lokalisiert werden. Möglicherweise kann bei familiärer Belastung das Krebsrisiko durch β-Karotin, COXII-Hemmer oder Rauchverbot positiv beeinflusst werden.

Bei der molekularen Pathogenese des Pankreaskarzinoms konnten in Gewebe und Sekret die Aktivierung des transformierenden Onkogens K-ras und die Inaktivierung von Tumorsuppressorgenen nachgewiesen werden. Das K-ras wird dabei dominant auf dem Chromosom 12 vererbt und transformiert Zellen in Malignome. Zu den Tumorsuppressorgenen gehört das am besten bekannte p53, das als Antwort auf einen DNS-Schaden aktiviert wird und an dessen Reparatur beteiligt ist. Weitere Tumorsuppressorgene sind DPC4, CDKN2, BRCA-2 und SMAD4. Dadurch, dass diese Gene im Pankreassekret ausgeschieden werden, können diese im Rahmen eines molekularen Screenings genutzt werden. Es hat sich gezeigt, dass die Treffsicherheit einer Bürstenzytologie für das Vorliegen eines Pankreaskarzinoms während einer ERCP mit Nachweis von K-ras oder p53 nicht grösser als 85% ist. Vor kurzem wurde ein weiteres Gen, das Metastasensuppressorgen KAI 1, beschrieben. Diesem wird eine wichtige Rolle bei der Filiarisierung in Lymphknoten und entfernten Organen zugeschrieben.

Dieses junge Feld der Forschung lässt erwarten, dass weitere Gene identifiziert und lokalisiert sowie deren Penetranz und damit klinische Bedeutung beschrieben werden. Mit Hilfe der neusten DNS-Mikroassay-Technologie und der nahezu kompletten Entschlüsselung des menschlichen Genoms ist es heute möglich, eine Vielzahl von Genen (40000–50000) gleichzeitig zu analy-

Pathologische Anatomie

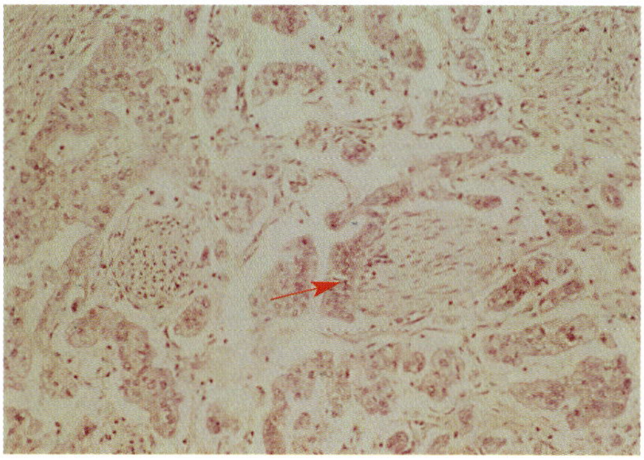

Histologiepräparat. Pankreaskarzinom (Pfeil) mit Infiltration von Nerven.

Pankreaskarzinom: Genetische Disposition

Erkrankung	Gen	Bemerkung	Erhöhung des Karzinomrisikos, %
Chronische Pankreatitis	erkrankungsmodulierende Gene SPINK1, CFTR (andere)	genetische und Umweltfaktoren (Alkohol)	5–15
Hereditäre Pankreatitis	PRSS1 (etwa 70%)	autosomal-dominant, Punktmutationen, etwa 80% Penetranz	70–100
Familiäres Pankreaskarzinom	4q32–34	autosomal-dominant, reduzierte Penetranz	60
Zystische Fibrose	CFTR	autosomal-rezessiv, Punktmutationen, Mutationen in 5%	5
«Familial atypical multiple-mole melanome»	CDKN2A CDK4	autosomal-dominant, Punktmutationen	10–70
Peutz-Jeghers-Syndrom	STK11/LKB1	autosomal-dominant	100–130
Familiäres Mammakarzinom	BRACA2	autosomal-dominant, reduzierte Penetranz, Punktmutationen	3,5–10
Familiäre Polyposis coli	APC 8 (etwa 80%)	autosomal-dominant, Punktmutationen	5

sieren und auf diese Weise krankheitsspezifische Gene zu identifizieren. Konkrete Vorsichtsmassregeln, neue Tumormarker und/oder therapeutische Konzepte (prophylaktische Chirurgie, Gentherapie) lassen sich dann in Zukunft ableiten.

Molekularbiologie

Das Pankreaskarzinom zeichnet sich durch ein besonders aggressives und invasives Wachstumsverhalten, verbunden mit einer schlechten Überlebensprognose der Patienten aus. In den vergangenen 15 Jahren hat sich weltweit eine intensive Forschungsrichtung entwickelt, die sich mit dem Studium der Tumorbiologie und insbesondere der Wachstumssteuerung und Metastasierung des Pankreaskarzinoms beschäftigt. Tumorzellen benötigen nach der Transformation «Wachstumsfaktoren», welche mit Rezeptoren auf der Zelloberfläche eine Verbindung eingehen. Diese heissen z.B. «epidermal growth factor» (EGF), «transforming growth factor» (TGF-α, -β) und Fibroblastenwachstumsfaktoren (BFGF), die gleichnamige Rezeptoren auf der Tumoroberfläche besitzen (z.B. EGF-Rezeptor).

Tumorbiologisch ist das maligne Wachstum durch verschiedene Eigenschaften charakterisiert: a) Autonome Wachstumskontrolle (EGF, FGFs), b) Resistenz der Tumorzellen gegenüber Wachstumshemmung (TGF-β), c) Apoptoseresistenz, d.h. Pankreaskarzinomzellen haben eine Reihe von Mechanismen entwickelt, die den programmierten Zelltod umgehen (EGF, IGF = «insulin-like growth factor»), d) Induktion der Neoangiogenese als eine wichtige Voraussetzung für das Tumorwachstum durch die Wachstumsfaktoren «vascular epithelial growth factor» (VEGF) oder «fibroblast growth factor» (FGF-2), und e) Invasion und Metastasierung, um in das umgebende Gewebe einwachsen zu können und um das Absetzen der Tumorzellen vom Primärtumor mit Bildung von Fernmetastasen zu erreichen. Für die Invasion spielen Wachstumsfaktoren wie TGF-βs, «nerve growth factor» (NGF) und «hepatocyte growth factor» (HGF) eine wichtige Rolle, während für die Metastasierung eine Änderung der Expression und Funktion von Zelladhäsionssystemen, z.B. Verlust der E-Cadherin-Expression, von Bedeutung ist. Andere wichtige Moleküle, die eine herausragende Rolle bei der Metastasierung spielen, sind Proteasen, z.B. Matrixmetalloproteinasen oder das Urokinase-Plasminogen-System. Eine deregulierte Expression dieser Enzyme führt dazu, dass Karzinomzellen die extrazelluläre Matrix abbauen und so besser in das umgebende Gewebe einwachsen können. Die im Tiermodell durch den Einsatz von Matrixmetalloproteinaseinhibitoren gefundenen positiven Effekte konnten bei Patienten bislang aber nicht beobachtet werden.

Es konnte gezeigt werden, dass beim Pankreaskarzinom in den meisten Fällen die Rezeptoren an der Zelloberfläche vermehrt sind und ebenso die Zelle selbst vermehrt Wachstumsfaktoren produziert, sich also selbst zum weiteren Wachstum mit Invasion und Metastasierung stimuliert und die Prognose der Patienten damit negativ beeinflusst. Immunhistochemische Untersuchungen an menschlichen Pankreaskarzinomgeweben zeigten bei Patienten, die sowohl EGF-Rezeptor als auch EGF und/oder TGF-α überexprimierten, eine signifikant kürzere postoperative Überlebenszeit gegenüber den Patienten, die keine simultane Überexpression von Rezeptor und Liganden aufwiesen. Die TGF-βs dagegen inhibie-

Grundeigenschaften malignen Wachstums

Eigenschaften malignen Wachstums	Pankreaskarzinom
Autonome Wachstumskontrolle	verstärkte Expression von EGF, FGF, PDGF, IGF und deren Rezeptoren
Resistenz gegenüber Wachstumsinhibierung	verstärkte Expression von TGF-βs und deren Rezeptoren, aber Smad4-Mutationen, Smad-6- und -7-Überexpression
Apoptoseresistenz	verstärkte Expression von EGF, IGF und deren Rezeptoren
Angiogenese	verstärkte Expression von VEGF, FGF-2 und deren Rezeptoren
Invasion und Metastasierung	verstärkte Expression von HGF, TGF-βs, NGF und deren Rezeptoren

Molekularbiologie

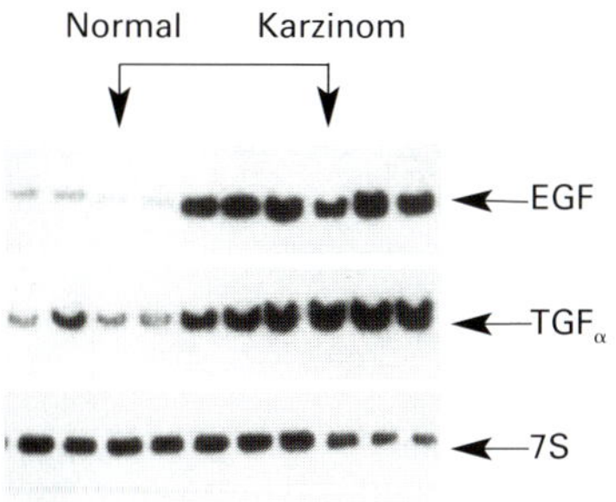

Verstärkte Expression von EGF und TGF_{α} beim Pankreaskarzinom.

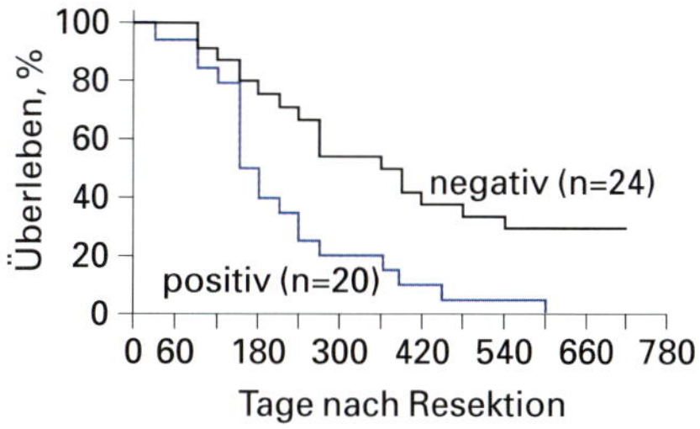

Verkürztes Überleben bei Patienten mit erhöhter Dichte von Wachstumsfaktoren (EGF, EGFR, TGF_{α}).

ren das Wachstum epithelialer Zellen, beeinflussen die Struktur der extrazellulären Matrix, stimulieren die Angiogenese und wirken darüber hinaus immunsuppressiv. Eine Überexpression von TGF-βs in Pankreaskarzinomzellen geht über verschiedene Effekte mit einem aggressiveren Tumorwachstum einher, das mit einem deutlich reduzierten Überleben assoziiert ist.

Diese verschiedenen Wachstumsfaktorfamilien und -rezeptoren sind untereinander in einer komplexen Interaktion, deren genaue Darstellung den Rahmen dieses Buches sprengen würde. Molekularbiologische Techniken könnten aber in Zukunft neben einer sensitiveren und spezifischeren Diagnostik neue Behandlungsstrategien für eine kurative und/oder palliative Behandlung des Pankreaskarzinoms ableiten. Therapeutische Optionen bestehen beispielsweise durch die Blockade einzelner Komponenten der EGF-Familie (z.B. Tyrosinkinaseinhibitoren zur Blockade des EGF-Rezeptors) oder anderer Wachstumsfaktoren und deren Rezeptoren.

Staging

Klinisch ist es von ausserordentlicher Bedeutung, dass heute alle Tumorerkrankungen des menschlichen Körpers bezüglich ihres Schweregrades einheitlich eingeteilt werden («staging»). Entsprechend einer internationalen Übereinkunft (aktuell UICC 1997) wird das TNM-System zur Einteilung und Beschreibung der Pankreaskarzinome benützt. Die T-Kategorie beschreibt den Primärtumor und seine Ausdehnung. Die Kategorien gehen beim Pankreaskarzinom von T_0 (kein Anhalt für Primärtumor) bis T_4 (Tumor breitet sich direkt in Magen, Milz, Kolon oder andere Nachbarorgane aus). Die zweite Kategorie ist die N-Einteilung. N bedeutet regionäre Lymphknoten. Beim Pankreaskarzinom unterscheiden wir N_0 (keine regionären Lymphknoten befallen) und N_1 (regionäre Lymphknotenmetastasen). Die dritte Kategorie ist die M-Kategorie, welche das Vorhandensein von Fernmetastasen beschreibt. M_0 bedeutet «keine Fernmetastasen», M_1 bezeichnet Fernmetastasen in Lunge, Leber usw. Anhand der TNM-Kriterien kann das Pankreaskarzinom in 4 Stadien eingeteilt werden, die aufsteigend mit einer immer schlechter werdenden Prognose verknüpft sind.

Klinik

Leider kommt die Diagnose bei den meisten Pankreaskarzinomen für eine adäquate Therapie zu spät. Das liegt vor allem an den uncharakteristischen Symptomen, die sich unter Umständen über Monate entwickeln. Der klassische Symptomenkomplex des Pankreaskarzinoms beinhaltet Oberbauchschmerzen, welche in den Rücken ausstrahlen, Gewichtsverlust von etwa 1–2 kg pro Monat und am Ende den sich langsam entwickelnden Ikterus bei den zu 80% im Pankreaskopf entstehenden Karzinomen. Nur ein Fünftel aller Tumore sind in Pankreaskörper und Pankreasschwanz lokalisiert. Diese Karzinome im linken Pankreas führen in der Regel zu keiner Gallenwegobstruktion und werden daher noch später symptomatisch als Pankreaskopfkarzinome. Die klinische Erfahrung lehrt, dass Pankreaskörper- und Pankreasschwanzkarzinome meistens nicht heilbar sind. Im Vergleich zu den vorgenannten Symptomen kommen ein tastbarer Tumor, Hepatomegalie und Courvoisier-Zeichen weniger häufig vor.

Modernes Genanalyseverfahren

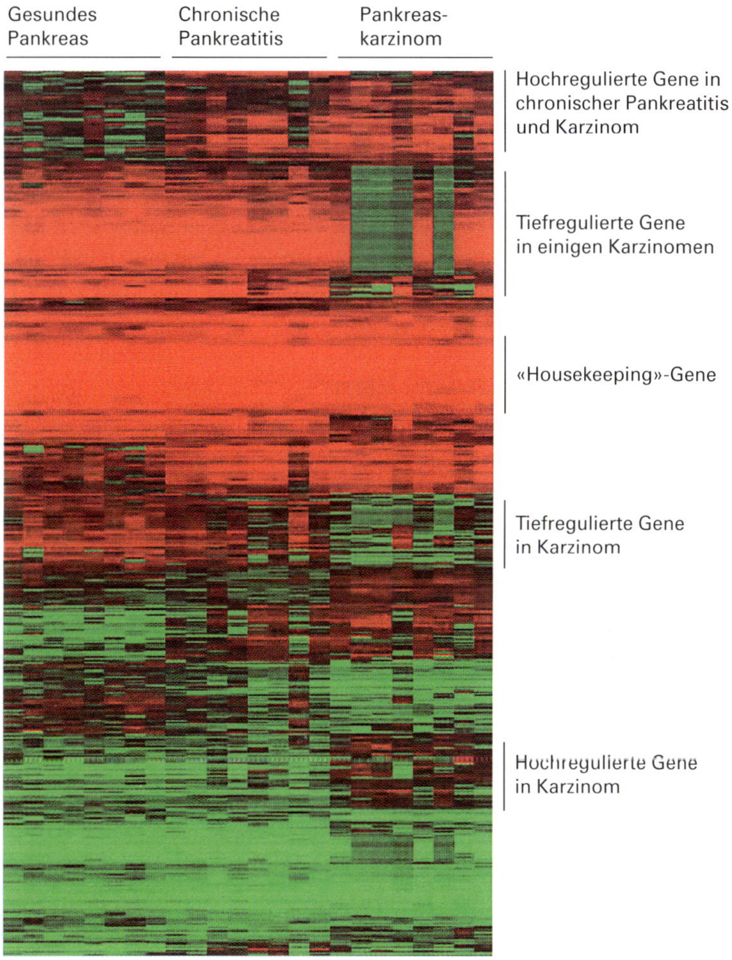

Beispiel für DNS-Mikroassay. Gleichzeitige Analyse von 40 000–50 000 Genen.

Das Auftreten des Pankreaskarzinoms ist häufig mit der Manifestation eines Diabetes mellitus vergesellschaftet. Wir wissen heute, dass dieser Diabetes durch antiinsulinäre Hormone (IAPP) ausgelöst wird, welche von exokrinen Pankreastumoren produziert werden. Aus diesem Grund sollte bei älteren Patienten mit Gewichtsverlust und neu aufgetretenem Diabetes mellitus an das Vorliegen eines Pankreaskarzinoms gedacht werden.

Diagnostik

Die Diagnostik des Pankreaskarzinoms beginnt mit der Sonographie des Abdomens. Dabei ergeben sich wertvolle Hinweise auf das Vorliegen eines Tumorbefundes im Pankreas, zusätzlich können die Nachbarorgane, besonders die Leber, hinsichtlich der Frage nach Metastasen abgeklärt werden. 80% aller Patienten mit Pankreaskarzinom zeigen zum Zeitpunkt der Diagnose ein metastasiertes Stadium (Lymphknoten, Leber), so dass der Nachweis von multiplen Lebermetastasen in der initialen Sonographie nichts Ungewöhnliches ist. Die Sonographie ist auch deshalb so wesentlich, weil beim Nachweis von Lebermetastasen in der Regel operative Massnahmen nicht mehr in Frage kommen und dann bei Vorhandensein eines tumorbedingten Verschlussikterus lediglich eine endoskopische Massnahme (Einlage einer Endoprothese oder Stent) notwendig wird. Fragliche Metastasen und der Primärtumor können im Rahmen der Initialuntersuchung feinnadelpunktiert werden. Bei Metastasen ist die Feinnadelpunktion zur Diagnosesicherung sinnvoll. Liegt ein nichtmetastasiertes Stadium vor, sollte angesichts des Risikos der Verschleppung von Tumorzellen auf eine Feinnadelpunktion dringend verzichtet werden.

Kann die Sonographie die Diagnose nicht erhärten, schliesst sich als nächste Untersuchung die ERCP an. Die Darstellung der Gallenweg- und Pankreasgangsysteme ermöglicht bei über 90% der Fälle, die Diagnose «Pankreaskarzinom» zu stellen. Charakteristisch ist das «double duct sign», d.h. die gleichzeitige Stenose von Ductus pancreaticus und Ductus choledochus, für die das Vorliegen eines Pankreaskarzinoms pathognomonisch ist. Bei hochgradigem Verschlussikterus (Bilirubin über 200 µmol/l) kann im Rahmen der ERCP nach vorausgegangener Papillotomie eine Endoprothese («plastic stent») in den Ductus choledochus eingebracht werden. Dies führt zum Abklingen des Ikterus mit konsekutiver Verbesserung des Allgemeinzustands. Eine Plastikendoprothese stört den Chirurgen bei der operativen Therapie des Pankreaskarzinoms nicht. Neuere Studien zeigen aber keinen Vorteil für das präoperative Stenting, vielmehr kann die Rate infektiöser Komplikationen erhöht sein.

Im Serumlabor findet sich bei drei Vierteln der Patienten eine Erhöhung der alkalischen Phosphatase und des Bilirubins bei gleichzeitig nachgewiesener Anämie. Im Gegensatz zu anderen Malignomerkrankungen besteht beim Pankreaskarzinom die Möglichkeit, über den Tumormarker CA 19-9 bereits präoperativ mit einer Sensitivität von 70 bis 80% und einer Spezifität von knapp 80–90% die Diagnose zu stellen. CA-19-9-Werte über 100 kU/l (Normalwert <22 kU/l) sind stark hinweisend auf ein Pankreaskarzinom, vor allem dann, wenn kein Ikterus vorliegt.

In der Regel liefert die Kombination von Sonographie, ERCP und CA-19-9-Werten im Serum die Diagnose eines Pankreaskarzinoms. Bei Patienten im Stadium der Fernmetastasierung

TNM-Klassifikation (UICC 1997)

T-Klassifikation	
T_X	Primärtumor nicht beurteilbar
T_0	Kein Anhalt für Primärtumor
Tis	Carcinoma in situ
T_1	Tumor begrenzt auf Pankreas, $\leq$2 cm in grösster Ausdehnung
T_2	Tumor begrenzt auf Pankreas, >2 cm in grösster Ausdehnung
T_3	Tumor breitet sich direkt in Duodenum, Ductus choledochus und/oder peripankreatisches Gewebe aus
T_4	Tumor breitet sich direkt in Magen, Milz, Kolon und/oder benachbarte grosse Gefässe aus

N-Klassifikation	
N_X	Regionäre Lymphknoten nicht beurteilbar
N_0	Keine regionären Lymphknotenmetastasen
N_1	Regionäre Lymphknotenmetastasen
N_{1a}	Metastase in einem einzelnen regionären Lymphknoten
N_{1b}	Metastasen in mehreren regionären Lymphknoten

M-Klassifikation	
M_X	Fernmetastasen nicht beurteilbar
M_0	Keine Fernmetastasen
M_1	Fernmetastasen

UICC-Stadium (1997) und Prognose

Stadium	TNM-System			Medianes Überleben	
				Monate	2-Jahres-Überlebensrate, %
Stadium 0	Tis	N_0	M_0		
Stadium I	T_1	N_0	M_0	12–20	20–45
	T_2	N_0	M_0		
Stadium II	T_3	N_0	M_0		
Stadium III	T_1	N_1	M_0	6–10	10–15
	T_2	N_1	M_0		
	T_3	N_1	M_0		
Stadium IVA	T_4	jedes N	M_0	3–6	0
Stadium IVB	jedes T	jedes N	M_1		

(Leber und/oder Lunge) ist der diagnostische Ablauf mit diesen drei Untersuchungen abgeschlossen. Alle anderen Patienten mit Pankreaskarzinom sind potentielle Operationskandidaten. Bei ihnen schliesst sich als nächster diagnostischer Schritt ein kontrastmittelverstärktes CT des Abdomens an. Mit diesem Verfahren kann zusätzlich die lokale Ausdehnung des Tumors ermittelt werden. Das CT ermöglicht vor allem die Beantwortung der Frage nach einer retropankreatischen Gefässinfiltration und mit Hilfe spezieller Kontrastmittel kann zusätzlich das Gangsystem dargestellt werden («All-in-one»-CT). Eine Infiltration der pankreasnahen grossen Arterien (Truncus coeliacus, Arteria hepatica communis, Arteria mesenterica superior) bedeutet in der Regel eine Kontraindikation für die operative Therapie. Eine Infiltration der retropankreatischen grossen Venen (Vena lienalis, Vena mesenterica superior, Vena portae) ist primär keine Kontraindikation für radikale chirurgische Massnahmen. Gleiches gilt für peripankreatische Lymphknotenmetastasen. Beim Pankreaskarzinom wird im Rahmen einer radikalen operativen Therapie grundsätzlich eine Lymphknotendissektion mit Entfernung der regionalen Lymphknotenmetastasen durchgeführt. Natürlich bietet das CT, ähnlich wie die Sonographie, die Möglichkeit zur Beurteilung extrapankreatischer Organsysteme. Besonders muss die Frage nach einer Lebermetastasierung beantwortet werden.

Bei spezifischem Verdacht auf Gefässinfiltration kann fakultativ eine Angiographie des Truncus coeliacus und der mesenterialen Strombahn vorgenommen werden. Diese Untersuchung zählt jedoch nicht zur präoperativen Routine. Falls – in seltenen Fällen – eine ERCP mit Gallengangdarstellung nicht gelingt, kann die perkutane transhepatische Cholangiographie (PTC) diagnostisch weiterhelfen. Dieses Verfahren ist allerdings invasiv und mit Komplikationen belastet und stellt daher nur eingeschränkt eine Alternative zur ERCP dar.

Die endoskopische Sonographie zeigte in klinischen Studien vielversprechende Ergebnisse, so dass angenommen werden kann, dass diese Untersuchung eine Rolle beim Abklärungsstandard von Papillentumoren und Pankreasläsionen ($\leq$3 cm) zur Bestimmung der Ausdehnung des Tumors und Beurteilung einer möglichen Lymphknotenmetastasierung oder vor allem einer Gefässinfiltration spielen wird. Von nuklearmedizinischer Seite wurde jüngst die Positronenemissionstomographie (PET) für die wichtige differentialdiagnostische Abgrenzung des Pankreaskarzinoms zur chronischen Pankreatitis eingeführt. Mehrere Untersuchungen zeigten vielversprechende Ergebnisse mit einer 90%igen diagnostischen Treffsicherheit zum Karzinomnachweis. Die Kosten sind aber enorm gross und für die Validierung sind weitere Studien notwendig.

Die in jüngster Zeit weiterentwickelte Kernspintomographie bietet bei Pankreasläsionen eine exzellente Bildgebung und Differentialdiagnostik. Mit Hilfe des ultraschnellen MRT und spezieller Kontrastmittel können sehr exakte Befunde zur Morphologie und zu den Gefäss- und Gangverhältnissen erhoben werden, so dass auf eine Kombination von CT, ERCP und Angiographie heute vielfach verzichtet werden kann. Das heisst, mit einer Untersuchung können alle wichtigen Fragen zu einer Pankreasläsion beantwortet werden («one-shop shopping» oder «All-in-one»-MRT).

Klinik

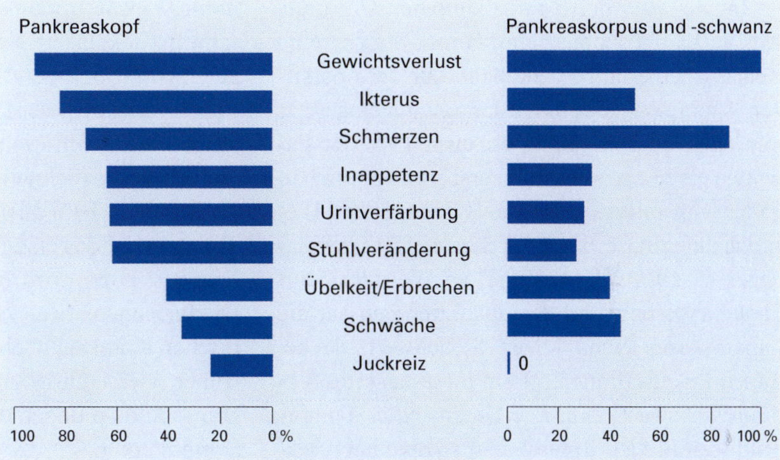

Sensitivität diagnostischer Methoden

Methode	<80%	>80%
Labordiagnostik	CA 19-9	
Bildgebende Verfahren	Sonographie CT MRI Angiographie PTC	ERCP «All-in-one»-MRT «All-in-one»-CT
Zytologie	FNP	

Im Zeitalter der laparoskopischen Chirurgie hat die Laparoskopie beim Tumor-Staging eine Renaissance erfahren. Sie kann vor der operativen Therapie des Pankreaskarzinoms eingesetzt werden. Dadurch gelingt es, etwa 10% der Patienten eine Laparotomie zu ersparen, nämlich in Fällen von intraperitonealer Tumoraussaat (Peritonealkarzinose, kleine Lebermetastasen, maligner Aszites). Besonders bei Verdacht auf Pankreaskorpus- und -kaudakarzinomen hat die Laparoskopie einen hohen Stellenwert, da bei diesen Lokalisationen oft ein metastasiertes Stadium vorliegen kann. Die Gefahr einer Tumorzelldissemination durch Laparoskopie bei resektablen Tumoren muss jedoch streng im Auge behalten werden.

Komplikationen

Da Karzinome der Bauchspeicheldrüse überwiegend im Pankreaskopf lokalisiert sind, führt das Wachstum des Tumors zur Obstruktion der dort gelegenen Strukturen, nämlich Ductus choledochus (Ikterus) und Ductus pancreaticus (Gangaufstau, eventuell akute Pankreatitis, im Verlauf chronische Pankreatitis). Auch das Duodenum wird häufig in Mitleidenschaft gezogen, in Form einer Stenose mit rezidivierendem Erbrechen, darüber hinaus aber auch in Form einer oberen gastrointestinalen Blutung, wenn der Tumor per continuitatem in das proximale Duodenum einwächst.

Etwa jedes dritte Pankreaskopfkarzinom führt zur Obstruktion oder Infiltration der grossen intestinalen Gefässe. Klinische Zeichen dieser Komplikation sind in fortgeschrittenen Stadien Pfortaderhochdruck (Aszitesbildung, Ösophagusvarizen, Splenomegalie). Pankreaskarzinome, welche in Pankreaskörper und Pankreasschwanz lokalisiert sind, führen häufig (≥60%) zur Infiltration oder Verlegung der Milzgefässe. Ferner zeigen diese Tumore charakteristischerweise eine Infiltration der retropankreatischen Nervenplexus (Schmerzen!).

Bei etwa 10% aller Patienten mit Pankreaskarzinom ist das erste Symptom eine akute Pankreatitis. Diese wird durch die Obstruktion des Ductus pancreaticus verursacht. Im heutigen klinischen Krankengut eher selten (unter 5%) ist die früher vielbeschriebene Thrombophlebitis migrans auf dem Boden des Pankreaskarzinoms.

Differentialdiagnose

Differentialdiagnostisch zum Pankreaskarzinom kommen alle anderen Erkrankungen der Bauchspeicheldrüse, besonders die chronische Pankreatitis, die akute Pankreatitis sowie Zysten und gutartige Tumore in Frage. Die klinisch schwierigste Entscheidung ist häufig die Abgrenzung zur chronischen Pankreatitis. Da es bei chronischer Pankreatitis in etwa einem Drittel der Fälle zu einer Volumenvermehrung des Pankreaskopfs mit Gangaufstau des Ductus pancreaticus und des Ductus choledochus kommt, kann hier im Einzelfall die Unterscheidung schwierig sein. Meist ist aber die Differentialdiagnose über eine ERCP oder heute MRT/MRCP möglich, da bei chronischer Pankreatitis in der Regel das gesamte Pankreasparenchym und das Gangsystem charakteristische Zeichen der Entzündung zeigen. Für erfahrene Kliniker ist die Differentialdiagnose zwischen Pankreaskarzinom und chronischer Pankreatitis bei über 90% der Fälle lösbar.

Differentialdiagnostisch wichtig sind ferner sämtliche Ikterusformen, also durch Steinver-

Diagnostik und Therapie bei Verdacht auf Pankreaskarzinom

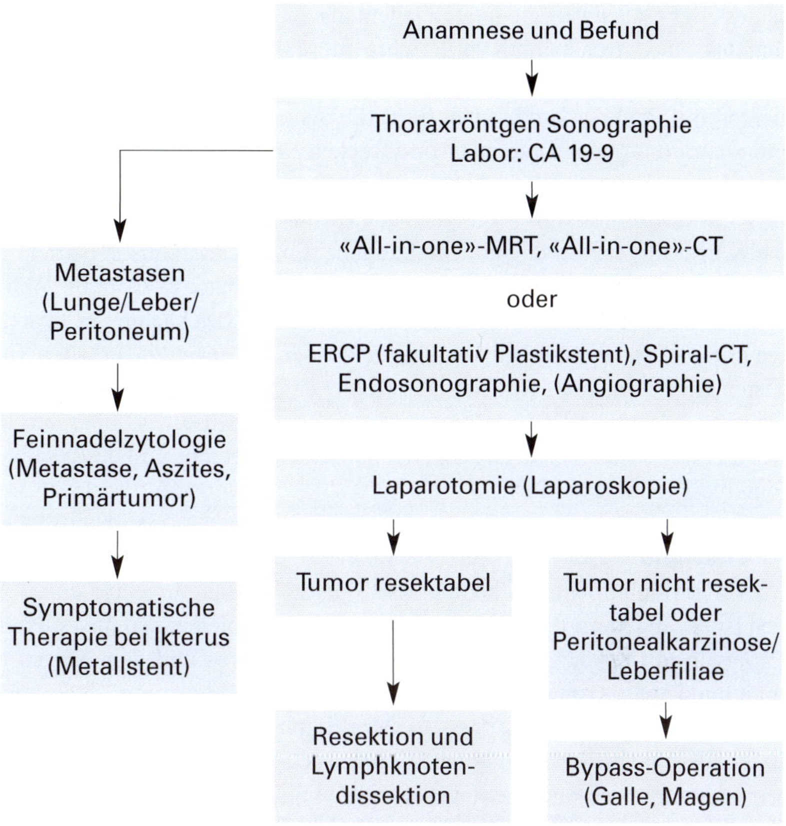

Stenting

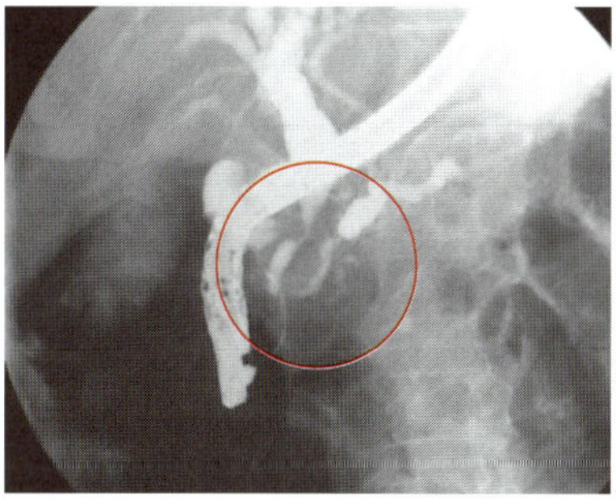

ERCP mit «double duct sign» (◯) beim Pankreaskopfkarzinom.

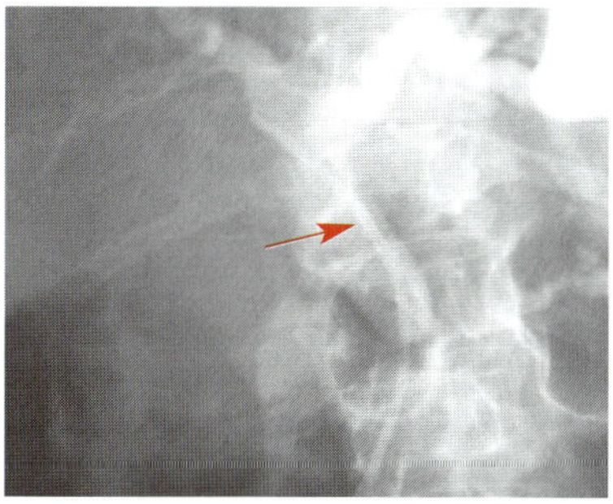

Plastikstent (Pfeil) im Gallengang zur Therapie des Ikterus.

schluss der Gallenwege bedingte Gallenaufstauung sowie die intrahepatisch verursachte Ikterussymptomatik. Bei etwa zwei Dritteln aller Patienten mit Pankreaskarzinomen führt die Symptommanifestation in Oberbauch und Rücken zu einer langwierigen gastroenterologischen (Ulkus, Dyspepsie, Motilitätsstörungen) oder auch orthopädischen (degenerative und entzündliche Erkrankungen der Wirbelsäule) Vorbehandlung. Hieraus folgt, dass mehr als 60 Jahre alte Patienten mit uncharakteristischen, seit über 2 Wochen bestehenden, in den Rücken ausstrahlenden Oberbauchbeschwerden unbedingt einer gastroenterologischen Abklärung hinsichtlich eines Pankreaskarzinoms bedürfen.

Therapie

In Zentren mit entsprechend grosser operativer Erfahrung kann die Pankreaschirurgie dem Patienten mit hoher Sicherheit (geringe Morbidität und Letalität) angeboten werden. Daten zur Qualitätssicherung zeigen, dass die Morbidität unter 30% und die Letalität unter 5% liegen sollten. In Zentren der Pankreatologie liegt heute die Resektionsrate beim Pankreaskarzinom bei 50% und höher. Die übrigen Fälle können lediglich einer palliativen Therapie zugeführt werden.

Patienten mit Fernmetastasierung (Peritoneum, Leber, Lunge) profitieren von operativen Massnahmen nicht. Bei vorhandenem Ikterus sollte in diesen Fällen nach Möglichkeit endoskopisch eine Gallenwegendoprothese eingelegt werden (Metallstent). In seltenen Fällen, wenn dies endoskopisch nicht gelingt, kann der Gallenweg transhepatisch mit einer PTCD geschient werden.

Alle übrigen Patienten im nichtmetastasierten Stadium sollten operativen Massnahmen zugeführt werden, weil damit die Chance für eine kurative Therapie besteht oder durch die Resektion des Tumors eine längerdauernde Palliation möglich ist.

Die chirurgische Therapie des Pankreaskopfkarzinoms entspricht einer partiellen Duodenopankreatektomie (Whipple-Operation). In aller Regel gelingt es heute, bei diesen Patienten den Magen zu erhalten (pyloruserhaltende partielle Duodenopankreatektomie). Die Bauchspeicheldrüse wird oberhalb der Pfortaderebene durchtrennt und das gesamte Pankreaspräparat rechts von der Pfortader samt dem Duodenum, der extrahepatischen Gallenwege ebenso wie der Gallenblase entfernt. Die Rekonstruktion erfolgt mit dem Jejunum durch Anastomose mit dem verbleibenden linken Pankreas, dem Ductus hepaticus und dem Magen bzw. dem postpylorischen Duodenum. Jede radikale Pankreaskopfresektion schliesst heute eine onkologisch ausgerichtete Lymphknotendissektion ein, da es sich gezeigt hat, dass das Lokalrezidiv von Lymphknotenmetastasen ausgeht.

Bei lokal inoperablem Tumor erfolgt in der Therapie des Ikterus eine biliodigestive Anastomose, entweder in Form einer Choledochoduodenostomie oder einer Hepatikojejunostomie (immer kombiniert mit Cholezystektomie). Liegt eine Duodenalkompression mit Magenausgangstenosesymptomatik vor, wird zusätzlich ein operativer Bypass in Form einer Gastroenterostomie (Gastrojejunostomie) vorgenommen.

Pankreaskorpus- und Pankreasschwanzkarzinome sind wegen ihrer späten Manifestation in der Regel operativ weniger gut anzugehen. Bei

Komplikationen

Verschlussikterus
Magenausgangsstenose
Akute Pankreatitis (bei 10% Erstmanifestation des Karzinoms)
Obere Gastrointestinalblutung
Aszites
Splenomegalie/Ösophagusvarizen
Diabetes mellitus
Steatorrhö
Thrombophlebitis migrans
Thromboembolien

CT-Diagnostik

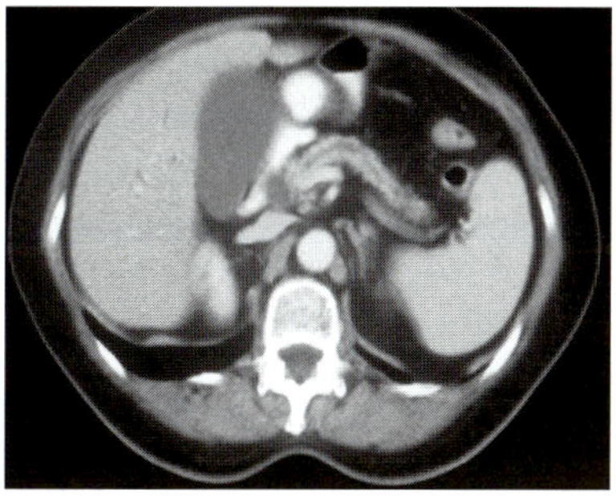

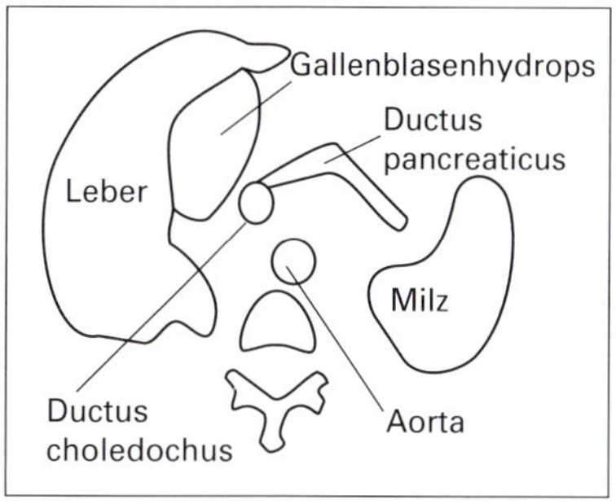

Aufstau von Pankreas- und Gallengang als Folge eines Pankreaskopfkarzinoms.

MRT und MRCP

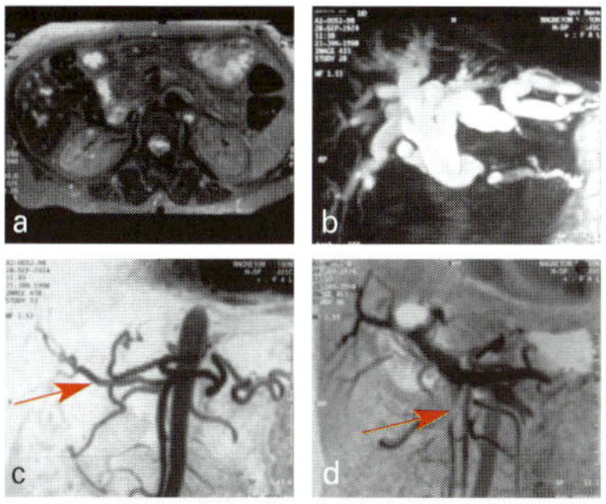

Pankreaskarzinom (a) mit Verschlussikterus (b): «double duct sign» in der MCRP. Rechte Leberarterie (Pfeil) aus A. mesenterica sup. (c) und Teilverschluss (Pfeil) V. mesenterica sup. (d).

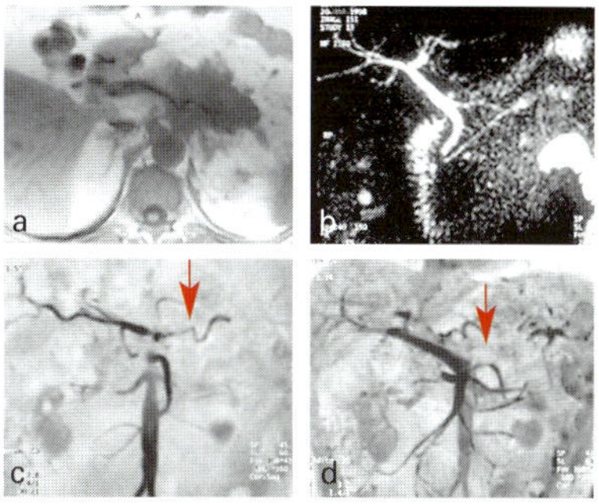

Fortgeschrittenes Pankreasschwanzkarzinom (a) mit Gangabbruch im Schwanzbereich (b). Infiltration (Pfeil) A. lienalis (c) und Verschluss (Pfeil) V. lienalis (d).

Ausschluss von Metastasen (bildgebende Diagnostik, Laparoskopie) kommt bei radikaler Intention eine Pankreaslinksresektion mit Splenektomie und Lymphknotendissektion in Frage.

Chemo- und Radiotherapie

Das Pankreaskarzinom zeigt nur eine geringe Chemo- und Radiotherapieempfindlichkeit. Anders erscheint dieses Therapieprinzip als adjuvante Massnahmen nach radikaler chirurgischer Therapie. Besonders aus Japan werden ermutigende klinische Daten übermittelt mit 5-Jahres-Überlebensraten bis zu 30% nach radikaler operativer Therapie kombiniert mit adjuvanter Chemo- und Radiotherapie. Diese Daten wurden in Europa und den Vereinigten Staaten in kontrollierten klinischen Studien überprüft. Die Ergebnisse der ersten europäischen Studie über adjuvante Therapie liegen vor (ESPAC-1). In dieser Untersuchung mit vier Studienarmen (Beobachtung, Chemoradiotherapie, Chemotherapie allein oder beides kombiniert) bei 541 Patienten zeigte sich ein signifikanter Überlebensvorteil der adjuvanten Chemotherapie nach Pankreasresektionen (medianes Überleben 19,7 Monate verglichen mit 14 Monaten ohne Therapie). Die aktuell vorliegenden Langzeitresultate zeigen für die postoperative Chemotherapie ähnlich gute 5-Jahres-Überlebensraten wie in Japan (Kontrollgruppe 10%, adjuvante Chemotherapie 30%). Auch regional über den Truncus coeliacus angewandte Chemotherapiekonzepte wurden in klinischen Studien evaluiert, z.B. als adjuvante oder neoadjuvante regionale Chemotherapie, im letzteren Fall zum Downstaging des Tumors und zur anschliessenden Resektion. Die Ergebnisse sind bislang aber nicht überzeugend.

Interessant sind auch alternative Ansätze mit perkutaner Strahlentherapie in Kombination mit Chemotherapeutika, z.B. 5-FU oder Gemcitabin, die als Radiosensitizer in diesem Zusammenhang eingesetzt werden. Inwieweit dadurch eine Überlebenszeitverlängerung erzielt werden kann, ist offen. Bei lokal fortgeschrittenen Pankreaskarzinomen konnte durch die kombinierte Anwendung von perkutaner Bestrahlung und 5-FU im Vergleich zur alleinigen Bestrahlung ein verlängertes Überleben erzielt werden. Dieses Konzept unterstreicht die Wichtigkeit einer Radiosensibilisierung durch begleitende Chemotherapie (z.B. Gemcitabin). Dies zielte bislang nur auf die lokale Tumorkontrolle ab, und als logische Konsequenz sollte dieser Ansatz für eine multimodale Therapie (adjuvant und neoadjuvant) mit einer fortgesetzten Chemotherapie nach radikaler Chirurgie geprüft werden.

In den letzten Jahren wurde eine grosse Anzahl von adjuvanten/neoadjuvanten Studien publiziert, auf deren Darstellung hier bewusst verzichtet wird. Das Hauptproblem dabei ist, dass die Ergebnisse eher verwirren, als dass daraus klare therapeutische Strategien abgeleitet werden könnten; die Fallzahlen sind meist zu klein, weshalb eine zu geringe Aussagekraft daraus resultierte. Aus diesem Grund ist es wichtig, dass in spezialisierten Zentren internationale multizentrische klinisch randomisierte kontrollierte Untersuchungen mit klaren chirurgischen Standards und Studiendesign (z.B. ESPAC-1 und Folgestudien) durchgeführt werden, um evidenzbasierte multimodale Therapiekonzepte beim Pankreaskarzinom zu erhalten.

Operative Therapie

Kontraindikationen
Fernmetastasen (Leber, Lunge) Komplexe Gefässinfiltration (Truncus coeliacus, A. mesenterica sup.) Komorbidität des Patienten

Operative Verfahren

Partielle Duodenopankreatektomie (klassischer Whipple)
+ radikale Lymphknotendissektion
Pyloruserhaltende partielle Duodenopankreatektomie
+ radikale Lymphknotendissektion
Pankreaslinksresektion mit Splenektomie
+ radikale Lymphknotendissektion
Palliativmassnahmen: Hepatikojejunostomie, Gastrojejunostomie
Explorative Laparotomie

Vorteile des pylorus-erhaltenden Whipple

Organschonendes Verfahren (Magen)
Operationszeit verkürzt
Blutverlust geringer
Gastrointestinalfunktion besser
Lebensqualität besser

Postoperative Komplikationen nach Whipple-Eingriff

	%	
Morbidität	20–30	
Anastomosenulkus	5–20	(klassischer Whipple)
	2	(pyloruserhaltender Whipple)
Verzögerte Magenentleerung	10–30	
Letalität	< 5	

Palliative Chemotherapie

Palliative Massnahmen beim fortgeschrittenen Pankreaskarzinom haben die Schmerzreduktion mit einer guten verbleibenden Lebensqualität im Fokus und weniger die Tumorrückbildung. Hierbei haben sich 5-FU mit und ohne Kombination mit Folinsäure, Mitomycin, Epirubicin, Cisplatin und in jüngster Zeit Gemcitabin als wirksam erwiesen. Im palliativen Sinne ist vor allem Gemcitabin vorteilhaft, das zu einer klinischen Verbesserung bei jedem vierten Patienten führt, bei nur wenig Nebenwirkungen.

Hormon- und Antikörpertherapie

Als palliative medikamentöse Therapieoptionen wurden in der Vergangenheit verschiedene Hormontherapien durchgeführt, z.B. mit Tamoxifen oder LH-RH-Analoga, da gezeigt wurde, dass in Pankreaskarzinomgewebe Geschlechtshormonrezeptoren exprimiert werden. Durch die antihormonale Therapie erhoffte man sich eine Beeinflussung des Tumorwachstums, die in klinischen Studien aber nicht belegt werden konnte. Ein Grund hierfür ist, dass Pankreaskarzinome diese Geschlechtshormonrezeptoren in unterschiedlichem Ausmass ausbilden. Da auch die Expression von Somatostatinrezeptoren vermehrt in Pankreaskarzinomen gefunden wurde, wurde der Wirksamkeit des Somatostatinanalogons Octreotid in hoher Dosierung (6 mg/Tag) besondere Aufmerksamkeit zuteil. In klinischen Studien mit Octreotid zeigte sich aber kein Überlebensvorteil. Die adjuvante Therapie mit monoklonalen Antikörpern gegen Pankreaskarzinomzellen nach radikaler Tumorentfernung mit minimalem «tumor load» ergab in einer Vergleichsstudie nach Whipple keine Vorteile bezüglich der Überlebenszeit, ob mit oder ohne monoklonaler Antikörpertherapie. Hoffnungen werden in neue Generationen von Antikörpern oder in eine Tumorvakzinierung mit eigenem Karzinomgewebe gesetzt, die spezifischer sind und selbst im humanen Organismus keine Antikörperbildung induzieren (z.B. chimäre Antikörper).

Prognose

Die 5-Jahres-Heilungsrate des Pankreaskarzinoms liegt derzeit international bei 1 bis maximal 10%. Das bedeutet, dass es zu den Tumoren mit überaus schlechter Prognose zählt. 80% aller Patienten haben zum Zeitpunkt der Diagnosestellung bereits Metastasen und 60% aller resektablen Pankreaskarzinome zeigen im endgültigen histologischen Präparat Lymphknotenmetastasen. Statistisch gesehen führt das unbehandelte Pankreaskarzinom in 1–2 Monaten, das palliativ behandelte in 3–6 Monaten und das radikal operierte in 9–18 Monaten zum Tode. In Anbetracht der Zunahme der Inzidenz dieses Tumors müssen unsere ärztlichen Bestrebungen für die Zukunft dahin gehen, eine frühzeitige Diagnose möglich zu machen und durch kombinierte Therapiemodalitäten (z.B. Chirurgie + Radiotherapie + Chemotherapie) die Behandlungsergebnisse zu verbessern.

Prognose

	Überlebenszeit, Monate
Unbehandelt	1–2
Palliative Therapie	3–6
Operative Therapie	9–18
5-Jahres-Heilung 1–10%	

	Therapiemodalität	Medianes Überleben Monate	2-Jahres-Überleben %
Adjuvante Therapie	FAM	23	27
	5-FU/FA	20	–
	EBRT 40 Gy/5-FU	13–20	38–46
	EBRT 50 Gy/Gem	16	39
	Regionale Chemotherapie	23	–
Neoadjuvante Therapie	EBRT/5-FU/Mit	16	43
	EBRT/5-FU/Pac/Gem	21	–

FAM = 5-FU, Adriamycin, Mitomycin C. 5-FU = 5-Fluorouracil. FA = Folinsäure. EBRT = Perkutane Radiotherapie. Mit = Mitomycin. Pac = Paclitaxel. Gem = Gemcitabine.

Prognose nach Operation

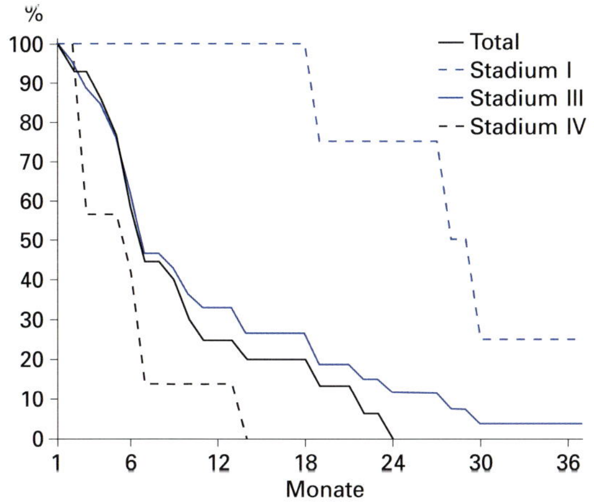

Statistisches Überleben nach operativer Therapie abhängig vom Tumorstadium.

Periampulläres Karzinom

Im Gegensatz zum Pankreaskarzinom haben periampulläre Tumore eine weitaus bessere Prognose mit 5-Jahres-Heilungsraten nach Resektion des Tumors von 30 bis 40%. Daher ist die Unterscheidung von Pankreaskarzinomen und periampullären Tumoren für den Patienten und den Arzt ausgesprochen wichtig.

Klassifikation der periampullären Tumore

Man unterscheidet drei Formen, nämlich distale Gallenwegkarzinome, ampulläre Karzinome (Papillenkarzinome) und Duodenalkarzinome. Entsprechend dem Pankreaskarzinom werden auch periampulläre Tumore nach dem TNM-System eingeteilt.

Pathologische Anatomie

Aufgrund der besseren Prognose der periampullären Tumore unterscheiden sich diese Neoplasien vom Pankreaskarzinom besonders hinsichtlich der Wachstumskinetik und ihres Metastasierungsverhaltens. Besteht beim Pankreaskarzinom wegen des fortgeschrittenen Stadiums zum Zeitpunkt der Diagnose eine Resektabilität von 20%, liegen beim periampullären Karzinom umgekehrte Verhältnisse vor. Hier ist die Resektabilität 80%, und bei nur etwa 30% der resezierten Tumore finden sich Lymphknotenmetastasen. Für die Papillentumore wird wie beim Kolonkarzinom eine Adenom-Karzinom-Sequenz beschrieben.

Klinisches Bild

Aufgrund der Lokalisation dieser Tumore in der Nähe der Papilla Vateri ist das klinische Bild in weiten Teilen dem des Pankreaskopfkarzinoms ähnlich. Patienten mit distalen Gallengang- und ampullären Karzinomen werden durch den auftretenden Verschlussikterus frühzeitig symptomatisch, anders als Patienten mit Duodenalkarzinomen, welche in der Regel eine Obstruktion des Duodenums produzieren oder aber zur oberen gastrointestinalen Blutung neigen.

Diagnostik

Die Diagnostik beginnt gleich wie beim exokrinen Pankreaskarzinom mit einer initialen Sonographie. Bei Verdacht auf periampullären Tumor schliesst sich eine Gastroskopie mit ERCP an. Duodenaltumore oder ampulläre Karzinome werden durch die Duodenoskopie mit Biopsie rasch diagnostiziert. Distale Gallengangkarzinome werden bei der sich anschliessenden Röntgenuntersuchung des Ductus choledochus dargestellt. Präoperativ empfiehlt sich die Durchführung eines kontrastmittelverstärkten CTs oder MRTs zum Staging des Tumors. Weitergehende diagnostische Massnahmen erübrigen sich meistens.

Therapie

Vier Fünftel aller periampullären Karzinome sind operativ resektabel. In aller Regel wird heute eine pyloruserhaltende partielle Duodenopankreatektomie (pyloruserhaltende Whipple-Operation) durchgeführt. Ähnlich wie beim Pankreaskarzinom schliesst sich eine extensive peripankreatische Lymphknotendissektion an.

Für die 20% der Patienten mit nichtresektablen Tumoren kommen operative Umgehungseingriffe (Hepatikojejunostomie oder Choledochoduodenostomie) sowie eine Gastroenteroanastomose in Betracht. Bei initial bereits diag-

TNM-Klassifikation (UICC 1997)

T-Klassifikation

T_X	Primärtumor nicht beurteilbar
T_0	Kein Anhalt für Primärtumor
Tis	Carcinoma in situ
T_1	Tumor begrenzt auf Pankreas, $\leq$2 cm in grösster Ausdehnung
T_2	Tumor begrenzt auf Pankreas, >2 cm in grösster Ausdehnung
T_3	Tumor breitet sich direkt in Duodenum, Ductus choledochus und/oder peripankreatisches Gewebe aus
T_4	Tumor breitet sich direkt in Magen, Milz, Kolon und/oder benachbarte grosse Gefässe aus

N-Klassifikation

N_X	Regionäre Lymphknoten nicht beurteilbar
N_0	Keine regionären Lymphknoten-metastasen
N_1	Regionäre Lymphknotenmetas-tasen
N_{1a}	Metastase in einem einzelnen regionären Lymphknoten
N_{1b}	Metastasen in mehreren regionären Lymphknoten

M-Klassifikation

M_X	Fernmetastasen nicht beurteilbar
M_0	Keine Fernmetastasen
M_1	Fernmetastasen

Periampulläre Tumore

Papillenadenom
Papillenkarzinom
Duodenalkarzinom
Distales Gallenwegkarzinom

Papillenkarzinom

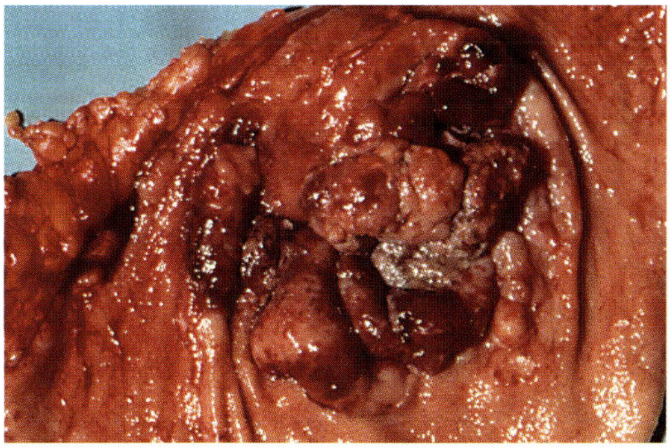

Makropräparat. 2 cm grosses Papillenkarzinom.

nostiziertem metastasiertem Stadium (Leber, Lunge) und Zeichen des Verschlussikterus sollten operative Massnahmen unterbleiben und durch endoskopische oder transhepatische Einlage von Gallenwegprothesen ersetzt werden. Bei kleinen Papillenkarzinomen (bis zu 1 cm Grösse) oder Papillenadenomen kann besonders bei Patienten in schlechtem Allgemeinzustand eine Ampullektomie (Papillenexstirpation mit operativer Wiedereinpflanzung von Ductus choledochus und Ductus pancreaticus) erfolgen.

Prognose

Im Vergleich zum exokrinen Pankreaskarzinom haben periampulläre Tumore eine 5-Jahres-Überlebenschance von 30%. Die Prognose ist also aus onkologischer Sicht gut und es sollte wenn immer möglich eine radikale onkologisch-chirurgische Therapie angestrebt werden.

Überlebensrate abhängig von der Tumorgrösse

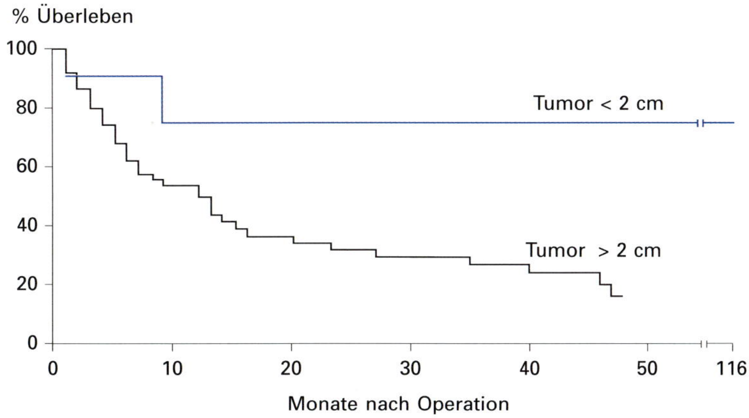

Überlebensrate abhängig vom Lymphknotenbefall

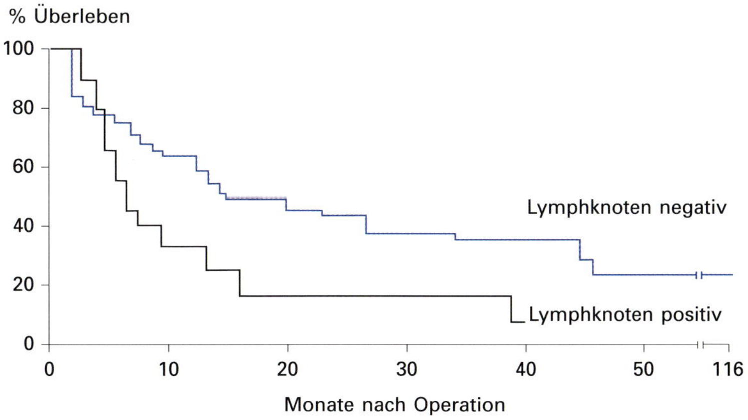

Prognose der periampullären Karzinome

5-Jahres-Überlebensraten nach Whipple		
	%	Bereich, %
Ampulla Vateri	40	28–70
Distaler Choledochus	22	17–33
Duodenum	25	33–68

Endokrine Pankreastumore

Endokrine Pankreastumore werden in gutartige oder bösartige Neoplasien des neuroendokrinen Systems in der Bauchspeicheldrüse eingeteilt. Zur Klassifikation dieser neuroendokrinen Tumore (NET) des gastroenteropankreatischen Systems (GEP) hat sich die funktionelle Einteilung bewährt, entsprechend den im Tumor lokalisierten und klinisch wirksam werdenden Hormonen.

Die beiden häufigsten endokrinen GEP-Tumore der Bauchspeicheldrüse sind das Insulinom (etwa 75% der Fälle) und das Gastrinom (etwa 20% der Fälle). Alle anderen endokrinen Bauchspeicheldrüsentumore sind äusserst selten und werden in der Literatur nach wie vor als Fallberichte gesammelt.

Insulinom

Etwa 75% aller endokrinen Pankreastumore manifestieren sich klinisch als insulinproduzierend. Mehr als 90% der Insulinome sind gutartig. Jeweils ein Drittel der insulinproduzierenden Tumore sind in Pankreaskörper, Pankreaskopf bzw. -schwanz anzutreffen. Etwa 90% der Insulinome treten singulär auf, bei einer Grösse des Tumors von durchschnittlich 1–3 cm. Etwa 10% der Patienten haben multiple Insulinome und es besteht eine Assoziation zu MEN-1.

Klinisches Bild und Diagnose

Die Symptomatik des Insulinoms ist in der Regel durch neurologische Erscheinungen charakterisiert, verursacht durch die hyperinsulinämische Hypoglykämie. Sehr häufig treten vorübergehende Bewusstseinsstörungen oder Absenzen auf, die den Patienten primär in eine neurologische Behandlung führen. Es ist nicht ungewöhnlich, dass ein Insulinom als Epilepsie verkannt wird.

Die Diagnose des Insulinoms wird durch einen Fastentest gestellt. Der Patient muss bis zu 48 h fasten, bei gleichzeitiger kontinuierlicher Registrierung von Blutzucker, Insulin und C-Peptid. Beim insulinproduzierenden endokrinen Pankreastumor kommt es während dieses Tests zum Abfallen der Blutzuckerkonzentration bei gleichzeitigem Anstieg des Insulins und/oder des C-Peptids. Hiermit wird die autonome, von der Blutzuckerkonzentration unabhängige Insulinsekretion demonstriert, was beweisend für einen insulinproduzierenden Tumor ist.

Die Lokalisationsdiagnostik des Insulinoms im Pankreas beginnt mit der Sonographie. Bei guten Untersuchungsbedingungen und mit einem erfahrenen Untersucher liegt deren Sensitivität bei etwa 50%. Neuerdings wird zur Diagnose endokriner Pankreastumore auch die endoskopische Sonographie eingesetzt, mit einer deutlich höheren Nachweisrate (80%).

Das kontrastmittelverstärkte CT und das MRT des Abdomens sollten vor der operativen Therapie des Insulinoms eingesetzt werden. Diese haben neben der selektiven Angiographie des Truncus coeliacus die höchste Sensitivität im Nachweis insulinproduzierender Tumore (über 80%). Insulinome des Pankreas zeigen sich charakteristischerweise an der überproportionalen Kontrastmittelaufnahme (Hypervaskularisation). Fakultativ kann bei fehlendem Nachweis eine Somatostatinrezeptorszintigraphie durchgeführt werden. Lässt sich nach Ausschöpfen der bildgebenden Diagnostik das Insulinom präoperativ nicht darstellen, sollte bei eindeutigem Fastentest eine chirurgische Exploration erfolgen, da

Klassifikation

Typ	Inzidenz %	Entartungs-rate, %	Hormon	Extrapankreatische Lokalisation, %
Insulinom	75	<10	Insulin	1
Gastrinom	15–20	>50	Gastrin	20–40
Vipom	1–2	>50	vasoaktives intestinales Polypeptid	5–20
Glukagonom	1–2	>70	Glukagon	selten
Somatostatinom	<1	>50	Somatostatin	häufig
PPom	<1	?	pankreatisches Polypeptid	?
Karzinoid	?	?	Serotonin	?
Kortikotropinom	<1	>99	melanozyten-stimulierendes Kortikotropin	?
Parathyrinom	<1	>99	?	?
Neurotensinom	?	?	Neurotensin	?
Kalzitoninom	?	?	Kalzitonin	?
«Non-peptide»-Tumore	<5	>50	–	?

Klinik

Insulinom	Häufigkeit, %
Neurologische Symptome (Schwindel, Absenzen, Apathie, Koma)	92
Kardiovaskuläre Symptome (episodische Palpitation, präkordialer Schmerz)	17
Gastrointestinale Symptome (Hungerattacken, Übelkeit, Erbrechen)	9

Operationssitus und Makropräparat

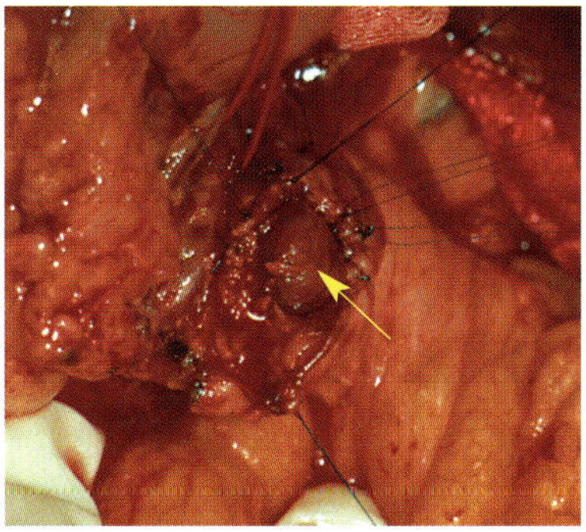

Intraoperativer Situs bei einem Insulinom im Pankreasschwanz (Pfeil).

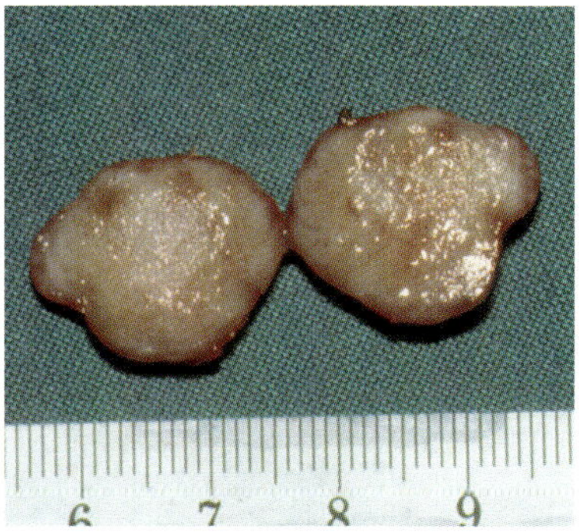

Makropräparat eines Insulinoms.

intraoperativ 95% der endokrinen Pankreastumore gefunden werden.

Therapie

Die Therapie des Insulinoms erfolgt operativ. Anzustreben ist entweder die Enukleation des endokrinen Tumors oder die Resektion des betroffenen Pankreasabschnitts. Da Insulinome bis zu 20% multipel auftreten, sollte intraoperativ eine direkte Sonographie des Pankreas erfolgen, um multiples Auftreten auszuschliessen bzw. dann entsprechend zu therapieren. Bei malignen Insulinomen können multiviszerale Resektionen oder ein Tumordebulking aufgrund der häufig günstigen Prognose zum Einsatz kommen.

Prognose

Die Prognose ist in der Regel gut, denn über 90% der Tumore sind gutartig, so dass mit der operativen Therapie eine Heilung erreicht werden kann. Die seltenen Inselzellkarzinome werden nach onkologischen Kriterien chirurgisch therapiert.

Gastrinom (Zollinger-Ellison-Syndrom)

Etwa 20% aller endokrinen Pankreasneoplasien betreffen gastrinproduzierende Tumore. Im Gegensatz zum Insulinom zeigt dieser Tumor eine hohe Rate maligner Entartung mit früher Metastasierung in Lymphknoten und Leber (über 50%). Gastrinome sind im Schnitt 1–2 cm grosse Tumore, die überwiegend im Dreieck («gastrinoma triangle») zwischen Pankreaskopfregion, mittlerem Duodenum (Pars 1–3) und Choledochus gefunden werden. Duodenale Gastrinome sind häufiger als pankreatische, wobei 20–40% MEN-1-assoziierte Gastrinome multipel im Duodenum auftreten.

Klinisches Bild und Diagnose

Das klinische Bild des Gastrinoms ist durch ein schweres Ulkusleiden aufgrund der überschiessenden Gastrinsekretion der Tumore gekennzeichnet. Der Verdacht entsteht bei rezidivierenden Ulkusleiden, bei Ulcera duodeni et ventriculi an untypischer Stelle und bei der Symptomkombination von Ulkus mit Refluxerkrankung und rezidivierenden Durchfällen. Die Diagnose erfolgt durch die Gastrinbestimmung im Serum, besonders nach Stimulation mit Sekretin. Durch die Sekretingabe kommt es zum exzessiven Gastrinanstieg im Serum, der die Diagnose «Gastrinom» belegt.

Die Lokalisationsdiagnostik des Gastrinoms ist schwierig, sollte aber klinisch immer angestrebt werden. In Frage kommen primär eine Sonographie und sekundär die kontrastmittelverstärkte CT oder MRT des Abdomens und die selektive Angiographie des Truncus coeliacus und der mesenterialen Strombahn. Ähnlich wie beim Insulinom stellen sich Gastrinome durch ihre Hypervaskularisierung dar. Eine sorgfältige Endoskopie des Duodenums mit Feininspektion und endoskopischer Sonographie der Mukosa sind weitere obligate Bestandteile der Diagnostik. Als sehr sensitives Verfahren hat sich in jüngster Zeit die Somatostatinrezeptor- oder Octreotidszintigraphie bei der Lokalisationsdiagnostik von NET gezeigt, da diese Tumore Somatostatinrezeptoren aufweisen und nuklearmedizinisch nachgewiesen werden können. Aufgrund der hohen Somatostatinrezeptorendichte bei Gastrinomen ist die Szintigraphie das sensitivste Verfahren.

Diagnostik und Therapie des Insulinoms

Anamnese und Befund

↓

Fastentest

↓

Lokalisations-diagnostik
Sonographie
CT/MRT
Angiographie

↓

Operation mit intraoperativer Sonographie
Enukleation
Resektion

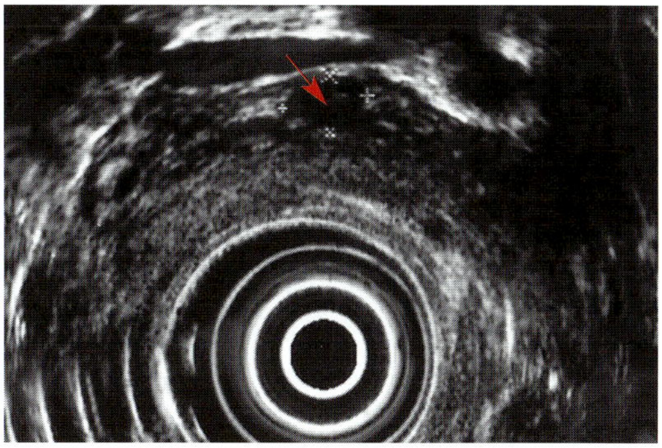

Endosonographie. 7 × 5 mm grosse echoarme Raumforderung (Pfeil) im Übergang Pankreaskopf zu -korpus.

Provokations-tests

	Test	Tumorantwort
Gastrinom	Sekretintest	Anstieg von Gastrin über 100%
Somatostatinom	Kalzium/ Pentagastrintest	Anstieg von Somatostatin
Karzinoid	Kalzium/ Pentagastrintest	«Flush» nach 3 min, Dauer über 30 min
Insulinom	Fastentest	Hypoglykämie, Anstieg von Insulin und C-Peptid
Glukagonom	kein spezifischer Test	

Therapie

Wird ein Gastrinom lokalisiert, sollte die chirurgische Therapie mit Exstirpation/Resektion des Tumors und Lymphknotendissektion erfolgen. Häufig (30–50%) misslingt die Lokalisation des gastrinproduzierenden Tumors, was trotzdem eine explorative Laparotomie nach sich ziehen sollte. Sorgfältige intraoperative Palpation, Inspektion, Sonographie und intraoperative Gastroskopie mit Diaphanie (duodenaler Sitz) ermöglichen in vielen Fällen, das Gastrinom zu finden und zu resezieren. Wegen der hohen Malignitätsrate (über 50%) wird das Gastrinom jedoch nicht selten bereits im metastasierten Stadium angetroffen. Hier empfehlen sich tumorverkleinernde chirurgische Massnahmen («debulking»).

Die Chirurgie des Gastrinoms besteht in der Enukleation des Tumors, einschliesslich einer Teilresektion des Duodenums, oder in der Resektion des betroffenen Pankreasanteils (z.B. partielle Duodenopankreatektomie).

Bei chirurgisch nicht auffindbarem Tumor bzw. bei palliativer Situation kommt als alternatives Therapieprinzip die lebenslange Gabe von Protonenpumpenhemmern, wie Omeprazol zur Säuresekretionsreduktion und Somatostatin oder dessen Analogon Octreotid zur symptomatischen Therapie, in Betracht. Auf die früher häufig durchgeführte Gastrektomie zur Elimination des Erfolgsorgans kann heute verzichtet werden.

Seltene endokrine Pankreastumore

Neben dem Insulinom und dem Gastrinom finden sich in sehr seltenen Fällen das Vipom, das Glukagonom, das Somatostatinom, das CRFom («corticotropin-releasing factor»), das GRFom («growth-hormone-releasing factor»), das pankreatische Polypeptinom, das Karzinoid und die hormoninaktiven endokrinen Pankreastumore (etwa 20–35%), die überwiegend maligne sind und zusammengenommen höchstens 10% der endokrinen Tumore des Pankreas ausmachen.

Die klinische Symptomatik ist entweder geprägt durch das im Tumor produzierte Hormon (Vipom: wässrige Diarrhö; Glukagonom: Hyperglykämie und charakteristische Hautsymptomatik), oder der hormoninaktive endokrine Pankreastumor macht sich erst spät als Raumforderung bemerkbar. Diagnostisch wird versucht, die jeweils exzessive Hormonproduktion im Serum nachzuweisen. Für die Lokalisationsdiagnostik gilt das gleiche Vorgehen wie beim Insulinom und Gastrinom: Sonographie, kontrastmittelverstärkte CT/MRT, selektive Angiographie der zöliakalen und mesenterialen Strombahn und Octreotidszintigraphie.

Therapeutisch ist immer eine chirurgische Exstirpation oder Tumorverkleinerung anzustreben. Entgegen anderen onkologischen Prinzipien profitieren Patienten mit fortgeschrittenen endokrinen Tumoren der Bauchspeicheldrüse auch von einer Tumorverkleinerung, da das führende Symptom meistens die Hormonüberproduktion ist, welche durch «debulking» vermindert werden kann.

Bei fortgeschrittenem Tumorstadium mit Metastasen kommt als Alternative zur oder kombiniert mit der Chirurgie eine palliative Dauertherapie mit Somatostatinanaloga, heute vorzugsweise mit intramuskulären Depotpräparaten wie Octreotide LAR oder Lanreotide in Betracht. Interessante Ergebnisse wurden jüngst mit einer rezeptorvermittelten Radionuklidtherapie (^{90}Y-

Pathophysiologie des Gastrinoms

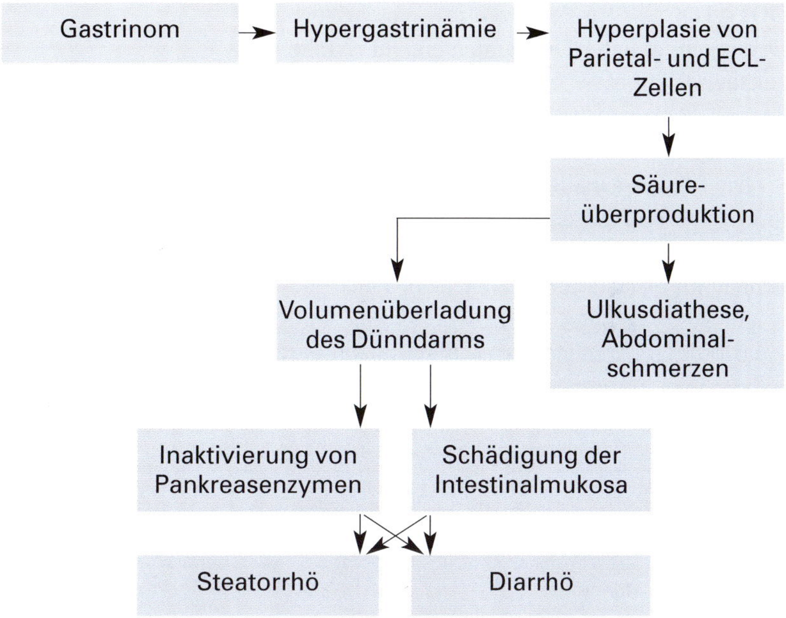

Octreotidtherapie bei inoperablen NET

	Patienten	Symptombesserung, %
Karzinoid	38	60
Vipom	13	85
Glukagonom	7	85
Gastrinom	12	58
Insulinom	12	41

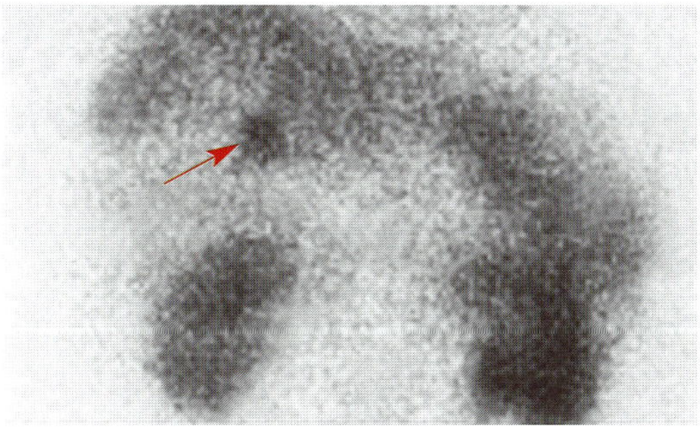

Octreotid-Scan. Gastrinom (Pfeil) in Projektion auf das Ligamentum hepatoduodenale.

DOTATOC, ^{111}In-Pentetreotid) beschrieben. Damit gelingt unter Umständen eine über Jahre anhaltende klinische Kontrolle des Tumors.

Prognose

Die Prognose maligner NET des Pankreas ist individuell sehr unterschiedlich. Im Gegensatz zum exokrinen Pankreaskarzinom können Patienten mit metastasierten NET jedoch über Jahre mit guter Qualität leben, so dass eine individuelle Einschätzung je nach Stadium im entsprechenden Zeitintervall vorgenommen werden muss.

Anhang

Pankreaschirurgie

Noch in den siebziger Jahren war die Pankreaschirurgie eine überaus gefährliche Angelegenheit. Gründe hierfür: die Anatomie der Bauchspeicheldrüse und die Schwierigkeit, das Pankreasparenchym zu nähen bzw. zu anastomosieren.

Dank moderner Naht- und Rekonstruktionstechniken, aber auch wegen des Prinzips der perioperativen Sekretionshemmung ist die Bauchspeicheldrüsenchirurgie heute in den Bereich sicherer Chirurgie einzuordnen. Konkret bedeutet dies, dass die Klinikletalität nach operativer Therapie der nekrotisierenden Pankreatitis in erfahrenen Händen unter 20% liegt. Bei operativer Therapie der chronischen Pankreatitis ist die Kliniksterblichkeit in Zentren bei etwa 1–2% angelangt. Tumore des Pankreas und periampulläre Karzinome können heute mit einer Kliniksterblichkeit unter 5% reseziert werden.

Chirurgische Verfahren bei nekrotisierender Pankreatitis

Entscheidend ist die Tatsache, dass Entzündungen der Bauchspeicheldrüse sich im Retroperitoneum abspielen und nicht primär intraperitoneal, d.h. in der Bauchhöhle.

Methode der Wahl ist heute die Nekrosektomie kombiniert mit einer geschlossenen Lavage der Bursa omentalis und der retroperitonealen Nekrosestrassen.

Alternativ zur geschlossenen Spülung bieten sich die offenen Verfahren an. Dies sind zum einen die «geplante Relaparotomie» oder «Etappenlavage», zum anderen das «open packing» (offenes Abdomen). Bei beiden Verfahren wird anstatt der geschlossenen Spülung eine offene Lavage der Nekrosehöhlen mit täglicher operativer Revision vorgenommen. Diese Methoden haben vor allem bei gezwungener chirurgischer Frühintervention ihren Stellenwert, in einer Phase, in welcher die Nekrosen nicht gut demarkiert sind. Durch die häufigen Revisionen mit chirurgischer Manipulation besteht eine erhebliche Komplikationsgefahr (Dünndarmfisteln, Blutungen), weswegen das geschlossene Verfahren vorzuziehen ist. In erfahrenen Händen bringen die offenen Verfahren vergleichbar gute Therapieergebnisse wie das Konzept der geschlossenen Behandlung. Da heute möglichst spät (≥3 Wochen) bei gut demarkierten Nekrosen und Infektion derselben operiert wird, sollten geschlossene Verfahren zur Anwendung kommen; in den meisten Fällen (70–80%) genügt dabei eine einzige Operation.

Nekrosektomie und kontinuierliche geschlossene Lavage des Retroperitoneums

Der Zugang erfolgt durch eine mediane oder quere Oberbauchlaparotomie. Zwischen Magen und Querkolon wird durch das Ligamentum gastrocolicum eingegangen. Entlang der Magenhinterwand gelangt man zum Pankreaslager. Die Pankreaskapsel wird eröffnet und es werden die peripankreatischen Nekrosen vorsichtig digital und instrumentell entfernt. Es kommt darauf an, ausschliesslich gut demarkierte Nekrosen zu entfernen. Frische Nekrosen sind zu belassen, da nach deren Entfernung Blutungen entstehen. Nach Debridement der peripankreatischen Nekrosen beginnt die Nekrosektomie der Pankreasnekrosen. Hier ist äusserst vorsichtig zu Werke zu gehen, damit man nicht durch eine schwerwiegende Blutung aus den Milzgefässen oder aus der Pfortader in eine iatrogen verursachte, chirurgisch schwer lösbare Situation gelangt. Wiederum ist entscheidend, nur die gut demarkierten Nek-

Operationsverfahren bei nekrotisierender Pankreatitis

Nekrosektomie mit geschlossener Lavage
Nekrosektomie mit Etappenlavage
Nekrosektomie mit «open packing»

Operationssitus

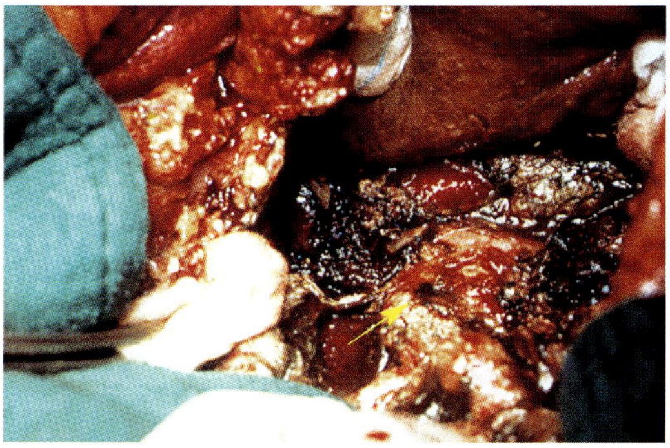

Pankreas (Pfeil). Intraoperativer Situs nach Nekrosektomie.

Lavagesystem zur geschlossenen Spülbehandlung

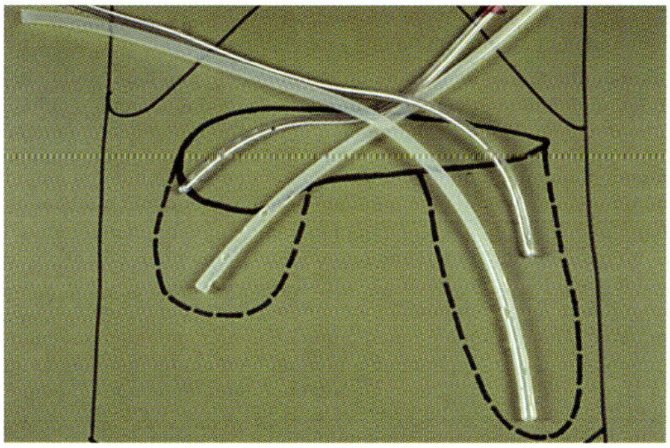

Doppelläufige Spülkatheter, schematisch plaziert.

rosen zu entfernen. Nach Nekrosektomie im Pankreas werden die retroperitonealen Nekrosestrassen eröffnet und gleichzeitig das nekrotische Fettgewebe entfernt. Unter Umständen dehnen sich diese retroperitonealen Nekrosestrassen bis ins kleine Becken hinter dem Colon ascendens und descendens aus. Nach Nekrosektomie werden doppelläufige Spülkatheter in das Pankreaslager, aber auch in die retroperitonealen Nekrosestrassen plaziert. Die Bursa omentalis wird wieder verschlossen, damit ein wasserdichtes retroperitoneales Spülkompartment besteht. Bereits intraoperativ beginnt die Spülung der Nekrosehöhlen mit einer leicht hyperosmolaren Spüllösung, welche zur kontinuierlichen Peritonealdialyse entwickelt wurde (z.B. CAPD-Lösung). Innerhalb der 1. postoperativen Woche wird mit Spülmengen von 20 bis 50 Liter/Tag gespült. Entscheidend ist eine sorgfältige 2- bis 6stündliche Bilanz. Nach einer Woche, und wenn der Patient langsam aus dem septischen Krankheitsbild herauskommt, kann die Spülmenge in 3-Tages-Schritten jeweils um die Hälfte verringert werden. Frühestens ab der 3. postoperativen Woche sollte die Spülung beendet werden, da sich die multiplen Pankreasfisteln, welche durch die Nekrosektomie verursacht werden, erst ab diesem Zeitpunkt schliessen.

Bei etwa einem Drittel der so behandelten Patienten mit nekrotisierender Pankreatitis muss im Verlauf der Spülbehandlung oder bei deren Abschluss wegen sekundärer Probleme, wie Pankreasspätabszess, Fisteln oder Blutung, interventionell oder operativ interveniert werden.

Chirurgische Verfahren bei chronischer Pankreatitis

Die chirurgische Behandlung der chronischen Pankreatitis zielt darauf ab, den Schmerz und die krankheitsbedingten Komplikationen zu therapieren, ohne den Patienten zum Diabetiker zu machen. Daher sind Verfahren wie die subtotale Pankreaslinksresektion oder gar die totale Duodenopankreatektomie und die partielle Duodenopankreatektomie bei dieser gutartigen Erkrankung zu vermeiden.

Therapieprinzip der Gangdrainage

Dieses Prinzip kommt bei homogen dilatiertem Pankreasgang über 8 mm Gangweite ohne zusätzliche Komplikationen der chronischen Pankreatitis in Frage. Das von Puestow und Partington-Rochelle entwickelte Prinzip macht 70–80% der Patienten initial und auf lange Zeit (5 Jahre) etwa 60% der Patienten schmerzfrei.

Nach Freilegung des Pankreas wird der erweiterte Pankreasgang über eine Strecke von 4 bis 15 cm durch das Pankreasparenchym eröffnet. Eventuell vorhandene Pankreasgangkonkremente werden entfernt. Es erfolgt eine Anastomose zwischen Pankreasgang/Parenchym und einer ausgeschalteten Jejunumschlinge (Roux-Prinzip). Die chirurgische Komplikationsrate dieses Verfahrens liegt heute etwa bei 10–20%, die Kliniksterblichkeit bei 1–3%.

Therapieprinzip der Pseudozystendrainage

Bei raumfordernden symptomatischen Pankreaszysten (≥6 cm) kommt das Prinzip der Zystojejunostomie zum Tragen. Wichtig ist, dass andere Komplikationen der chronischen Pankreatitis, wie Gallenwegstenose, vergrösserter

Operationsverfahren bei chronischer Pankreatitis

Drainierende Verfahren	Resezierende Verfahren
Laterolaterale Pankreatikojejunostomie (Puestow/Partington-Rochelle) Pseudozystojejunostomie	Duodenumerhaltende Pankreaskopfresektion (Beger, Frey, Bern) Pyloruserhaltende partielle Duodenopankreatektomie (Whipple) Pankreaslinksresektion

Puestow/ Partington-Rochelle-Operation

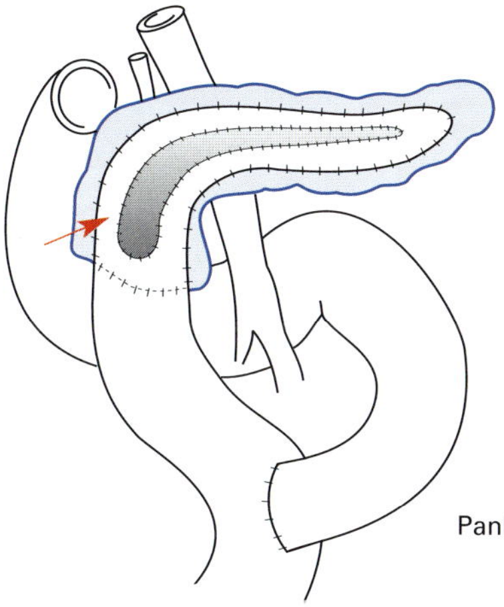

Pankreasganganastomose (Pfeil).

Pseudozystojejunostomie

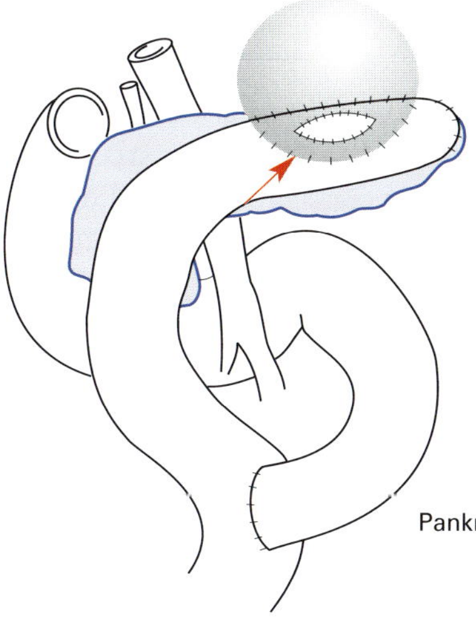

Pankreaspseudozystenanastomose (Pfeil).

Pankreaskopf, Pankreasgangstenose und Gefässprobleme, durch eine sorgfältige Diagnostik (ERCP, CT oder «All-in-one»-MRT) ausgeschlossen werden. Bleibt die Pankreaszyste als einziges symptomverursachendes Moment bestehen, empfiehlt sich eine Zystojejunostomie, d.h. die Zyste wird eröffnet, deren Inhalt entfernt und auf einer Strecke von 4 bis 8 cm eine Seit-zu-Seit-Anastomose mit einer ausgeschalteten Jejunumschlinge vorgenommen. Dieses Verfahren ist heute ebenfalls mit einer Klinikletalität unter 3% durchführbar.

Therapieprinzipien der Resektion

Vermeidung eines insulinpflichtigen Diabetes ist oberstes Gebot bei der Chirurgie der chronischen Pankreatitis, daher sollten ausschliesslich kleine und umschriebene Resektionsverfahren in Betracht kommen. Noch Mitte der achtziger Jahre waren die partielle Duodenopankreatektomie (Whipple) oder die Linksresektion bei chronischer Pankreatitis Standard. Dies ist heute anders. Linksresektionen sollten bei chronischer Pankreatitis nach Möglichkeit vermieden werden, da die Gefahr der Diabetesinduktion hoch ist (im Pankreasschwanz liegen die insulinproduzierenden Pankreasinseln). Wenn aufgrund einer im Pankreasschwanz lokalisierten Läsion eine Linksresektion ausnahmsweise einmal nötig ist, sollte diese so klein wie möglich (30% des Parenchyms) gehalten werden. Es empfiehlt sich heute eine milzerhaltende Pankreaslinksresektion. Die Schnittfläche der Bauchspeicheldrüse sollte mit einer ausgeschalteten Jejunumschlinge (Pankreatojejunostomie) anastomosiert werden.

Meistens werden bei der operativen Behandlung der chronischen Pankreatitis Pankreaskopfresektionen notwendig. Die beiden Standardverfahren sind heute die magen- und pyloruserhaltende partielle Duodenopankreatektomie und die duodenumerhaltende Pankreaskopfresektion.

Bei der pyloruserhaltenden partiellen Duodenopankreatektomie werden der gesamte Pankreaskopf links von der Pfortader sowie das Duodenum, die extrahepatischen Gallenwege und die Gallenblase entfernt. Die Rekonstruktion erfolgt mit einer Jejunumschlinge, welche mit dem Pankreas, dem Ductus hepaticus und dem postpylorischen Duodenum reanastomosiert wird. Die chirurgische Komplikationsrate dieses Verfahrens liegt bei etwa 20–30%, die Klinikletalität in erfahrenen Händen unter 5%.

Standardverfahren bei chronischer Pankreatitis und Pankreaskopfkomplikationen (Choledochusstenose, Duodenalstenose, entzündliche Pankreaskopfvergrösserungen, Ductus-pancreaticus-Stenose, retropankreatische Gefässstenose) ist die duodenumerhaltende Pankreaskopfresektion. Dieses Verfahren ist nicht mit der Gefahr der Diabetesinduktion behaftet und nach 5 Jahren sind 85% der Patienten schmerzfrei und zwei Drittel aller Patienten wieder in das Berufsleben reintegriert.

Der Pankreaskopf wird in situ unter Belassung von Pankreaskorpus und -schwanz reseziert, am Duodenum und bis zur Pfortader bleibt eine schmale Pankreasparenchymscheibe (etwa 0,5 cm) erhalten (Durchblutungssicherung des Duodenums). Dadurch gelingt es, das Duodenum, den Gallengang und die retropankreatischen Gefässe sowie den Ductus pancreaticus zu dekomprimieren. Die Rekonstruktion erfolgt durch eine nach Roux ausgeschaltete Jejunumschlinge. Bei gleichzeitig vorliegender Choledo-

Operationsindikation zur duodenumerhaltenden Pankreaskopfresektion

Pankreaskopftumor (chronisch entzündlich)
Therapierefraktäre Schmerzen
Choledochusstenose
Pankreatikusstenose
Stenose des Duodenums
Gefässkomplikationen (Pfortader, Milz- und obere Mesenterialvene)

Duodenumerhaltende Pankreaskopfresektion

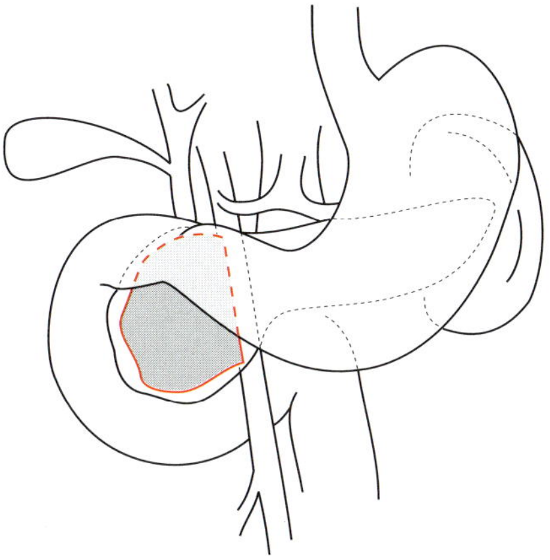

Resektionsausmass.

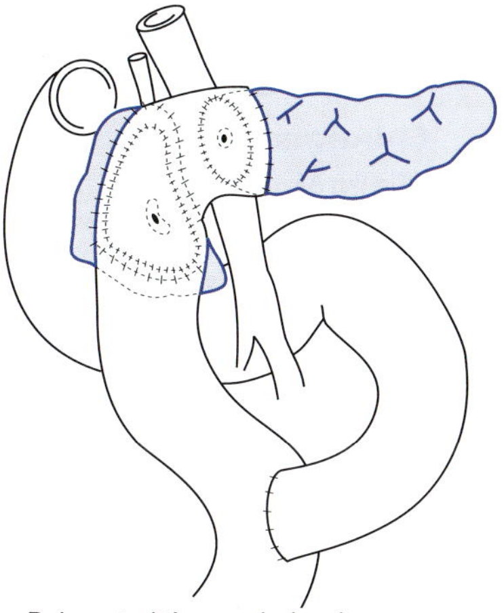

Rekonstruktion nach duodenumerhaltender Pankreaskopfresektion.

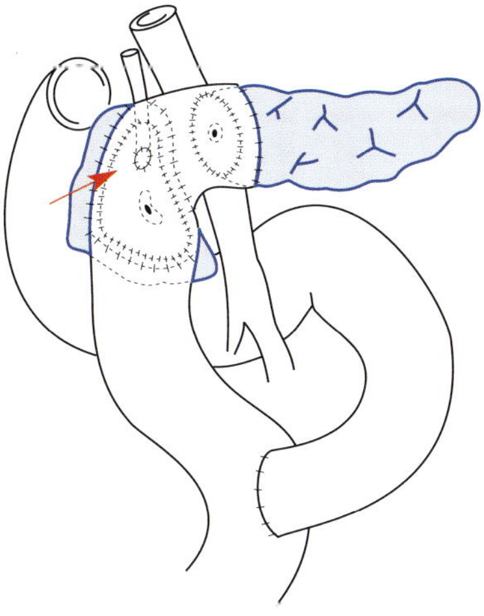

Modifikation mit zusätzlicher innerer Gallenganganastomose (Pfeil).

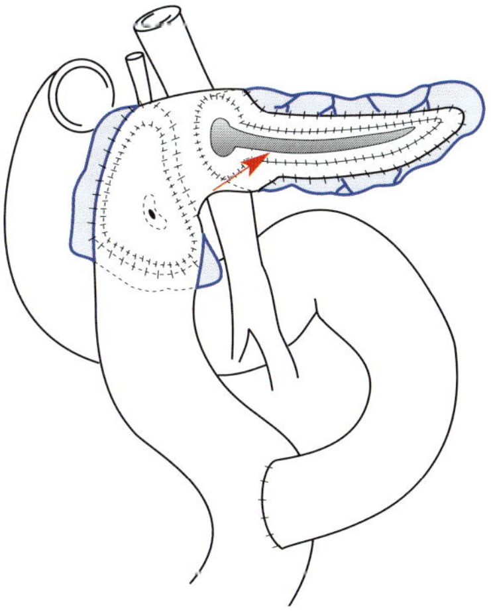

Modifikation mit zusätzlicher longitudinaler Pankreasganganastomose (Pfeil).

chusstenose oder Dilatation/Stenose des Ductus pancreaticus im Schwanzbereich kann dieses Verfahren mit innerer Gallenweganastomose und/oder Puestow des Pankreasrestgangs modifiziert werden. Das Verfahren ist mit einer Komplikationsrate von 20% belastet, die Klinikletalität liegt nach eigener Erfahrung an über 500 Patienten unter 1%.

Chirurgie von Pankreastumoren (Malignomen)

Standardverfahren zur Entfernung von Pankreaskopf- oder periampullären Karzinomen sind die partielle Duodenopankreatektomie (Whipple) und die magen- und pyloruserhaltende partielle Duodenopankreatektomie. Aus Gründen der Lebensqualität ist das letztgenannte Operationsverfahren wenn möglich vorzuziehen.

Therapieprinzip ist die radikale Entfernung des Tumors nach onkologischen Prinzipien zusammen mit einer Lymphknotendissektion peripankreatisch, im Ligamentum hepatoduodenale, entlang des Truncus coeliacus und der Arteria und Vena mesenterica superior. Bei duodenumnahem Tumorsitz muss anschliessend eine Billroth-II-Resektion (klassischer Whipple) erfolgen. Die Operation erfordert eine mediane oder quere Oberbauchlaparotomie, Mobilisation des Pankreaskopfs, Cholezystektomie, Resektion des gesamten Bauchspeicheldrüsenanteils rechts der Pfortader einschliesslich des Duodenums, extrahepatischer Gallenwege und im speziellen Fall 30–50% des distalen Magens. Die Rekonstruktion erfolgt mit dem oberen Jejunum im Sinne einer Pankreatikojejunostomie, Hepatikojejunostomie und einer Anastomose mit dem postpylorischen Duodenum oder dem distalen Magen.

Die postoperative Komplikationsrate von 20 bis 30% ist vor allem bedingt durch die Anastomose mit dem Pankreasrest. Bei periampullären oder Pankreaskopfkarzinomen ist das linke Pankreas häufig weich und deshalb schwer zu anastomosieren. Die Kliniksterblichkeit liegt bei Patienten mit Duodenopankreatektomie heute in erfahrenen Händen unter 5%.

Bei Pankreaskorpus- und -schwanztumoren und bei endokrinen Pankreastumoren kann eine Pankreaslinksresektion von 30 bis 50% erforderlich sein. Diese wird bei Malignomen zusammen mit einer Splenektomie und bei benignen (endokrinen) Tumoren als milzerhaltende Resektion ausgeführt. Die Komplikationsrate der Linksresektion liegt bei 15–20%, die Kliniksterblichkeit bei 1–5%.

Endokrine Tumore können auch enukleiert werden, d.h. der Tumor wird aus dem Pankreasparenchym herausgeschält. Hier besteht die besondere Gefahr einer postoperativen Pankreasfistel.

Trotz gründlicher präoperativer Beurteilung und Diagnostik wird die definitive Entscheidung über die einzuschlagende operative Strategie erst intraoperativ gestellt. Kontraindikationen zu einem resezierenden Verfahren stellen nach allgemeiner Auffassung das Vorliegen von Fernmetastasen und/oder die komplexe Infiltration der Mesenterialwurzel dar. Als palliatives chirurgisches Verfahren ist in diesen Fällen der biliodigestive Bypass mit oder ohne Magen-Bypass möglich. Beim Entschluss zum chirurgischen Eingriff bei Patienten mit Pankreaskarzinom sollte auch im Falle der intraoperativen Feststellung der Nichtresektabilität des Tumors ein Bypass-Verfahren gewählt werden, da die Langzeitergebnisse

Operationsverfahren bei Pankreastumoren (Malignomen)

Partielle Duodenopankreatektomie (klassischer Whipple)
Pyloruserhaltende partielle Duodenopankreatektomie (PP-Whipple)
Pankreaslinksresektion mit (benigne) und ohne (maligne) Milzerhaltung
Enukleation (benigne)
Bei Malignom radikale Lymphadenektomie

Klassische Whipple-Operation

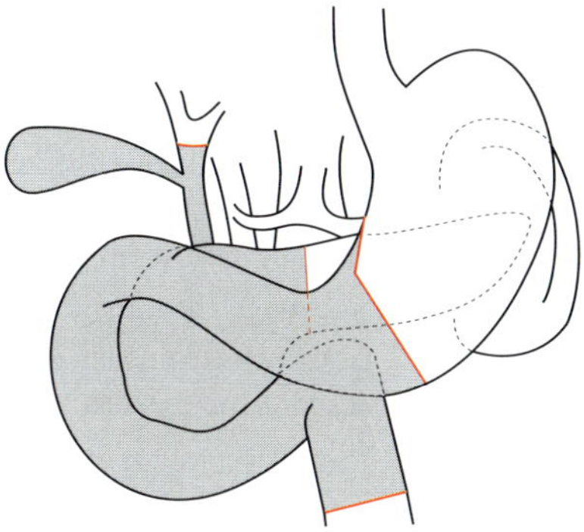

Resektionsausmass.

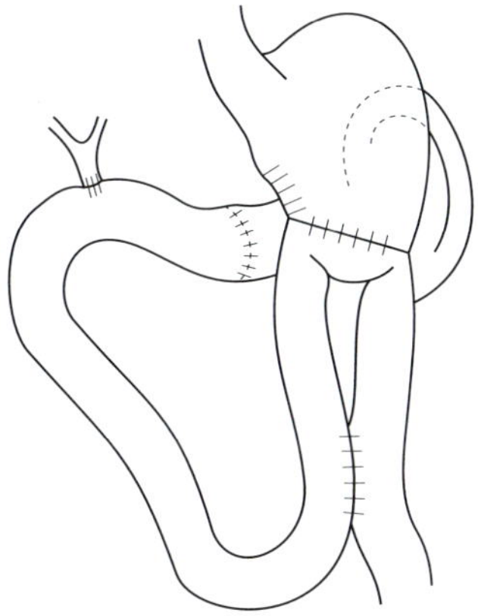

Rekonstruktion beim klassischen Whipple.

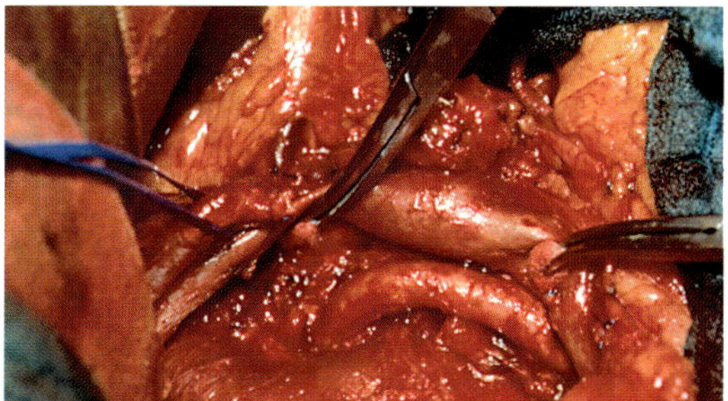

Intraoperativer Situs nach Resektion und Lymphadenektomie mit freier mesenterialer und aortokavaler Gefässachse.

hinsichtlich der Lebensqualität nach bisheriger Erfahrung dem Stent (hohe Verschlussrate mit Notwendigkeit von Rehospitalisationen) vergleichbar oder besser sind.

Perioperative Pankreassekretionshemmung in der elektiven Pankreaschirurgie

Früher war die Pankreaschirurgie gefürchtet, da diese Eingriffe mit einer hohen postoperativen Komplikationsrate verbunden waren. Die postoperative Morbidität und Letalität, die in der Vergangenheit bei über 50% und 10% lagen, sind überwiegend assoziiert mit der exokrinen Pankreassekretion. Die Folgen können Anastomoseninsuffizienz, Pankreasfistel, Flüssigkeitskollektion und Abszessbildung und daraus folgend ein septisches Multiorganversagen sein. Deshalb lag es nahe, in der perioperativen Phase der elektiven Pankreaschirurgie Sekretionshemmer zur Verhinderung typischer postoperativer Komplikationen einzusetzen. Hierbei erwies sich das Somatostatinanalogon Octreotid als besonders geeignet, da diese Substanz gegenüber dem nativen Hormon deutliche pharmakologische Vorteile zeigt (subkutane Applikationsmöglichkeit, potentere Wirkung, längere Halbwertszeit). Mittlerweile konnte durch sechs kontrollierte und randomisierte klinische Studien dessen Wirksamkeit belegt werden, so dass die perioperative Gabe von Octreotid in einer Dosierung von 3×100 μg pro Tag eine anerkannte Prophylaxe darstellt (ähnlich wie die Antibiotikaprophylaxe in der Chirurgie zur Wundinfektverhütung). Dank der Entwicklung moderner gewebeschonender Operationsverfahren in Verbindung mit dem Konzept der perioperativen Sekretionshemmung kann die Pankreaschirurgie heute mit grosser Sicherheit und niedriger Komplikationsrate den Patienten mit Pankreaserkrankungen angeboten werden.

Pyloruserhaltende partielle Duodenopankreatektomie

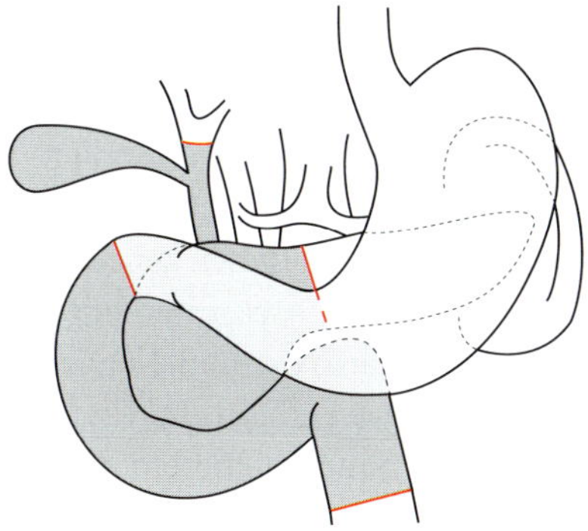

Resektionsausmass.

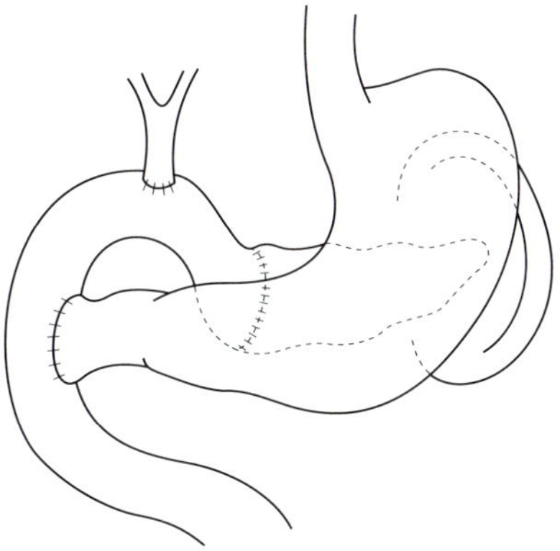

Rekonstruktion beim pyloruserhaltenden Whipple.

Pankreassekretionshemmung mit Octreotid

Autor	Jahr	Patienten	Komplikationsrate, %		p
			Plazebo	Octreotid	
Fourtanier	1988	230	45	17	<0,04
Büchler	1992	246	55	32	<0,005
Pederzoli	1994	252	29	16	<0,01
Friess	1995	247	30	16	<0,007
Montorsi	1995	218	36	21	<0,05
Yeo	2000	211	34	40	n.s.

Reduktion postoperativer Komplikationen in der elektiven Pankreaschirurgie. Randomisierte kontrollierte Studien.

Angeborene Pankreaserkrankungen und Pankreasanomalien

Angeborene Pankreaserkrankungen

In diese Gruppe gehören die häufigste Erbkrankheit der weissen Bevölkerung überhaupt, die zystische Fibrose (Mukoviszidose), und ihrer Bedeutung nach sehr viel seltenere Erkrankungen, wie das Shwachman-Diamond-Syndrom und das Johanson-Blizzard-Syndrom. Nur als Einzelfälle in der medizinischen Literatur dokumentiert sind isolierte Enzymdefekte, die sich auf Lipase-, Kolipase-, Enterokinase-, Trypsin- und Amylasemangel beziehen. Daneben gibt es eine Reihe von anatomischen Anomalien, z.B. das Pancreas divisum, das Pancreas anulare und seltene andere Varianten. Die anatomischen Anomalien können vielfach, wie im Falle des Pancreas divisum, ohne Ausprägung eines klinischen Bildes verlaufen, oder, wie es häufig für das Pancreas anulare der Fall ist, bereits im frühen Kindesalter manifest werden.

Mukoviszidose

Die Mukoviszidose ist die häufigste letal verlaufende autosomal-rezessiv vererbte Erkrankung und häufigste Ursache für eine exokrine Pankreasinsuffizienz und Malabsorption bei Kindern und jungen Erwachsenen. Im angloamerikanischen Sprachraum wird sie wegen der pathologisch-anatomischen Veränderungen als zystische Fibrose (ZF) bezeichnet. Mit modernen molekularbiologischen Methoden konnte 1989 das für die ZF verantwortliche Gen geklont und charakterisiert werden. Dieser Erbkrankheit liegt eine Genschädigung/Genmutation am langen Arm des Chromosoms 7 zugrunde. Bei 70% der Fälle handelt es sich um eine Deletion eines Basentripletts in diesem Gen (δF508), das zum Verlust von Phenylalanin in Position 508 eines Transportproteins für Chloridionen führt. Das auch CFTR («cystic fibrosis transmembrane conductance regulator») genannte Protein ist in apikalen Membranen epithelialer Zellen lokalisiert. Durch diesen genetischen Defekt sind alle mukoproteinsezernierenden Drüsen, vorwiegend aber Pankreas und Lungen, in ihrem Sekretionsvorgang gestört. Inzwischen wurden über 300 Mutationen in diesem ZF-Gen beschrieben, die klinische Ausprägung, d.h. der Phänotyp, wird im wesentlichen aber vom Vorliegen des δF508-Gens bestimmt.

Epidemiologie. Die Inzidenz der ZF in der weissen Bevölkerung Zentraleuropas und Nordamerikas liegt bei 1 auf 2000–3000 Lebendgeborene. 5% der weissen Bevölkerung sind heterozygote Träger des ZF-Gens. Die ZF wird auch in anderen ethnischen Gruppen angetroffen, jedoch viel seltener. Es findet sich kein Unterschied zwischen den beiden Geschlechtern. Seit Klonierung und Sequenzierung des für die Erkrankung verantwortlichen CFTR-Gens gibt es eine Fülle neuer Daten zu der genetischen Diagnose, Pathophysiologie und zum möglichen Ansatz einer Gentherapie.

Pathophysiologie. Bei normalen apikalen Epithelzellmembranen lassen sich die Chloridkanäle durch ATP- und cAMP-abhängige Proteinkinase vermittelte Phosphorylierung öffnen. Dies ist bei ZF aufgrund des CFTR-Gendefekts nicht mehr möglich und führt zu einer charakteristischen Impermeabilität von Epithelien für Chloridionen. Nicht alle klinischen Erscheinungen sind jedoch durch Mutationen im ZF-Gen erklärbar. In ZF-Epithelien sind auch die ORC-Kanäle («outward

Zystische Fibrose (Mukoviszidose)

Autosomal-rezessive Erbkrankheit	
ZF-Gendefekt auf Chromosom 7	(70% δF508, > 300 Mutationen)
Inzidenz weisse Bevölkerung	1:2000–3000
Inzidenz schwarze Bevölkerung	1:17000
Verhältnis Männer:Frauen	1:1

Komplikationen

Mekoniumileus	Cholestase
Dünndarmatresie	Fokale biliäre Zirrhose
Rektumprolaps	Cholelithiasis
Invagination	Steatorrhö
Distale Intestinalobstruktion	Diabetes mellitus
Akute Pankreatitisschübe	

rectifying chloride channels») geschädigt. Das hierfür verantwortliche Protein ist mit dem CFTR nicht identisch, es besteht aber zwischen diesen beiden Proteinen eine Wechselbeziehung.

Die primäre Auswirkung der gestörten Mukoproteinsekretion manifestiert sich in einem zähen und hochviskösen Sekret bei entweder veränderter Elektrolytzusammensetzung und/oder verändertem Wassergehalt. In Schweiss und Speichel des ZF-Kranken finden sich bei normaler Flussrate und normalen Volumina signifikant erhöhte Natrium- und Chloridkonzentrationen. Dies stellt eine wichtige Grundlage für die Diagnostik der Mukoviszidose dar. Das Pankreassekret zeigt dagegen verminderten Natrium-, Chlorid- und Hydrogenkarbonatgehalt und erhöhte Proteinkonzentration. Im Tracheobronchial-/Zervikalsekret sind die Elektrolyte normal oder geringgradig erniedrigt, bei vor allem deutlich erniedrigtem Wassergehalt.

Pathomorphologisch fallen eosinophile Sekreteindickungen in den Pankreasgängen auf, mit intra- und interlobulärer Fibrose. Nur in fortgeschrittenen Stadien liegt auch eine azinäre Atrophie und Liposklerose vor sowie eine Abnahme der Langerhans-Inseln. Neben dem Pankreas sind ausser der Lunge, als wichtigstem befallenem Organ, auch weitere gastrointestinale Organe, wie der Darm, die Leber und in selteneren Fällen auch das extrahepatische Gallengangsystem, mitbetroffen.

Klinik. Das Spektrum des klinischen Erscheinungsbilds der ZF ist breit und umfasst pränatale, neonatale und erst im Wachstum auftretende Störungen. Mitunter wird die Krankheit, wenn auch selten, erst im Erwachsenenalter erfasst. Bei den Neugeborenen dominiert das Bild der intestinalen Obstruktion (Mekoniumileus). Ab dem frühesten Kindesalter stehen die chronisch obstruktiven Atemwegerkrankungen mit rezidivierenden Infekten (Staphylokokken und Pseudomonas) im Vordergrund, die für die Prognose der ZF-Patienten entscheidend sind. Eine Pankreasinsuffizienz wird bei ungefähr 90% der Patienten manifest, die heute mit neuen Enzympräparaten (Kreon®, Panzytrat®) zur Substitution gut beherrschbar ist.

Bei einzelnen Patienten kommt es zu rezidivierenden Schüben einer akuten Pankreatitis. Zum manifesten insulinpflichtigen Diabetes mellitus kommt es nur etwa bei 5% der Patienten.

Diagnose. Mit Hilfe molekularbiologischer Methoden (PCR) können der verantwortliche Gendefekt auf Chromosom 7 und etwaige Mutationen bei Patienten mit ZF sicher nachgewiesen werden. Diese gentechnologischen Untersuchungen sind an peripheren Blutzellen und prinzipiell allen Körperzellen möglich. Die Methode ist teuer und aufwendig und kann deswegen nicht als prä- und neonatales Screening-Verfahren durchgeführt werden. Sie wird nur bei Familien mit bekannten ZF-Fällen empfohlen.

In der Neonatalperiode hat sich der Nachweis erhöhten Albumins im Mekonium als Hinweis auf ZF etabliert; dieser Test hat allerdings eine sehr niedrige Sensitivität. Einen besseren Screening-Parameter in dieser Phase stellt die Bestimmung des Serumtrypsinogens dar, das bei ZF-Neugeborenen pathologisch erhöht ist und Ausdruck einer Abflussstörung durch Sekretpräzipitate mit Übertritt von Trypsinogen in das Interstitium/Blut ist.

Diagnostik der Mukoviszidose

	Bemerkungen
ZF-Gennachweis auf Chromosom 7	spezifischer Nachweis, jedoch 300 Mutationen kein Screening-Verfahren
Schweisstest	hochsensitiv, Initialtest bei ZF-Verdacht
Trypsinogen im Serum	sensitiv in der Neonatalperiode, als Screening-Test geeignet
Albumin im Mekonium	wenig sensitiv als Neugeborenen-Screening-Test
Pankreolauryltest	sensitiver Test zur Erfassung der exokrinen Pankreasfunktionseinschränkung
Elastase-1/Chymotrypsin im Stuhl	sensitiver Test zur Erfassung der exokrinen Pankreasinsuffizienz

Verdacht auf Mukoviszidose sollte immer Anlass zur Durchführung des «Schweisstests» mit Analyse des Natrium- und Chloridgehalts nach Pilocarpiniontophorese sein. Reproduzierbare Chloridkonzentrationen von >60 mmol/l im Schweiss sind dabei beweisend für das Vorliegen der ZF. Der Nachweis der exokrinen Pankreasinsuffizienz erfolgt durch die Bestimmung von Chymotrypsin oder Elastase-1 im Stuhl oder mit besserer Sensitivität durch einen indirekten Pankreasfunktionstest (Pankreolauryl- oder NBT-PABA-Test).

Therapie. Neben einer sehr ausgewogenen und den Kalorienbedarf des heranwachsenden Kindes berücksichtigenden Diät muss eine ausreichende Pankreassubstitution durchgeführt werden. Diese findet zunächst in klassischer Weise durch Verabreichung von dünndarmlöslichen Pankreatinpräparaten (Kreon® oder Panzytrat® mit mindestens 20000–40000 Lipasegehalt pro Tablette) statt. Eine Überdosierung der Pankreasenzyme, vor allem bei unzureichender Zufuhr von Nahrungssubstrat, sollte vermieden werden, da bei ZF unter Pankreatingabe von einer Kolonschädigung mit Darmwandverdickung und Strikturen berichtet wurde. Die Diät sollte 120–150% des täglich empfohlenen Kalorienbedarfs betragen, Proteine mit 15% relativem Anteil, Fette mit 35% und Kohlenhydrate mit 50%. Wichtig ist, dass ausreichende Mengen an essentiellen Fettsäuren verabreicht werden. Eine MCT-Kost kann für kurze Zeit empfohlen werden. Wichtig ist, auf eine ausreichende Zufuhr von Spurenelementen und wasserlöslichen wie fettlöslichen Vitaminen zu achten.

Die Gentherapie ist zwar umstritten, könnte aber bei ZF-Patienten eine wichtige lebensverlängernde Therapieoption werden. Tierexperimentell konnten in Atemweg- und Pankreasepithelzellen normale ZF-Gene mit passagerer Korrektur des Gendefekts und regelrechter Exprimierung des CFTR-Proteins eingebracht werden.

Was die Prognose der ZF-Patienten anbelangt, wird diese nach wie vor von den pulmonal bedingten Komplikationen der Erkrankung bestimmt. Die mittlere Lebenserwartung ist im letzten Jahrzehnt deutlich gestiegen auf derzeit 30 Jahre als Folge der konsequenten Therapie und psychosozialen Betreuung der Patienten in spezialisierten Zentren und Selbsthilfegruppen. Für die Zukunft wird deshalb diese Erkrankung für Internisten und Gastroenterologen an Bedeutung gewinnen.

Shwachman-Diamond- und Johanson-Blizzard-Syndrom

Zu den seltenen Syndromen mit angeborener Erkrankung der Bauchspeicheldrüse zählen das Shwachman-Diamond-Syndrom und das Johanson-Blizzard-Syndrom. Die Inzidenz des Shwachman-Diamond-Syndroms liegt bei 1 Fall auf 20000 Lebendgeborene, mit gleicher Beteiligung beider Geschlechter. Es handelt sich um eine autosomal-rezessive Erkrankung. Die klinischen Symptome sind exokrine Pankreasinsuffizienz, Knochenmarkdepression, metaphysäre Störung der Knochenbildung und Kleinstatur. Daneben finden sich Einschränkungen der Lungenfunktion, Hepatomegalie, Zahnveränderungen, Nierendysfunktion, verzögerte Pubertät und Ichthyosis. Der «Schweisstest» ist normal. Die meisten Fälle mit dieser Erkrankung werden im

Shwachman-Diamond-Syndrom

Hauptmerkmale	Mögliche Assoziation
Pankreasinsuffizienz	Lungenfunktionseinschränkung
Knochenmarkdepression	Hepatomegalie
Metaphysäre Dysostosen	Zahnabnormitäten
Kleinwuchs	Renale Dysfunktion
Schweisstest normal	Verzögerte Pubertät
	Ichthyose

Johanson-Blizzard-Syndrom

Hauptmerkmale
Pankreasinsuffizienz
Nasenflügelaplasie
Hypothyreoidismus
Mikroenzephalie
Fehlen permanenter Zähne

Kongenitale isolierte Enzymsynthese-störungen

Lipase
Kolipase
Amylase
Trypsinogen
Enterokinase

Alter bis zu 2 Jahren diagnostiziert, doch kann es gelegentlich auch zu einer verzögerten Diagnose erst während der Pubertät kommen.

Das Johanson-Blizzard-Syndrom ist ebenfalls eine autosomal-rezessive Erbkrankheit ohne Geschlechtsprädilektion. Hauptcharakteristika dieses seltenen Syndroms sind neben der exokrinen Pankreasinsuffizienz eine Aplasie der Nasenflügel, Taubheit, Hypothyreoidismus, Mikroenzephalie, Zwergwuchs und Fehlen permanenter Zähne. Diese Erkrankung kann auch gelegentlich in Familien auftreten, in denen die ZF vorkommt.

Sehr seltene hereditäre exokrine Pankreasinsuffizienzen wurden kombiniert mit sideroblastischer Anämie und Milzatrophie, Pankreasaplasie oder -hypoplasie beschrieben. Auch isolierte Enzymbildungsdefekte mit entsprechendem Fehlen oder Mangel im Pankreassekret können kongenital bestehen. Bekannt sind Störungen der Synthese von Lipase, Kolipase, Amylase, Trypsinogen und Enterokinase.

Die Therapie der exokrinen Pankreasinsuffizienz im Rahmen aller dieser angeborenen Erkrankungen ist durch adäquate Diät in Verbindung mit ausreichender Enzymsubstitution charakterisiert.

Pankreasanomalien

Pancreas anulare

Das Pancreas anulare ist eine kongenitale Anomalie, bedingt durch eine abnorme Migration der ventralen Pankreasanlage in der frühen Gestationsphase. Der typische Aspekt ist durch die Umschlingung des oberen Anteils der Pars descendens duodeni geprägt. Das Pancreas anulare wird entweder bereits im Frühkindesalter durch Duodenalkompression («double bubble») manifest, in knapp der Hälfte der Fälle allerdings tritt eine klinische Manifestation erst im Erwachsenenalter auf. Auch beim Erwachsenen sind die Symptome auf die Duodenalobstruktion zurückzuführen und durch Erbrechen und epigastrische Schmerzen charakterisiert. Ein Ikterus tritt bei einem kleinen Teil der Patienten auf. Die Inzidenz einer akuten oder chronischen obstruktiven Pankreatitis liegt bei 15–40%.

Pancreas divisum

Das Pancreas divisum ist die häufigste anatomische Variante des Pankreasgangsystems beim Menschen. Es ist dadurch gekennzeichnet, dass Pars ventralis und Pars dorsalis in der embryonalen Phase mit zwei getrennten Ausführungsgängen nicht miteinander verschmelzen. Dadurch kommt es zur getrennten Mündung des dorsalen Anteils über den Ductus Santorini in die Papilla minor und des ventralen Anteils über die Papilla maior. Mit dem Gangsystem des ventralen Anteils kommuniziert immer der Ductus choledochus in verschiedenen Varianten. Es gibt auch eine seltene inkomplette Form des Pancreas divisum, bei welcher der ventrale Anteil mit dem dorsalen Gangsystem nur über einen kleinen Seiten-

Gestationsphase

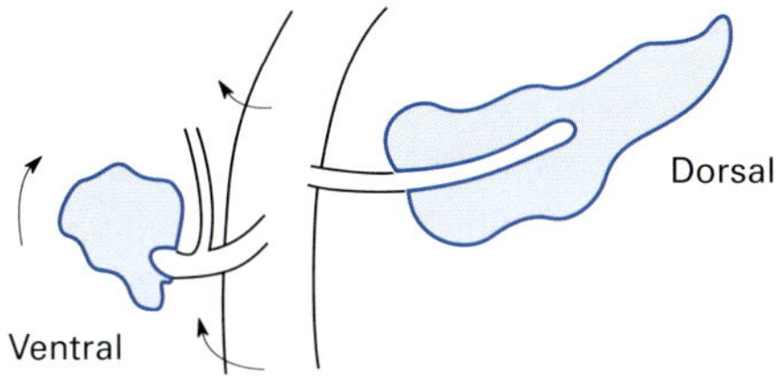

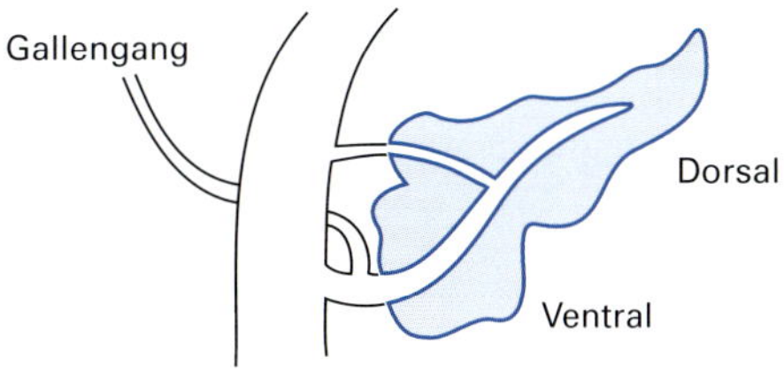

Normale Anatomie

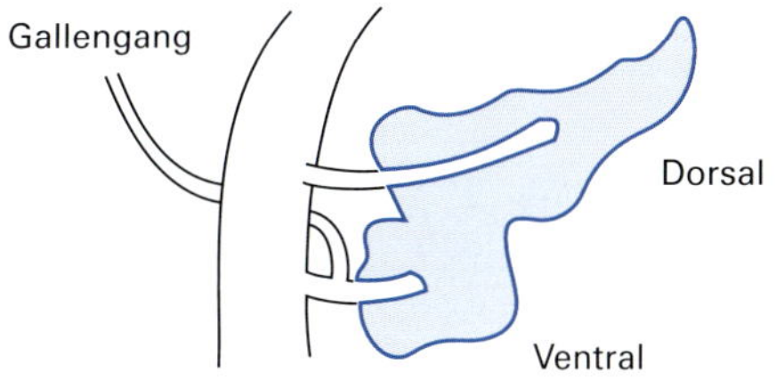

Pancreas divisum

Entwicklungsgeschichte des Pankreas mit Rotation der ventralen Anlage und Fusion (normal) oder Nichtfusion der Pankreasgänge (Pancreas divisum).

ast in Verbindung steht, der im Rahmen der ERCP erst nach entsprechender Druckanwendung auch als kommunizierender Gang angefärbt wird. Das Pancreas divisum hat eine Häufigkeit von 10% in der Normalbevölkerung und kommt als Krankheitsursache nur sehr selten in Frage. Seine Bedeutung ist in den Kapiteln über akute und chronische Pankreatitis abgehandelt. Nur wenn die Minorpapille als Mündung der dorsalen Anlage zu klein angelegt ist, kommt es über eine funktionelle Stenose zum Aufstau des Pankreassafts im Ductus Santorini mit progredienter Entwicklung einer chronisch obstruktiven Pankreatitis. Therapie der Wahl hierfür ist die Minorpapillotomie endoskopisch oder bei Bedarf auch chirurgisch.

Pancreas anulare

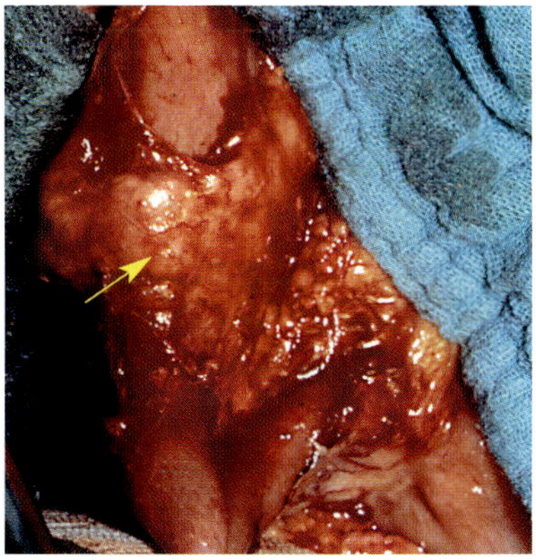

Intraoperativer Situs. Duodenum umscheidet mit Pankreasgewebe (Pfeil).

Pancreas divisum

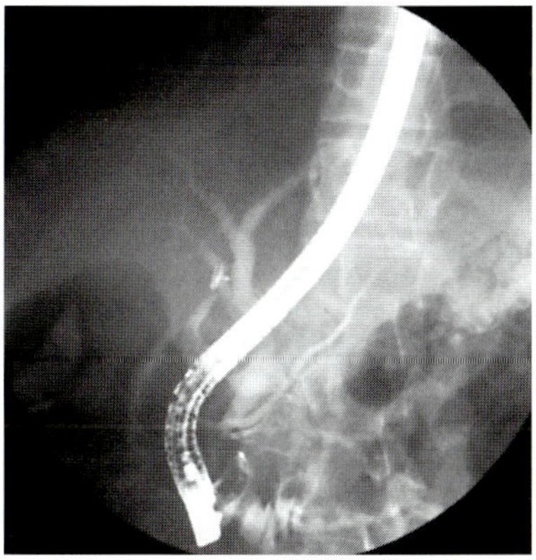

ERCP-Darstellung eines Pancreas divisum.

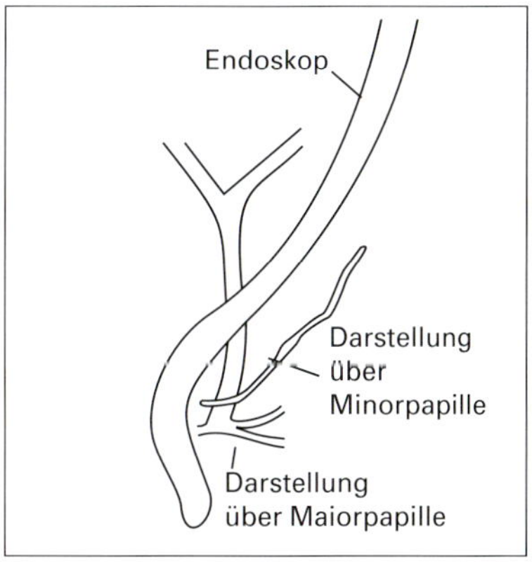

Pankreashauptgang mündet an der Minorpapille. Gallengang und Gangsystem der ventralen Anlage münden an der Maiorpapille.

Pankreastrauma

Das Pankreas ist aufgrund seiner retroperitonealen Lage relativ gut durch Wirbelsäule, paraspinale Muskulatur und abdominelle Organe geschützt. Pankreasverletzungen infolge stumpfer oder penetrierender Abdominaltraumen sind deshalb selten, aber für den betroffenen Patienten von grosser Bedeutung. In Europa tritt das Pankreastrauma überwiegend nach stumpfer Gewalteinwirkung auf und wird mit einer Häufigkeit von 3 bis 4% aller Bauchtraumata angegeben. Typisch sind Unfälle, bei denen über das Lenkrad eine stumpfe Gewalteinwirkung auf das Abdomen ausgeübt wird (z.B. Autofrontalkollision und Fahrradunfälle bei Kindern). Ungefähr 90% aller Patienten mit Pankreastrauma haben eine oder mehrere Begleitverletzungen mit im Schnitt 1,4 intraabdominellen Begleitverletzungen pro Fall. Entsprechend der Tiefe des Parenchymschadens wird das Pankreastrauma in 4 Grade eingeteilt.

Die Letalität beim Pankreastrauma wird hauptsächlich durch die Begleitverletzungen bestimmt, wobei die dem Pankreastrauma direkt zugeordnete Sterblichkeitsrate bei 6–10% liegt, die Morbidität bei 20–40%. Als direkte Komplikationen sind zu nennen: Fistel, Pseudozyste, Pankreasabszess, posttraumatische Pankreatitis (Ödem bis Nekrose), Hämorrhagie, Sepsis (sekundär infolge Pankreasabszess oder infizierter Pseudozysten); selten Diabetes mellitus oder exokrine Pankreasinsuffizienz nach resezierenden Eingriffen.

Bei allen penetrierenden Pankreasverletzungen und stumpfen Bauchtraumata mit Blutung und/oder Peritonitis und einer Pankreasenzymerhöhung im Serum ist eine klare Operationsindikation zur Exploration des Pankreas gegeben. Übersehene schwere Pankreasverletzungen im Rahmen eines Polytraumas sind prognostisch ungünstig, weshalb die Indikation zur explorativen Laparotomie grosszügig zu stellen ist. Bei genügend stabilen Verhältnissen und Verdacht auf Pankreasschädigung sollte unbedingt neben dem CT eine ERCP-Untersuchung durchgeführt werden, um eine mögliche Gangruptur des Ductus Wirsungianus auszuschliessen. Die definitive chirurgische Therapie hängt neben der Schwere der Pankreasläsion von den Begleitverletzungen ab. Grad-1-Pankreasläsionen können in der Frühphase mit monophilem Fadenmaterial übernäht werden mit Einlage von Zieldrainagen. Sind Hämatome und Nekrosen vorhanden, empfiehlt sich deren Ausräumung; bei höhergradigen Verletzungen (> Grad 2) mit Gangruptur kann unter Umständen ein resezierendes Verfahren notwendig werden. Ein organerhaltendes Verfahren mit Interposition von Jejunum ist meist nicht möglich, da eine Anastomosierung des dann vulnerablen Pankreas nicht sinnvoll ist. Pankreasgangrupturen können zunächst auch über dicklumige Drainagen angegangen werden, wodurch eine kontrollierte Fistel entsteht. Zur Reduktion der Pankreasenzymsekretion ist in diesem Zusammenhang die Gabe von Octreotid zu empfehlen.

Die häufigste Frühkomplikation nach Pankreastrauma und/oder Operation ist neben der Pankreasfistel der Abszess, der radiologisch-interventionell drainiert werden kann. Spätkomplikationen sind Pankreasgangstenosen mit der Folge einer chronischen obstruktiven Pankreatitis.

Schweregrad-einteilung des Pankreastraumas

Grad 1	Hämatom, Pankreaskontusion und/oder Pankreaskapselriss
Grad 2	Tiefe Pankreasparenchymläsion mit Ruptur des Pankreasgangs im Körper- oder Schwanzbereich
Grad 3	Tiefe Pankreasparenchymläsion mit Ruptur des Pankreasgangs im Kopfbereich
Grad 4	Tiefe Pankreasparenchymläsion mit Ruptur des Pankreasgangs im Kopfbereich und zusätzlichen Verletzungen des Duodenums und/oder Gallengangs

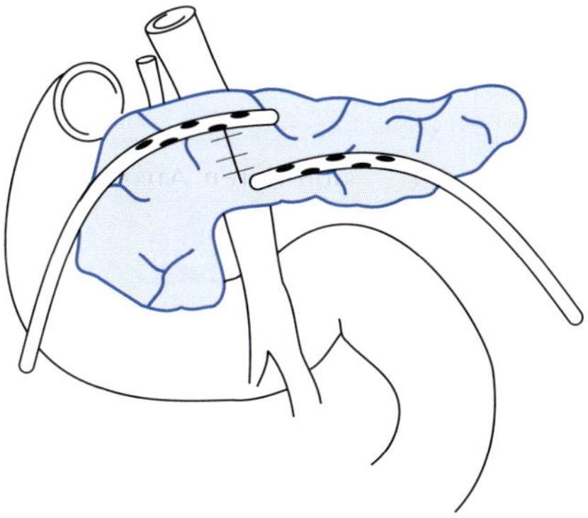

Grad-1-Pankreasverletzung.
Parenchymnaht und Zieldrainagen.

Weiterführende Literatur

Akute Pankreatitis

Randomisierte kontrollierte Studien

Abou-Assi S, Craig K, O'Keefe SJ: Hypocaloric jejunal feeding is better than total parenteral nutrition in acute pancreatitis: Results of a randomized comparative study. Am J Gastroenterol 2002;97:2255–2262.

Bassi C, Falconi M, Talamini G, Uomo G, Papaccio G, Dervenis C, Salvia R, Minelli EB, Pederzoli P: Controlled clinical trial of pefloxacin versus imipenem in severe acute pancreatitis. Gastroenterology 1998;115:1513–1517.

Berling R, Genell S, Ohlsson K: High-dose intraperitoneal aprotinin treatment of acute severe pancreatitis: A double-blind randomized multi-center trial. J Gastroenterol 1994;29: 479–485.

Büchler M, Malfertheiner P, Uhl W, Schölmerich J, Stockmann F, Adler G, Gaus W, Rolle K, Beger HG and the German Pancreatitis Study Group: Gabexate mesilate in human acute pancreatitis. Gastroenterology 1993;104:1165–1170.

Chen HM, Chen JC, Hwang TL, Jan YY, Chen MF: Prospective and randomised study of gabexate mesilate for the treatment of severe acute pancreatitis with organ dysfunction. Hepatogastroenterology 2000;47:1147–1150.

De Palma GD, Catanzano C: Use of corticosteriods in the prevention of post-ERCP pancreatitis: Results of a controlled prospective study. Am J Gastroenterol 1999;94:982–985.

Deviere J, Le Moine O, Van Laethem JL, Eisendrath P, Ghilain A, Severs N, Cohard M: Interleukin 10 reduces the incidence of pancreatitis after therapeutic endoscopic retrograde cholangiopancreatography. Gastroenterology 2001; 120:498–505.

Fan ST, Lai EC, Mok FP, Lo CM, Zheng SS, Wong J: Early treatment of acute biliary pancreatitis by endoscopic papillotomy. N Engl J Med 1993;328:228–232.

Johnson CD, Kingsnorth AN, Imrie CW, McMahon MJ, Neoptolemos JP, McKay C, Toh SK, Skaife P, Leeder PC, Wilson P, Larvin M, Curtis LD: Double blind, randomised, placebo controlled study of a platelet activating factor antagonist, lexipafant, in the treatment and prevention of organ failure in predicted severe acute pancreatitis. Gut 2001;48:62–69.

Kalfarentzos F, Kehagias J, Mead N, Kokkinis K, Gogos CA: Enteral nutrition is superior to parenteral nutrition in severe acute pancreatitis: Results of a randomised prospective trial. Br J Surg 1997;84:1665–1669.

Kingsnorth AN, Galloway SW, Formela LJ: Randomized, double-blind phase II trial of lexipafant, a platelet-activating factor antagonist, in human acute pancreatitis. Br J Surg 1995;82:1414–1420.

Luiten EJ, Hop WC, Endtz HP, Bruining HA: Prognostic importance of gram-negative intestinal colonization preceding pancreatic infection in severe acute pancreatitis. Results of a controlled clinical trial of selective decontamination. Intensive Care Med 1998;24:438–445.

Luiten EJ, Hop WC, Lange JF, Bruining HA: Controlled clinical trial of selective decontamination for the treatment of severe acute pancreatitis. Ann Surg 1995;222: 57–65.

Luiten EJ, Hop WC, Lange JF, Bruining HA: Differential prognosis of gram-negative versus gram-positive infected and sterile pancreatic necrosis: Results of a randomized trial in patients with severe acute pancreatitis treated with adjuvant selective decontamination. Clin Infect Dis 1997;25: 811–816.

McClave SA, Greene LM, Snider HL, Makk LJ, Cheadle WG, Owens NA, Dukes LG, Goldsmith LJ: Comparison of the safety of early enteral vs parenteral nutrition in mild acute pancreatitis. J Parenter Enteral Nutr 1997;21:14–20.

McKay CJ, Baxter J, Imrie C: A randomized, controlled trial of octreotide in the management of patients with acute pancreatitis. Int J Pancreatol 1997;21:13–19.

McKay CJ, Curran F, Sharples C, Baxter JN, Imrie CW: Prospective placebo-controlled randomised trial of lexipafant in predicted severe acute pancreatitis. Br J Surg 1997; 84:1239–1243.

Mehal WZ, Culshaw KD, Tillotson GS, Chapman RW: Antibiotic prophylaxis for ERCP: A randomized clinical trial comparing ciprofloxacin and cefuroxime in 200 patients at high risk of cholangitis. Eur J Gastroenterol Hepatol 1995;7:841–845.

Olah A, Belagyi T, Issekutz A, Gamal ME, Bengmark S: Randomized clinical trial of specific lactobacillus and fibre supplement to early enteral nutrition in patients with acute pancreatitis. Br J Surg 2002;89:1103–1107

Olah A, Pardavi G, Belagyi T, Nagy A, Issekutz A, Mohamed GE: Early nasojejunal feeding in acute pancreatitis is associated with a lower complication rate. Nutrition 2002;18: 259–262.

Paran H, Neufeld D, Mayo A, Shwartz I, Singer P, Kaplan O, Skornik Y, Klausner J, Freund U: Preliminary report of a prospective randomized study of octreotide in the treatment of severe acute pancreatitis. J Am Coll Surg 1995;181:121–124.

Pederzoli P, Bassi C, Vesentini S, Campedelli A: A randomized multicenter clinical trial of antibiotic prophylaxis of septic complications in acute necrotizing pancreatitis. Surg Gynecol Obstet 1993;176:480–483.

Pederzoli P, Bassi C, Vesentini S, Campedelli A: A randomized multicenter clinical trial of antibiotic prophylaxis of septic complications in acute necrotizing pancreatitis with imipenem. Surg Gynecol Obstet 1993;176:480–483.

Pederzoli P, Cavallini G, Falconi M, Bassi C: Gabexate mesilate vs aprotinin in human acute pancreatitis (GA.ME.P.A.). A prospective, randomized, double-blind multicenter study. Int J Pancreatol 1993;14:117–124.

Pezzilli R, Miglioli M for the Italian Acute Pancreatitis Study Group: Multicentre comparative study of two schedules of gabexate mesilate in the treatment of acute pancreatitis. Dig Liver Dis 2001;33:49–57.

Powell JJ, Murchison JT, Fearon KC, Ross JA, Siriwardena AK: Randomized controlled trial of the effect of early enteral nutrition on markers of the inflammatory response in predicted severe acute pancreatitis. Br J Surg 2000;87:1375–1381.

Stevens M, Esler R, Asher G: Transdermal fentanyl for the management of acute pancreatitis pain. Appl Nurs Res 2002; 15:102–110.

Uhl W, Büchler M, Malfertheiner P, Beger HG, Adler G, Gaus W: A randomised, double blind, multicentre trial of octreotide in moderate to severe acute pancreatitis. Gut 1999; 45:97–104.

Metaanalysen

Andriulli A, Leandro G, Clemente R, Festa V, Caruso N, Annese V, Lezzi G, Lichino E, Bruno F, Perri F: Meta-analysis of somatostatin, octreotide and gabexate mesilate in the therapy of acute pancreatitis. Aliment Pharmacol Ther 1998; 12:237–245.

Bassi C, Falconi M, Caldiron E, Salvia R, Sartori N, Butturini G, Contro C, Marcucci S, Casetti L, Pederzoli P: Assessment and treatment of severe pancreatitis. Protease inhibitor. Digestion 1999;60:5–8.

Bradley EL: Antibiotics in acute pancreatitis – Current status and future directions. Am J Surg 1989;158:472–478.

De Bernardinis M, Violi V, Roncoroni L, Boselli AS, Giunta A, Peracchia A: Discriminant power and information content of Ranson's prognostic signs in acute pancreatitis: A meta-analytic study. Crit Care Med 1999;27:2272–2283.

Dervenis C, Bassi C: Evidence-based assessment of severity and management of acute pancreatitis. Br J Surg 2000;87:257–258.

Dervenis C, Johnson CD, Bassi C, Bradley E, Imrie CW, McMahon MJ, Modlin I: Diagnosis, objective assessment of severity, and management of acute pancreatitis. Santorini Consensus Conference. Int J Pancreatol 1999;25:195–210.

Golub R, Siddiqi F, Pohl D: Role of antibiotics in acute pancreatitis: A meta-analysis. J Gastrointest Surg 1998;2:496–503.

Messori A, Rampazzo R, Scroccaro G, Olivato R, Bassi C, Falconi M, Pederzoli P, Martini N: Effectiveness of gabexate mesilate in acute pancreatitis. A metaanalysis. Dig Dis Sci 1995;40:734–738.

Morimoto T, Noguchi Y, Sakai T, Shimbo T, Fukui T: Acute pancreatitis and the role of histamine-2 receptor antagonists: A meta-analysis of randomized controlled trials of cimetidine. Eur J Gastroenterol Hepatol 2002;14:679–686.

Sharma VK, Howden CW: Metaanalysis of randomized controlled trials of endoscopic retrograde cholangiography and endoscopic sphincterotomy for the treatment of acute biliary pancreatitis. Am J Gastroenterol 1999;94:3211–3214.

Sharma VK, Howden CW: Prophylactic antibiotic administration reduces sepsis and mortality in acute necrotizing pancreatitis: A meta-analysis. Pancreas 2001;22:28–31.

Tenner S, Dubner H, Steinberg W: Predicting gallstone pancreatitis with laboratory parameters: A meta-analysis. Am J Gastroenterol 1994;89:1863–1866.

Praktische Leitlinien

BSG: United Kingdom Guidelines for the Management of Acute Pancreatitis. British Society of Gastroenterology. Gut 1998;42:S1–S13.

Consensus Conference: Acute pancreatitis. Gastroenterol Clin Biol 2001;25:177–192.

Meier R, Beglinger C, Layer P, Gullo L, Keim V, Laugier R, Friess H, Schweitzer M, Macfie J: ESPEN Guidelines on Nutrition in Acute Pancreatitis. European Society of Parenteral and Enteral Nutrition. Clin Nutr 2002;21:173–183.

Runzi M, Layer P, Büchler M, Beger HG, Ell C, Fölsch UR, Goebell H, Hopt UT, Lankisch PG, Schmidt WE, Schmiegel W, Schölmerich J: The therapy of acute pancreatitis. General guidelines. Working Group of the Society for Scientific-Medical Specialties. Z Gastroenterol 2000;38:571–581.

SSAT: Treatment of acute pancreatitis. The Society for Surgery of the Alimentary Tract Patient Care Committee. J Gastrointest Surg 1998;2:487–488.

Toouli J, Brooke-Smith M, Bassi C, Carr-Locke D, Telford J, Freeny P, Imrie C, Tandon R: Guidelines for the management of acute pancreatitis. J Gastroenterol Hepatol 2002; 17(suppl):S15–S39.

Uhl W, Warshaw A, Imrie C, Bassi C, McKay CJ, Lankisch PG, Carter R, Di Magno E, Banks PA, Withcomb CD, Ulrich CD, Satake K, Ghaneh P, Hartwig W, Werner J, McEntee G, Neoptolemos JP, Büchler MW: IAP Guidelines for the Surgical Management of Acute Pancreatitis. Pancreatology 2002;2:565–573.

Sonstiges

Andoh A, Takaya H, Saotome T, Shimada M, Hata K, Araki Y, Nakamura F, Shintani Y, Fujiyama Y, Bamba T: Cytokine regulation of chemokine (IL-8, MCP-1, and RANTES) gene expression in human pancreatic periacinar myofibroblasts. Gastroenterology 2000;119:211–219.

Appelros S, Borgstrom A: Incidence, aetiology and mortality rate of acute pancreatitis over 10 years in a defined urban population in Sweden. Br J Surg 1999;86:465–470.

Bassi C, Falconi M, Girelli R, Nifosi F, Elio A, Martini N, Pederzoli P: Microbiological findings in severe pancreatitis. Surg Res Commun 1989;5:1–4.

Becker JM, Pemberton JH, DiMagno EP, Ilstrup DM, McIlrath DC, Dozois RR: Prognostic factors in pancreatic abscess. Surgery 1984;96:455–460.

Beger HG, Bittner R, Block S, Büchler M: Bacterial contamination of pancreatic necrosis. Gastroenterology 1986;91: 433–438.

Beger HG, Bittner R, Büchler M, Hess W, Schmitz JE: Hemodynamic data pattern in patients with acute pancreatitis. Gastroenterology 1986;90:74–79.

Beger HG, Büchler M (eds): Acute Pancreatitis: Research and Clinical Management. Springer, Heidelberg, 1987.

Beger HG, Büchler M, Goebell H, Singer MV (Hrsg): Regulation der Bauchspeicheldrüse durch den Gastrointestinaltrakt. Z Gastroenterol 1989;27(suppl 3):3–45.

Berling R, Borgstrom A, Ohlsson K: Peritoneal lavage with aprotinin in patients with severe acute pancreatitis. Effects on plasma and peritoneal levels of trypsin and leukocyte proteases and their major inhibitors. Int J Pancreatol 1998; 24:9–17.

Berling R, Ohlsson K: Effects of high-dose intraperitoneal aprotinin treatment on complement activation and acute phase response in acute severe pancreatitis. J Gastroenterol 1996; 31:702–709.

Berthelemy P, Bouisson M, Escourrou J, Vaysse N, Rumeau JL, Pradayrol L: Identification of K-ras mutations in pancreatic juice in the early diagnosis of pancreatic cancer. Ann Intern Med 1995;123:188–191.

Block S, Maier W, Clausen C, Bittner R, Büchler M, Beger HG: Identification of pancreas necrosis in severe acute pancreatitis. Gut 1986;27:1035–1042.

Bockman DE, Büchler M, Beger HG: Ultrastructure of human acute pancreatitis. Int J Pancreatol 1986;1:141–153.

Bradley EL (ed): Complications of Pancreatitis: Medical and Surgical Management. Philadelphia, Saunders, 1982.

Bradley EL, Murphy F, Ferguson C: Prediction of pancreatic necrosis by dynamic pancreatography. Ann Surg 1989;210: 495–504.

Braulke I, Zoll B, Hartmann H: Hereditary pancreatitis – A case report. Z Gastroenterol 1994;32:645–646.

Büchler M: Objectivation of the severity of acute pancreatitis. Hepato-Gastroenterol 1991;38:101–108.

Büchler M, Beger HG (eds): Standards in experimental acute pancreatitis. Eur Surg Res 1992(suppl).

Büchler M, Gloor B, Müller CA, Friess H, Seiler CA, Uhl W: Acute necrotizing pancreatitis: Treatment strategy according to the status of infection. Ann Surg 2000;232:619–626.

Büchler M, Malfertheiner P, Block S, Maier W, Beger HG: Morphologische und funktionelle Veränderungen des Pankreas nach akuter Pankreatitis. Z Gastroenterol 1985;23:79–83.

Büchler M, Malfertheiner P, Friess H, Isenmann R, Vanel E, Grimm H, Schlegel P, Friess T, Beger HG: Human pancreatic tissue concentration of bactericidal antibiotics. Gastroenterology 1992;103:1902–1908.

Büchler M, Malfertheiner P, Schoetensack C, Uhl W, Beger HG: Sensitivity of antiproteases, complement factors and C-reactive protein in detecting pancreatic necrosis. Results of a prospective clinical study. Int J Pancreat 1986;1:227–235.

Büchler M, Malfertheiner P, Schädlich H, Nevalainen T, Friess H, Beger HG: The role of phospholipase A_2 in human acute pancreatitis. Gastroenterology 1989;97:1521–1526.

Büchler M, Malfertheiner P, Uhl W, Beger HG: Diagnostic and prognostic value of serum pancreatic elastase 1 in acute pancreatitis. Klin Wschr 1986;64:1186–1191.

Büchler M, Malfertheiner P, Uhl W, Schölmerich J, Stockmann F, Adler G, Gaus W, Rolle K, Beger HG (German Pancreatitis Study Group): Gabexate mesilate in human acute pancreatitis. Gastroenterology 1993;104:1165–1170.

Caoili EM, Paulson EK, Heyneman LE, Branch MS, Eubanks WS, Nelson RC: Helical CT cholangiography with three-dimensional volume rendering using an oral biliary contrast agent: Feasibility of a novel technique. Am J Roentgenol 2000;174:487–492.

Carter CR, McKay CJ, Imrie CW: Percutaneous necrosectomy and sinus tract endoscopy in the management of infected pancreatic necrosis: An initial experience. Ann Surg 2000;232:175–180.

Carter DC, Warshaw AL (eds): Pancreatitis. Clin Surg Int 1989;16:1–189.

Castells A, Puig P, Mora J, Boadas J, Boix L, Urgell E, Sole M, Capella G, Lluis F, Fernandez-Cruz L, Navarro S, Farre A: K-ras mutations in DNA extracted from the plasma of patients with pancreatic carcinoma: Diagnostic utility and prognostic significance. J Clin Oncol 1999;17:578–584.

Chao YC, Wang LS, Hsieh TY, Chu CW, Chang FY, Chu HC: Chinese alcoholic patients with esophageal cancer are genetically different from alcoholics with acute pancreatitis and liver cirrhosis. Am J Gastroenterol 2000;95:2958–2964.

Cicardi M, Testoni P, Bergamaschini L, Guzzoni S, Cugno M, Buizza M, Bagnolo F: Antiproteasic activity of C1 inhibitor. Therapeutic perspectives. Ann Ital Med Int 1994; 9:180–182.

De Beaux AC, O'Riordain MG, Ross JA, Jodozi L, Carter DC, Fearon KC: Glutamine-supplemented total parenteral nutrition reduces blood mononuclear cell interleukin-8 release in severe acute pancreatitis. Nutrition 1998;14:261–265.

Delcenserie R, Yzet T, Ducroix JP: Prophylactic antibiotics in treatment of severe acute alcoholic pancreatitis. Pancreas 1996;13:198–201.

Denham W, Fink G, Yang J, Ulrich P, Tracey K, Norman J: Small molecule inhibition of tumor necrosis factor gene processing during acute pancreatitis prevents cytokine cascade progression and attenuates pancreatitis severity. Am Surg 1997;63:1045–1049, discussion 1049–1050.

Denham W, Yang J, MacKay S, Tannahill C, Carter G, Abouhamze A, Moldawer LL: Cationic liposome-mediated gene transfer during acute pancreatitis: Tissue specificity duration, and effects of acute inflammation. J Gastrointest Surg 1998;2:95–101.

Domschke S, Malfertheiner P, Uhl W, Büchler M, Domschke W: Free fatty acids in serum of patients with acute necrotizing or edematous pancreatitis. Int J Pancreatol 1993;13:105–110.

Dunn JA, Li C, Ha T, Kao RL, Browder W: Therapeutic modification of nuclear factor-kappa B binding activity and tumor necrosis factor-alpha gene expression during acute biliary pancreatitis. Am Surg 1997;63:1036–1043, discussion 1043–1044.

Dusetti NJ, Frigerio JM, Keim V, Dagorn JC, Iovanna JL: Structural organization of the gene encoding the rat pancreatitis-associated protein. Analysis of its evolutionary history reveals an ancient divergence from the other carbohydrate-recognition domain-containing genes. J Biol Chem 1993; 268:14470–14475.

Dusetti NJ, Montalto G, Ortiz EM, Masciotra L, Dagorn JC, Iovanna JL: Mechanism of PAP I gene induction during hepatocarcinogenesis: Clinical implications. Br J Cancer 1996;74:1767–1775.

Dusetti NJ, Tomasini R, Azizi A, Barthet M, Vaccaro MI, Fiedler F, Dagorn JC, Iovanna JL: Expression profiling in pancreas during the acute phase of pancreatitis using cDNA microarrays. Biochem Biophys Res Commun 2000;277: 660–667.

Dusetti NJ, Vasseur S, Ortiz EM, Romeo H, Dagorn JC, Burrone O, Iovanna JL: The pancreatitis-associated protein I promoter allows targeting to the pancreas of a foreign gene, whose expression is up-regulated during pancreatic inflammation. J Biol Chem 1997;272:5800–5804.

Eatock FC, Brombacher GD, Steven A, Imrie CW, McKay CJ, Carter R: Nasogastric feeding in severe acute pancreatitis may be practical and safe. Int J Pancreatol 2000;28:23–29.

Eland IA, Sturkenboom MJ, Wilson JH, Stricker BH: Incidence and mortality of acute pancreatitis between 1985 and 1995. Scand J Gastroenterol 2000;35:1110–1116.

Fink GW, Norman JG: Specific changes in the pancreatic expression of the interleukin 1 family of genes during experimental acute pancreatitis. Cytokine 1997;9:1023–1027.

Foitzik T: Pancreatitis and translocation – Approaches for nutritional strategies. Langenbecks Arch Chir suppl Kongressbd 1998;596–598.

Freeny PC (ed): The Radiologic Clinics of North America, vol 27. Philadelphia, Saunders, 1989, p 1.

Frigerio JM, Dusetti NJ, Keim V, Dagorn JC, Iovanna JL: Identification of a second rat pancreatitis-associated protein. Messenger RNA cloning, gene structure, and expression during acute pancreatitis. Biochemistry 1993;32:9236–9241.

Fu K, Sarras MP Jr, De Lisle RC, Andrews GK: Expression of oxidative stress-responsive genes and cytokine genes during caerulein-induced acute pancreatitis. Am J Physiol 1997; 273:G696–705.

Fu K, Tomita T, Sarras MP Jr, De Lisle RC, Andrews GK: Metallothionein protects against cerulein-induced acute pancreatitis: Analysis using transgenic mice. Pancreas 1998;17:238–246.

Gerzof SG, Banks PA, Robbins AH, Johnson WC, Spechler SJ, Wetzner SM, Snicer JM, Langevin RE, Jay ME: Early diagnosis of pancreatic infection by computed tomography-guided aspiration. Gastroenterology 1987;93:1315–1320.

Glasbrenner B, Büchler M, Uhl W, Malfertheiner P: Exocrine pancreatic function in the early recovery phase of acute oedematous pancreatitis. Eur J Gastroenterol Hepatol 1992; 4:563–567.

Glazer G, Ranson JHC (eds): Acute Pancreatitis: Experimental and Clinical Aspects of Pathogenesis and Management. London, Baillière Tindall, 1988.

Gloor B, Müller CA, Worni M, Martignoni ME, Uhl W, Büchler MW: Late mortality in patients with severe acute pancreatitis. Br J Surg 2001;88:975–979.

Gloor B, Müller CA, Worni M, Stahel PF, Redaelli C, Uhl W, Büchler M: Pancreatic infection in severe pancreatitis: The role of fungus and multiresistant organisms. Arch Surg 2001;136:592–596.

Go VLW, DiMagno EP, Gardner JD, Lebenthal E, Reber HA, Scheele GA: The Pancreas. Biology, Pathobiology, and Disease, ed 2. New York, Raven Press, 1993.

Gomez G, Lee HM, He Q, Englander EW, Uchida T, Greeley GH Jr: Acute pancreatitis signals activation of apoptosis-associated and survival genes in mice. Exp Biol Med 2001; 226:692–700.

Gyr KE, Singer MV, Sarles H (eds): Pancreatitis Concepts and Classification. Amsterdam, Excerpta Medica, 1984.

Halvorsen FA, Ritland S: Acute pancreatitis in Buskerud County, Norway. Incidence and etiology. Scand J Gastroenterol 1996;31:411–414.

Hopt UT, Büsing M, Becker HD (Hrsg): Akute Pankreatitis – Transplantatpankreatitis. Basel, Karger, 1994.

Hwang TL, Chang KY, Ho YP: Contrast-enhanced dynamic computed tomography does not aggravate the clinical severity of patients with severe acute pancreatitis: Reevaluation of the effect of intravenous contrast medium on the severity of acute pancreatitis. Arch Surg 2000;135:287–290.

Imrie CW: A single-centre double-blind trial of trasylol therapy in primary acute pancreatitis. Br J Surg 1978;65:337–341.

Isenmann R, Büchler M, Uhl W, Malfertheiner P, Martini M, Beger HG: Pancreatic necrosis: An early finding in severe acute pancreatitis. Pancreas 1993;8:358–361.

Jakobs R, Adamek MU, von Bubnoff AC, Riemann JF: Buprenorphine or procaine for pain relief in acute pancreatitis. A prospective randomised study. Scand J Gastroenterol 2000;35:1319–1323.

Johnson CR (ed): Physiology of the Gastrointestinal Tract, vol 1 + 2, ed 2. New York, Raven Press, 1987.

Johnson CD, Imrie CW (eds): Pancreatic Diseases. Progress and Prospects. London, Springer, 1991.

Karakoyunlar O, Sivrel E, Tanir N, Denecli AG: High dose octreotide in the management of acute pancreatitis. Hepatogastroenterology 1999;46:1968–1972.

Kern SE: Molecular genetic alterations in ductal pancreatic adenocarcinomas. Med Clin N Am 2000;84:691–695.

Kortesuo PT, Nevalainen TJ, Büchler M, Uhl W: Characterization of two phospholipase A2 in serum of patients with sepsis and acute pancreatitis. J Clin Chem Clin Biochem 1992; 30:263–269.

Lankisch PG, Büchler M, Mössner J, Müller-Lissner S (Hrsg): Pankreatitisfibel. Berlin, Springer, 1993.

Luengo L, Vicente V, Gris F, Coronas JM, Escuder J, Ramon Gomez J, Castellote JM: Influence of somatostatin in the evolution of acute pancreatitis. A prospective randomised study. Int J Pancreatol 1994;15:139–144.

McClave SA, Greene LM, Snider HL, Makk LJ, Cheadle WG, Owens NA, Dukes LG, Goldsmith LJ: Comparison of the safety of early enteral vs parenteral nutrition in mild acute pancreatitis. J Parenter Enteral Nutr 1997;21:14–20.

McClelland P, Van Saene HKF, Murray A, Bone JM, Yaqoob M, Mostafa SM: Prevention of bacterial infection and sepsis in acute severe pancreatitis. Ann R Coll Surg Engl 1992;74:329–334.

McKay CJ, Gallagher G, Brooks B, Imrie CW, Baxter JN: Increased monocyte cytokine production in association with systemic complications in acute pancreatitis. Br J Surg 1996;83:919–923.

Malfertheiner P, Büchler M, Stanescu A, Uhl W, Ditschuneit H: Serum elastase 1 in acute and chronic inflammatory pancreatic and gastrointestinal diseases and renal insufficiency. A comparison with other serum enzymes. Int J Pancreatol 1987;2:159–170.

Malfertheiner P, Ditschuneit H (eds): Diagnostic Procedures in Pancreatic Diseases. Berlin, Springer, 1986.

Mayer J, Rau B, Grewe M, Schoenberg MH, Nevalainen TJ, Beger HG: Secretory phospholipase A2 in patients with infected pancreatic necroses in acute pancreatitis. Pancreas 1998;17:272–277.

Meyer C, Le JV, Rohr S, Thiry LC, Bourtoul C, Duclos B, Reimund JM, Baumann R: Management of common bile duct stones by laparoscopic cholecystectomy and endoscopic sphincterotomy: Pre-, per- or postoperative sphincterotomy? Dig Surg 1999;16:26–31.

Mier J, Leon EL, Castillo A, Robledo F, Blanco R: Early versus late necrosectomy in severe necrotizing pancreatitis. Am J Surg 1997;173:71–75.

Mössner J, Adler G, Fölsch UR, Singer MV (Hrsg): Erkrankungen des exkretorischen Pankreas. Jena, Fischer, 1995.

Neoptolemos JP, Kemppainen EA, Mayer JM, Fitzpatrick JM, Raraty MG, Slavin J, Beger HG, Hietaranta AJ, Puolakkainen PA: Early prediction of severity in acute pancreatitis by urinary trypsinogen activation peptide: A multicentre study. Lancet 2000;355:1955–1960.

Norton SA, Alderson D: Endoscopic ultrasonography in the evaluation of idiopathic acute pancreatitis. Br J Surg 2000; 87:1650–1655.

Ochi K, Harada H, Satake K (Study Group of Loxiglumide in Japan): Clinical evaluation of cholecystokinin-A-receptor antagonist (loxiglumide) for the treatment of acute pan creatitis. A preliminary clinical trial. Digestion 1999;60 (suppl 1): 81–85.

Ortiz EM, Dusetti NJ, Dagorn JC, Iovanna JL: Characterization of a silencer regulatory element in the rat PAP I gene which confers tissue-specific expression and is promoter-dependent. Arch Biochem Biophys 1997;340:111–116.

Paran H, Mayo A, Paran D, Neufeld D, Shwartz I, Zissin R, Singer P, Kaplan O, Skornik Y, Freund U: Octreotide treatment in patients with severe acute pancreatitis. Dig Dis Sci 2000;45:2247–2251.

Pederzoli P (ed): Pancreatic Fistulas. Berlin, Springer, 1992.

Pezzilli R, Morselli-Labate AM, Miniero R, Barakat B, Fiocchi M, Cappelletti O: Simultaneous serum assays of lipase and interleukin-6 for early diagnosis and prognosis of acute pancreatitis. Clin Chem 1999;45:1762–1767.

Planas M, Perez A, Iglesia R, Porta I, Masclans JR, Bermejo B: Severe acute pancreatitis: Treatment with somatostatin. Intensive Care Med 1998;24:37–39.

Pott G, Schrameyer B (Hrsg): ERCP-Atlas. Stuttgart, Schattauer, 1989.

Rattner DW, Legermate DA, Lee MJ, Mueller PR, Warshaw AL: Early surgical debridement of symptomatic pancreatic necrosis is beneficial irrespective of infection. Am J Surg 1992;163:105–110.

Reber HA (ed): The Pancreas. The Surgical Clinics of North America, vol 69. Philadelphia, Saunders, 1989.

Rollan A, Loyola G, Covarrubias C, Giancaspero R, Acevedo K, Nervi F: Apolipoprotein E polymorphism in patients with acute pancreatitis. Pancreas 1994;9:349–353.

Rotman N, Chevret S, Pezet D, Mathieu D, Trovero C, Cherqui D, Chastang C, Fagniez PL (French Association for Surgical Research): Prognostic value of early computed tomographic scans in severe acute pancreatitis. J Am Coll Surg 1994;179:538–544.

Ruokonen E, Uusaro A, Alhava E, Takala J: The effect of dobutamine infusion on splanchnic blood flow and oxygen transport in patients with acute pancreatitis. Intensive Care Med 1997;23:732–737.

Sainio V, Kemppainen E, Puolakkainen P, Taavitsainen M, Kivisaari L, Valtonen V, Haapiainen R, Schroder T, Kivilaakso E: Early antibiotic treatment in acute necrotising pancreatitis. Lancet 1995;346:663–667.

Secknus R, Mossner J: Changes in incidence and prevalence of acute and chronic pancreatitis in Germany. Chirurg 2000; 71:249–252.

Smithies AM, Sargen K, Demaine AG, Kingsnorth AN: Investigation of the interleukin 1 gene cluster and its association with acute pancreatitis. Pancreas 2000;20:234–240.

Steinberg, WM (ed): Disorders of the Pancreas. Gastroenterology Clinics of North America. Philadelphia, Saunders, 1990.

Steinberg WM, Schlesselman SE: Treatment of acute pancreatitis. Comparison of animal and human studies. Gastroenterology 1987;93:1420–1427.

Strohmeyer G, Niederau C (Hrsg): Neue Möglichkeiten in der Diagnostik und Therapie von Pankreaserkrankungen. Braunschweig, Friedrich Borek, 1990.

Uhl W, Büchler M, Malfertheiner P, Martini M, Beger HG: PMN-Elastase in comparison with CRP, antiproteases and LDH as indicators of necrosis in human acute pancreatitis. Pancreas 1991;6:253–259.

Uomo G, Rabitti PG: Chronic pancreatitis: Relation to acute pancreatitis and pancreatic cancer. Ann Ital Chir 2000; 71:17–21.

Ward J, Chalmers AG, Guthrie AJ, Larvin M, Robinson PJ: T2-weighted and dynamic enhanced MRI in acute pancreatitis: Comparison with contrast-enhanced CT. Clin Radiol 1997;52:109–114.

Wehrmann T, Schmitt TH, Arndt A, Lembcke B, Caspary WF, Seifert H: Endoscopic injection of botulinum toxin in patients with recurrent acute pancreatitis due to pancreatic sphincter of Oddi dysfunction. Aliment Pharmacol Ther 2000;14:1469–1477.

Whitcomb DC, Ulrich DC II: Hereditary pancreatitis: New insights, new directions. Baillières Best Pract Res Clin Gastroenterol 1999;13:253–263.

White SA, Sutton CD, Berry DP, Chillistone D, Rees Y, Dennison AR: Experience of combined endoscopic percutaneous stenting with ultrasound guidance for drainage of pancreatic pseudocysts. Ann R Coll Surg Engl 2000;82:11–15.

Windsor AC, Kanwar S, Li AG, Barnes E, Guthrie JA, Spark JI, Welsh F, Guillou PJ, Reynolds JV: Compared with parenteral nutrition, enteral feeding attenuates the acute phase response and improves disease severity in acute pancreatitis. Gut 1998;42:431–435.

Chronische Pankreatitis

Randomisierte kontrollierte Studien

Adamek HE, Albert J, Breer H, Weitz M, Schilling D, Riemann JF: Pancreatic cancer detection with magnetic resonance cholangiopancreatography and endoscopic retrograde cholangiopancreatography: A prospective controlled study. Lancet 2000;356:190–193.

Banks PA, Hughes M, Ferrante M, Noordhoek EC, Ramagopal V, Slivka A: Does allopurinol reduce pain of chronic pancreatitis? Int J Pancreatol 1997;22:171–176.

Bloechle C, Busch C, Tesch C, Nicolas V, Binmoeller KF, Soehendra N, Izbicki JR: Prospective randomized study of drainage and resection on non-occlusive segmental portal hypertension in chronic pancreatitis. Br J Surg 1997;84: 477–482.

Bodoky G, Harsanyi L, Pap A, Tihanyi T, Flautner L: Effect of enteral nutrition on exocrine pancreatic function. Am J Surg 1991;161:144–148.

Delhaye M, Meuris S, Gohimont AC, Buedts K, Cremer M: Comparative evaluation of a high lipase pancreatic enzyme preparation and a standard pancreatic supplement for treating exocrine pancreatic insufficiency in chronic pancreatitis. Eur J Gastroenterol Hepatol 1996;8:699–703.

Glasbrenner B, Malfertheiner P, Kerner W, Scherbaum WA, Ditschuneit H: Effect of pancreatin on diabetes mellitus in chronic pancreatitis. Z Gastroenterol 1990;28:275–279.

Gress F, Schmitt C, Sherman S, Ikenberry S, Lehman G: A prospective randomized comparison of endoscopic ultrasound- and computed tomography-guided celiac plexus block for managing chronic pancreatitis pain. Am J Gastroenterol 1999;94:900–905.

Halm U, Loser C, Lohr M, Katschinski M, Mössner J: A double-blind, randomized, multicentre, crossover study to prove equivalence of pancreatin minimicrospheres versus microspheres in exocrine pancreatic insufficiency. Aliment Pharmacol Ther 1999;13:951–957.

Hedetoft C, Sheikh SP, Larsen S, Holst JJ: Effect of glucagon-like peptide 1(7–36)amide in insulin-treated patients with diabetes mellitus secondary to chronic pancreatitis. Pancreas 2000;20:25–31.

Knoefel WT, Bloechle C, Izbicki JR: Decompression of the main pancreatic duct can delay progressive loss of pancreatic function in chronic pancreatitis. Z Gastroenterol 1997;35: 301–303.

Lankisch PG, Assmus C, Maisonneuve P, Lowenfels AB: Epidemiology of pancreatic diseases in Luneburg County. A study in a defined German population. Pancreatology 2002;2:469–477.

Malesci A, Gaia E, Fioretta A, Bocchia P, Ciravegna G, Cantor P, Vantini I: No effect of long-term treatment with pancreatic extract on recurrent abdominal pain in patients with chronic pancreatitis. Scand J Gastroenterol 1995;30:392–398.

Malfertheiner P, Mayer D, Büchler M, Dominguez-Munoz JE, Schiefer B, Ditschuneit H: Treatment of pain in chronic pancreatitis by inhibition of pancreatic secretion with octreotide. Gut 1995;36:450–454.

Mössner J: Is there a place for pancreatic enzymes in the treatment of pain in chronic pancreatitis? Digestion 1993;54: 35–39.

Mössner J, Secknus R, Meyer J, Niederau C, Adler G: Treatment of pain with pancreatic extracts in chronic pancreatitis: Results of a prospective placebo-controlled multicenter trial. Digestion 1992;53:54–66.

Müller MW, Friess H, Beger HG, Kleeff J, Lauterburg B, Glasbrenner B, Riepl RL, Büchler MW: Gastric emptying following pylorus-preserving Whipple and duodenum-preserving pancreatic head resection in patients with chronic pancreatitis. Am J Surg 1997;173:257–263.

Nakamura T, Takebe K, Kudoh K, Ishii M, Imamura K, Kikuchi H, Kasai F, Tandoh Y, Yamada N, Arai Y, et al: Effects of pancreatic digestive enzymes, sodium bicarbonate, and a proton pump inhibitor on steatorrhoea caused by pancreatic diseases. J Int Med Res 1995;23:37–47.

Niemann T, Madsen LG, Larsen S, Thorsgaard N: Opioid treatment of painful chronic pancreatitis. Int J Pancreatol 2000;27:235–240.

O'Keefe SJ, Cariem AK, Levy M: The exacerbation of pancreatic endocrine dysfunction by potent pancreatic exocrine supplements in patients with chronic pancreatitis. J Clin Gastroenterol 2001;32:319–323.

Prat F, Amaris J, Ducot B, Bocquentin M, Fritsch J, Choury AD, Pelletier G, Buffet C: Nifedipine for prevention of post-ERCP pancreatitis: A prospective, double-blind randomized study. Gastrointest Endosc 2002;56:202–208.

Ramo OJ, Puolakkainen PA, Seppala K, Schröder TM: Self-administration of enzyme substitution in the treatment of exocrine pancreatic insufficiency. Scand J Gastroenterol 1989;24:688–692.

Salim AS: Role of oxygen-derived free radical scavengers in the treatment of recurrent pain produced by chronic pancreatitis. A new approach. Arch Surg 1991;126:1109–1114.

Shiratori K, Takeuchi T, Satake K, Matsuno S: Clinical evaluation of oral administration of a cholecystokinin-A receptor antagonist (loxiglumide) to patients with acute, painful attacks of chronic pancreatitis: A multicenter dose-response study in Japan. Pancreas 2002;25:e1–5.

Somogyi L, Cintron M, Toskes PP: Synthetic porcine secretin is highly accurate in pancreatic function testing in individuals with chronic pancreatitis. Pancreas 2000;21:262–265.

Van Hoozen CM, Peeke PG, Taubeneck M, Frey CF, Halsted CH: Efficacy of enzyme supplementation after surgery for chronic pancreatitis. Pancreas 1997;14:174–180.

Wilder-Smith CH, Hill L, Osler W, O'Keefe S: Effect of tramadol and morphine on pain and gastrointestinal motor function in patients with chronic pancreatitis. Dig Dis Sci 1999;44:1107–1116.

Wojdemann M, Sternby B, Larsen S, Olsen O: Cephalic phase of lipolysis is impaired in pancreatic insufficiency: Role of gastric lipase. Scand J Gastroenterol 2000;35:204–211.

Metaanalysen

Andriulli A, Leandro G, Niro G, Mangia A, Festa V, Gambassi G, Villani MR, Facciorusso D, Conoscitore P, Spirito F, De Maio G: Pharmacologic treatment can prevent pancreatic injury after ERCP: A meta-analysis. Gastrointest Endosc 2000;51:1–7.

Brown A, Hughes M, Tenner S, Banks PA: Does pancreatic enzyme supplementation reduce pain in patients with chronic pancreatitis: A meta-analysis. Am J Gastroenterol 1997;92:2032–2035.

Corrao G, Bagnardi V, Zambon A, Arico S: Exploring the dose-response relationship between alcohol consumption and the risk of several alcohol-related conditions: A meta-analysis. Addiction 1999;94:1551–1573.

Santini B, Ivaldi AP: Pancreatic extract therapy in exocrine pancreatic insufficiency. Minerva Gastroenterol Dietol 1993; 39:133–137.

The Copenhagen Pancreatitis Study Group: An interim report from a prospective epidemiological multicenter study. Scand J Gastroenterol 1981;16:305–312.

Praktische Leitlinien

American Gastroenterological Association (AGA) Medical Position Statement: Treatment of pain in chronic pancreatitis. Gastroenterology 1998;115:763–764.

Mössner J, Keim V, Niederau C, Büchler M, Singer MV, Lankisch PG, Göke B (Consensus Conference of the German Society of Digestive and Metabolic Diseases): Guidelines for therapy of chronic pancreatitis. Z Gastroenterol 1998;36:359–367.

The Society for Surgery of the Alimentary Tract Patient Care Committee (SSAT): Surgical treatment of chronic pancreatitis. J Gastrointest Surg 1998;2:489–490.

Sonstiges

Adamek HE, Jakobs R, Buttmann A, Adamek MU, Schneider AR, Riemann JF: Long term follow up of patients with chronic pancreatitis and pancreatic stones treated with extracorporeal shock wave lithotripsy. Gut 1999; 45:402–405.

Alcaraz MJ, De la Morena EJ, Polo A, Ramos A, De la Cal MA, Gonzalez Mandly A: A comparative study of magnetic resonance cholangiography and direct cholangiography. Rev Esp Enferm Dig 2000;92:427–438.

Amman RW, Akovbiantz A, Largiader F, Schueler G: Course and outcome of chronic pancreatitis. Longitudinal study of a mixed medical-surgical series of 245 patients. Gastroenterology 1984;86:820–828.

Amman RW, Buehler H, Muench R, Freiburghaus AW, Siegenthaler W: Differences in the natural history of idiopathic (nonalcoholic) and alcoholic chronic pancreatitis. A comparative long-term study of 287 patients. Pancreas 1987; 2:368–377.

Arnaud JP, Tuech JJ, Cervi C, Bergamaschi R: Pancreaticogastrostomy compared with pancreaticojejunostomy after pancreaticoduodenectomy. Eur J Surg 1999;165:357–362.

Barhet M, Sahel J, Bodiuo-Bertei C, Bernard JP: Endoscopic transpapillary drainage of pancreatic pseudocysts. Gastrointest Endosc 1995;42:208–213.

Becker V, Bartelheimer H, Kühn HA, Stelzner F (Hrsg): Chronische Pankreatitis. Klinische Morphologie. Stuttgart, Thieme, 1984, p 21.

Beger HG, Büchler M, Bittner R, Oettinger W, Roscher R: Duodenum-preserving resection of the head of the pancreas in severe chronic pancreatitis. Ann Surg 1989;209:273–278.

Beger HG, Büchler M, Ditschuneit H, Malfertheiner P (eds): Chronic Pancreatitis. Berlin, Springer, 1990.

Berney T, Pretre R, Chassot G, Morel P: Ischemic risk in the case of celiac trunk occlusion in patients undergoing pancreatoduodenectomy. Multicenter study and review of literature. Ann Chir 1999;53:273–279.

Bockman DE, Büchler M, Malfertheiner P, Beger HG: Analysis of nerves in chronic pancreatitis. Gastroenterology 1988; 94:1459–1469.

Büchler M, Weihe E, Friess H, Malfertheiner P, Bockman E, Müller S, Nohr D, Beger HG: Changes in peptidergic innervation in chronic pancreatitis. Pancreas 1992;7:183–192.

Buscail L, Escourrou J, Moreau J, Delvaux M, Louvel D, Lapeyre F, Tregant P, Frexinos J: Endoscopic ultrasonography, computed tomography and ERCP. Pancreas 1995;10:251–257.

Catalano MF, Lahoti S, Geenen JE, Hogan WJ: Prospective evaluation of endoscopic ultrasonography, endoscopic retrograde pancreatography, and secretin test in the diagnosis of chronic pancreatitis. Gastrointest Endosc 1998;48: 11–17.

Copenhagen Pancreatitis Study Group: An interim report from a prospective epidemiological multicenter study. Scand J Gastroenterol 1981;16:305–312.

Cremer M, Deviere J, Engelholm L: Endoscopie management of cysts and pseudocysts in chronic pancreatitis: Long-term follow-up after 7 years of experience. Gastrointest Endosc 1989;35:1–9.

De las Heras Castano G, Garcia de la Paz A, Fernandez MD, Fernandez Forcelledo JL: Use of antioxidants to treat pain in chronic pancreatitis. Rev Esp Enferm Dig 2000;92:375–385.

Delcore R, Rodriguez FJ, Thomas JH, Forster J, Hermreck AS: The role of pancreatojejunostomy in patients without dilated pancreatic ducts. Am J Surg 1994;168:598–601.

Delhaye M, Meuris S, Gohimont AC, Buedts K, Cremer M: Comparative evaluation of a high lipase pancreatic enzyme preparation and a standard pancreatic supplement for treating exocrine pancreatic insufficiency in chronic pancreatitis. Eur J Gastroenterol Hepatol 1996;8:699–703.

Di Sebastiano P, Fink T, Weihe E, Friess H, Innocenti P, Beger HG, Büchler MW: Immune cell infiltration and growth-associated protein 43 expression correlate with pain in chronic pancreatitis. Gastroenterology 1997;112:1648–1655.

Dominguez-Munoz JE, Malfertheiner P: Optimized serum pancreolauryl test for differentiating patients with and without chronic pancreatitis. Clin Chem 1998;44:869–875.

Ebbehoj N, Borly L, Madsen P, Svensen LB: Pancreatic tissue pressure and pain in chronic pancreatitis. Pancreas 1986;1: 556–558.

Ell C, Rabenstein T, Schneider HT, Ruppert T, Nicklas M, Bulling D: Safety and efficacy of pancreatic sphincterotomy in chronic pancreatitis. Gastrointest Endosc 1998;48:244–249.

Etemad B, Whitcomb DC: Chronic pancreatitis: Diagnosis, classification, and new genetic developments. Gastroenterology 2001;120:682–707.

Frey CF, Amikura K: Local resection of the head of the pancreas combined with longitudinal pancreaticojejunostomy in the management of patients with chronic pancreatitis. Ann Surg 1994;220:492–504, discussion 504–507.

Frey CF, Suzuki M, Isaji S, Zhu Y: Pancreatic resection for chronic pancreatitis. Surg Clin N Am 1989;69:499–528.

Girdwood AH, Bornman PC, Marks IN: Ductal morphology and pain in chronic alcohol-induced pancreatitis; in Beger HG, Büchler M, Ditschuneit H, Malfertheiner P (eds): Chronic Pancreatitis. Berlin, Springer, 1990, pp 218–220.

Hastier P, Buckley MJ, Francois E, Peten EP, Dumas R, Caroli-Bosc FX, Delmont JP: A prospective study of pancreatic disease in patients with alcoholic cirrhosis: Comparative diagnostic value of ERCP and EUS and long-term significance of isolated parenchymal abnormalities. Gastrointest Endosc 1999,49:705–709.

Huibregtse K, Schneider B, Vrij AA, Tytgat GNJ: Endoscopic pancreatic drainage in chronic pancreatitis. Gastrointest Endosc 1988;34:9–15.

Ihse I, Lilja P, Lundquist J: Feedback regulation of pancreatic enzyme secretion by intestinal trypsin in man. Digestion 1977;15:303–308.

Isaksson G, Ihse I: Pain reduction by an oral pancreatic enzyme preparation in chronic pancreatitis. Dig Dis Sci 1983; 28:97–102.

Karanjia ND, Reber HA: The cause and management of pain of chronic pancreatitis. Gastroenterol Clin N Am 1990;19: 895–904.

Kataoka K, Yamane Y, Kato M, Kashima K: Diagnosis of chronic pancreatitis using noninvasive tests of exocrine pancreatic function – Comparison to duodenal intubation tests. Pancreas 1997,15.409–415.

Kemmer TP, Malfertheiner P, Häberle H, Pohlandt F, Friess H, Büchler M, Ditschuneit H: Die diagnostische Wertigkeit des Aminosäureabsorptionstests beim Nachweis einer exokrinen Pankreasfunktionsstörung. Z Gastroenterol 1992; 30:391–396.

Kitagawa M, Naruse S, Ishiguro H, Nakae Y, Kondo T, Hayakawa T: Evaluating exocrine function tests for diagnosing chronic pancreatitis. Pancreas 1997;15:402–408.

Knoefel WT, Bloechle C, Izbicki JR: Decompression of the main pancreatic duct can delay progressive loss of pancreatic function in chronic pancreatitis. Z Gastroenterol 1997;35: 301–303.

Kozarek RA, Patterson DJ, Ball TJ: Endoscopic placement of pancreatic stents and drains in the management of pancreatitis. Ann Surg 1989;209:261–266.

Lankisch PG (ed): Pancreatic Enzymes in Health and Disease. Berlin, Springer, 1991.

Layer P, Yamamoto H, Kalthoff L, Clain JE, Bakken LJ, DiMagno EP: The different courses of early- and late-onset idiopathic and alcoholic chronic pancreatitis. Gastroenterology 1994;107:1481–1487.

Leodolter A, Kahl S, Dominguez-Munoz JE, Gerards C, Glasbrenner B, Malfertheiner P: Comparison of two tubeless function tests in the assessment of mild-to-moderate exocrine pancreatic insufficiency. Eur J Gastroenterol Hepatol 2000;12:1335–1338.

Malfertheiner P, Büchler M, Müller A, Ditschuneit H: Influence of extrapancreatic digestive disorders on the indirect pancreatic function test with fluorescein-dilaurate. Clin Physiol Biochem 1985;3:166–173.

Malfertheiner P, Büchler M, Müller A, Ditschuneit H: Fluorescein-dilaurate serum test: A rapid tubeless pancreatic function test. Pancreas 1987;2:53–60.

Malfertheiner P, Büchler M, Stanescu A, Ditschuneit H: Exocrine pancreatic function in correlation to ductal and parenchymal morphology in chronic pancreatitis. Hepatogastroenterology 1986;33:110–114.

Malfertheiner P, Büchler M, Stanescu A, Ditschuneit H: Pancreatic morphology and function in relationship to pain in chronic pancreatitis. Int J Pancreatol 1987;1:59–66.

Malfertheiner P, Dati F, Büchler M, Ditschuneit H: Klinische Relevanz der immunchemischen Bestimmung der Pankreas-Lipase bei chronischer Pankreatitis. Klin Wschr 1985;63:43–48.

Malfertheiner P, Mayer D, Büchler M, Dominguez-Munoz JE, Schiefer B, Ditschuneit H: Treatment of pain in chronic pancreatitis by inhibition of pancreatic secretion with octreotide. Gut 1995;36:450–454.

Nealon WH, Thompson JC: Progressive loss of pancreatic function in chronic pancreatitis is delayed by main pancreatic duct decompression. A longitudinal prospective analysis of the modified Puestow procedure. Ann Surg 1993;217:458–466.

Niemann T, Madsen LG, Larsen S, Thorsgaard N: Opioid treatment of painful chronic pancreatitis. Int J Pancreatol 2000;27:235–240.

O'Brien SM, Hatfield AR, Craig PI, Williams SP: A 5-year follow-up of self-expanding metal stents in the endoscopic management of patients with benign bile duct strictures. Eur J Gastroenterol Hepatol 1998;10:141–145.

Pavone P, Panebianco V, Laghi A, Catalano C, Messina A, Lobina L, Pirillo S, Passariello R: Cholangiopancreatography with magnetic resonance in the assessment of pancreatic ducts. Radiol Med (Torino) 1997;94:61–67.

Rieber A, Tomczak R, Nussle K, Klaus H, Brambs HJ: MRI with mangafodipir trisodium in the detection of pancreatic tumours: Comparison with helical CT. Br J Radiol 2000; 73:1165–1169.

Sarles H, Devaux MA, Noel-Jorand MC: Action of ethanol on the pancreas; in Gyr KE, Singer MV, Sarles H (eds): Pancreatitis: Concepts and Classification. Amsterdam, Elsevier, 1984, pp 183–187.
Sidhu SS, Nundy S, Tandon RK: The effect of the modified Puestow procedure on diabetes in patients with tropical chronic pancreatitis – A prospective study. Am J Gastroenterol 2001;96:107–111.
Slesak B, Harlozinska-Szmyrka A, Knast W, Sedlaczek P, van Dalen A, Einarsson R: Tissue polypeptide specific antigen (TPS), a marker for differentiation between pancreatic carcinoma and chronic pancreatitis. A comparative study with CA 19-9. Cancer 2000;89:83–88.
Somogyi L, Cintron M, Toskes PP: Synthetic porcine secretin is highly accurate in pancreatic function testing in individuals with chronic pancreatitis. Pancreas 2000;21:262–265.
Talamini G, Falconi M, Bassi C, Sartori N, Salvia R, Caldiron E, Frulloni L, Di Francesco V, Vaona B, Bovo P, Vantini I, Pederzoli P, Cavallini G: Incidence of cancer in the course of chronic pancreatitis. Am J Gastroenterol 1999;94: 1253–1260.
Uehara H, Nakaizumi A, Tatsuta M, Baba M, Takenaka A, Uedo N, Sakai N, Yano H, Iishi H, Ohigashi H, Ishikawa O, Okada S, Kakizoe T: Diagnosis of pancreatic cancer by detecting telomerase activity in pancreatic juice: Comparison with K-ras mutations. Am J Gastroenterol 1999;94:2513–2518.
Van Hee R, De Laet I, Salgado R, Ysebaert D: The influence of somatostatin on postoperative outcome after elective pancreatic surgery. Acta Chir Belg 1998;98:62–65.
White SA, Davies JE, Pollard C, Swift SM, Clayton HA, Sutton CD, Weymss-Holden S, Musto PP, Berry DP, Dennison AR: Pancreas resection and islet autotransplantation for end-stage chronic pancreatitis. Ann Surg 2001;233:423–431.
White SA, Sutton CD, Berry DP, Chillistone D, Rees Y, Dennison AR: Experience of combined endoscopic percutaneous stenting with ultrasound guidance for drainage of pancreatic pseudocysts. Ann R Coll Surg Engl 2000;82:11–15.
Wilder-Smith CH, Hill L, Osler W, O'Keefe S: Effect of tramadol and morphine on pain and gastrointestinal motor function in patients with chronic pancreatitis. Dig Dis Sci 1999;44:1107–1116.

Tumore des Pankreas

Randomisierte kontrollierte Studien

Abdel-Wahab M, El-Shennawy F, Agha S, Ragab E, Fathi O, Sultan A, Elghawalby N, Ezzat F: Evaluation of cell mediated immunity in advanced pancreatic carcinoma before and after treatment with interleukin-2 (IL-2). Hepatogastroenterology 1999;46:1293–1296.
Aigner KR: Intra-arterial infusion: Overview and novel approaches. Semin Surg Oncol 1998;14:248–253.
Aigner KR, Gailhofer S, Kopp S: Regional versus systemic chemotherapy for advanced pancreatic cancer: A randomized study. Hepatogastroenterology 1998;45:1125–1129.
Arnold R, Hiddemann W: Therapy of metastatic endocrine tumors of the gastrointestinal tract. Dt Med Wschr 1996;121: 1346–1347.
Asbury RF, Cnaan A, Johnson L, Harris J, Zaentz SD, Haller DG: An Eastern Cooperative Oncology Group phase II study of single agent DHAD, VP-16, aclacinomycin, or spirogermanium in metastatic pancreatic cancer. Am J Clin Oncol 1994;17:166–169.
Aschoff AJ, Gorich J, Sokiranski R, Rieber A, Brambs HJ, Kramer SC: Pancreas: Does hyoscyamine butylbromide increase the diagnostic value of helical CT? Radiology 1999; 210:861–864.
Bakkevold KE, Arnesjo B, Dahl O, Kambestad B: Adjuvant combination chemotherapy (AMF) following radical resection of carcinoma of the pancreas and papilla of Vater – Results of a controlled, prospective, randomised multicentre study. Eur J Cancer 1993;29A:698–703.
Bakkevold KE, Kambestad B: Palliation of pancreatic cancer. A prospective multicentre study. Eur J Surg Oncol 1995;21: 176–182.
Balen FG, Little A, Smith AC, Theis BA, Abrams KR, Houghton J, Hatfield AR, Christopher R, Russell G, Lees WR: Biopsy of inoperable pancreatic tumors does not adversely influence patient survival time. Radiology 1994;193:753–755.
Berlin JD, Catalano P, Thomas JP, Kugler JW, Haller DG, Benson AB III: Phase III study of gemcitabine in combination with fluorouracil versus gemcitabine alone in patients with advanced pancreatic carcinoma: Eastern Cooperative Oncology Group Trial E2297. J Clin Oncol 2002;20:3270–3275.
Blitzer PH, Dosoretz DE, Katin MJ, Rubenstein JH, Harwin WN, Raymond MG, Teufel TE, Seidenstein L, Mangano MM, Salenius SA, et al: Radiation and chemotherapy. Treatment of localized pancreatic carcinoma. J Fla Med Assoc 1994;81:403–407.

Bonaldi VM, Bret PM, Atri M, Garcia P, Reinhold C: A comparison of two injection protocols using helical and dynamic acquisitions in CT examinations of the pancreas. Am J Roentgenol 1996;167:49–55.

Braga M, Gianotti L, Gentilini O, Vignali A, Corizia L, Di Carlo V: Erythropoiesis after therapy with recombinant human erythropoietin: A dose-response study in anemic cancer surgery patients. Vox Sang 1999;76:38–42.

Bramhall SR, Schulz J, Nemunaitis J, Brown PD, Baillet M, Buckels JA: A double-blind placebo-controlled, randomised study comparing gemcitabine and marimastat with gemcitabine and placebo as first line therapy in patients with advanced pancreatic cancer. Br J Cancer 2002; 87:161–167.

Bruno MJ, Haverkort EB, Tijssen GP, Tytgat GN, van Leeuwen DJ: Placebo controlled trial of enteric coated pancreatin microsphere treatment in patients with unresectable cancer of the pancreatic head region. Gut 1998;42:92–96.

Büchler M, Friess H, Schultheiss KH, Gebhardt C, Kübel R, Muhrer KH, Winkelmann M, Wagner T, Klapdor R, Schulz G, Kaul M, Müller G, Schulz G, Beger HG: A randomized controlled trial of adjuvant immunotherapy (murine monoclonal antibody 494/32) in resectable pancreatic cancer. Cancer 1991;68:1507–1512.

Bukowski RM, Fleming TR, Macdonald JS, Oishi N, Taylor SA, Baker LH: Evaluation of combination chemotherapy and phase II agents in pancreatic adenocarcinoma. A Southwest Oncology Group study. Cancer 1993;71:322–325.

Burch PA, Block M, Schroeder G, Kugler JW, Sargent DJ, Braich TA, Mailliard JA, Michalak JC, Hatfield AK, Wright K, Kuross SA: Phase III evaluation of octreotide versus chemotherapy with 5-fluorouracil or 5-fluorouracil plus leucovorin in advanced exocrine pancreatic cancer: A North Central Cancer Treatment Group study. Clin Cancer Res 2000;6:3486–3492.

Burris H, Storniolo AM: Assessing clinical benefit in the treatment of pancreas cancer: Gemcitabine compared to 5-fluorouracil. Eur J Cancer 1997;33:S18–S22.

Burris HA III: Objective outcome measures of quality of life. Oncology (Huntingt) 1996;10:131–135.

Burris HA III, Moore MJ, Andersen J, Green MR, Rothenberg ML, Modiano MR, Cripps MC, Portenoy RK, Storniolo AM, Tarassoff P, Nelson R, Dorr FA, Stephens CD, Von Hoff DD: Improvements in survival and clinical benefit with gemcitabine as first-line therapy for patients with advanced pancreas cancer: A randomized trial. J Clin Oncol 1997;15:2403–2413.

Carmichael J: Clinical response benefit in patients with advanced pancreatic cancer. Role of gemcitabine. Digestion 1997;58:503–507.

Cascinu S, Fedeli A, Fedeli SL, Catalano G: Octreotide versus loperamide in the treatment of fluorouracil-induced diarrhea: A randomized trial. J Clin Oncol 1993;11:148–151.

Cirillo F, Bottini A, Brunelli A, Zuffada S, Bassi M, Filippini L, Alquati P: Octreotide in the treatment of advanced pancreatic tumor. Preliminary study. Minerva Chir 1998;53: 979–985.

Costamagna G, Mutignani M, Rotondano G, Cipolletta L, Ghezzo L, Foco A, Zambelli A: Hydrophilic hydromer-coated polyurethane stents versus uncoated stents in malignant biliary obstruction: A randomized trial. Gastrointest Endosc 2000;51:8–11.

De Conno F, Saita L, Ripamonti C, Ventafridda V: Subcutaneous octreotide in the treatment of pain in advanced cancer patients. J Pain Symptom Managem 1994;9:34–38.

De Lange SM, van Groeningen CJ, Meijer OW, Cuesta MA, Langendijk JA, van Riel JM, Pinedo HM, Peters GJ, Meijer S, Slotman BJ, Giaccone G: Gemcitabine-radiotherapy in patients with locally advanced pancreatic cancer. Eur J Cancer 2002;38:1212–1217.

Di Costanzo F, Tagliaventi M, Carlini P, Zironi S, Mazzocchi B, Bella M, Donati D, Acito L, Maggian P, Angiona S: High-dose folinic acid and fluorouracil with or without ifosfamide is an inactive combination in advanced pancreatic cancer. A randomized phase II study of the Italian Oncology Group for Clinical Research (GOIRC). Am J Clin Oncol 1996;19:307–310.

Diehl SJ, Lehmann KJ, Gaa J, McGill S, Hoffmann V, Georgi M: MR imaging of pancreatic lesions. Comparison of manganese-DPDP and gadolinium chelate. Invest Radiol 1999;34:589–595.

Ducreux M, Rougier P, Pignon JP, Douillard JY, Seitz JF, Bugat R, Bosset JF, Merouche Y, Raoul JL, Ychou M, Adenis A, Berthault-Cvitkovic F, Luboinski M: A randomised trial comparing 5-FU with 5-FU plus cisplatin in advanced pancreatic carcinoma. Ann Oncol 2002;13:1185–1191.

Earle JD, Foley JF, Wieand HS, Kvols LK, McKenna PJ, Krook JE, Tschetter LK, Schutt AJ, Twito DI: Evaluation of external-beam radiation therapy plus 5-fluorouracil (5-FU) versus external-beam radiation therapy plus hycanthone (HYC) in confined, unresectable pancreatic cancer. Int J Radiat Oncol Biol Phys 1994;28:207–211.

Ghimenti C, Lonobile A, Campani D, Bevilacqua G, Caligo MA: Microsatellite instability and allelic losses in neuroendocrine tumors of the gastro-entero-pancreatic system. Int J Oncol 1999;15:361–366.

Ghosh S, Palmer KR: Prevention of biliary stent occlusion using cyclical antibiotics and ursodeoxycholic acid. Gut 1994; 35:1757–1759

Glimelius B, Hoffman K, Sjöden PO, Jacobsson G, Sellström H, Enander LK, Linne T, Svensson C: Chemotherapy improves survival and quality of life in advanced pancreatic and biliary cancer. Ann Oncol 1996;7:593–600.

Greenway BA: Effect of flutamide on survival in patients with pancreatic cancer: Results of a prospective, randomised, double blind, placebo controlled trial. BMJ 1998; 316: 1935–1938.

Gress F, Savides T, Cummings O, Sherman S, Lehman G, Zaidi S, Hawes R: Radial scanning and linear array endosonography for staging pancreatic cancer: A prospective randomized comparison. Gastrointest Endosc 1997;45: 138–142.

Hedberg M, Ogren M, Janzon L, Sternby NH: Pancreatic carcinoma following gastric resection. A case-control study based on 21,660 consecutive clinical necropsies at Malmö University Hospital. Int J Pancreatol 1997;21:219–224.

Heslin MJ, Latkany L, Leung D, Brooks AD, Hochwald SN, Pisters PW, Shike M, Brennan MF: A prospective, randomized trial of early enteral feeding after resection of upper gastrointestinal malignancy. Ann Surg 1997;226:567–577.

Horimi T, Morita S, Takeda I, Mori J, Majima K, Matsuda H, Ishikawa T: Hormone therapy of tamoxifen in resected carcinoma of the pancreas. Nippon Geka Gakkai Zasshi 1993;94:730–735.

Jaffee EM, Abrams R, Cameron J, Donehower R, Duerr M, Gossett J, Greten TF, Grochow L, Hruban R, Kern S, Lillemoe KD, O'Reilly S, Pardoll D, Pitt HA, Sauter P, Weber C, Yeo C: A phase I clinical trial of lethally irradiated allogeneic pancreatic tumor cells transfected with the GM-CSF gene for the treatment of pancreatic adenocarcinoma. Hum Gene Ther 1998;9:1951–1971.

Jeekel J: Adjuvant or neoadjuvant therapy for pancreatic carcinoma? Digestion 1997;58:533–535.

Johnstone PA, Sindelar WF: Patterns of disease recurrence following definitive therapy of adenocarcinoma of the pancreas using surgery and adjuvant radiotherapy: Correlations of a clinical trial. Int J Radiat Oncol Biol Phys 1993;27:831- 834.

Kim MH, Myung SJ, Kim YS, Kim HJ, Seo DW, Nam SW, Ahn JH, Lee SK, Min YI: Routine biliary sphincterotomy may not be indispensable for endoscopic pancreatic sphincterotomy. Endoscopy 1998;30:697–701.

Kim T, Murakami T, Takahashi S, Okada A, Hori M, Narumi Y, Nakamura H: Pancreatic CT imaging: Effects of different injection rates and doses of contrast material. Radiology 1999;212:219–225.

Klinkenbijl JH, Jeekel J, Sahmoud T, van Pel R, Couvreur ML, Veenhof CH, Arnaud JP, Gonzalez DG, de Wit LT, Hennipman A, Wils J: Adjuvant radiotherapy and 5-fluorouracil after curative resection of cancer of the pancreas and periampullary region: Phase III trial of the EORTC Gastrointestinal Tract Cancer Cooperative Group. Ann Surg 1999;230:776–782.

Knyrim K, Wagner HJ, Pausch J, Vakil N: A prospective, randomized, controlled trial of metal stents for malignant obstruction of the common bile duct. Endoscopy 1993;25: 207–212.

Kuchler T, Henne-Bruns D, Rappat S, Graul J, Holst K, Williams JI, Wood-Dauphinee S: Impact of psychotherapeutic support on gastrointestinal cancer patients undergoing surgery: Survival results of a trial. Hepatogastroenterology 1999;46:322–335.

Lillemoe KD, Cameron JL, Kaufman HS, Yeo CJ, Pitt HA, Sauter PK: Chemical splanchnicectomy in patients with unresectable pancreatic cancer. A prospective randomized trial. Ann Surg 1993;217:447–455.

Lygidakis NJ, Berberabe AE, Spentzouris N, Dedemadi G, Kalligas T, Loukas G, Sotiropoulou V: A prospective randomized study using adjuvant locoregional chemoimmunotherapy in combination with surgery for pancreatic carcinoma. Hepatogastroenterology 1998;45:2376–2381.

Lygidakis NJ, Sgourakis G, Georgia D, Vlachos L, Raptis S: Regional targeting chemoimmunotherapy in patients undergoing pancreatic resection in an advanced stage of their disease: A prospective randomized study. Ann Surg 2002; 236:806–813.

Lygidakis NJ, Stringaris K: Adjuvant therapy following pancreatic resection for pancreatic duct carcinoma: A prospective randomized study. Hepatogastroenterology 1996;43:671–680.

Lygidakis NJ, Ziras FA, Kyparidou E, Parissis J, Papadopoulou P, Venetsanou B: Combined immunopharmaceutical therapy of patients with unresectable pancreatic carcinoma. Hepatogastroenterology 1995;42:1039–1052.

Maiello E, Gebbia V, Giuliani F, Testa A, Giotta F, Gebbia N, Colucci G: A phase II trial of etoposide, folinic acid, fluorouracil and epirubicin in advanced pancreatic carcinoma. Clin Ther 1998;149:351–355.

Militello C, Sperti C, Di Prima F, Pedrazzoli S (Italian Pancreatic Cancer Study Group): Clinical evaluation and safety of loxiglumide (CCK-A receptor antagonist) in nonresectable pancreatic cancer patients. Pancreas 1997;14:222–228.

Monetini L, Cavallo MG, Barone F, Valente L, Russo M, Walker B, Thorpe R, Pozzilli P: T cell reactivity to human insulinoma cell line (CM) antigens in patients with type 1 diabetes. Autoimmunity 1999;29:171–177.

Neoptolemos JP, Dunn JA, Stocken DD, Almond J, Link K, Beger H, Bassi C, Falconi M, Pederzoli P, Dervenis C, Fernandez-Cruz L, Lacaine F, Pap A, Spooner D, Kerr DJ, Friess H, Büchler MW (European Study Group for Pancreatic Cancer): Adjuvant chemoradiotherapy and chemotherapy in resectable pancreatic cancer: A randomised controlled trial. Lancet 2001;358:1576–1585.

Neoptolemos JP, Baker P, Beger H, Link K, Pederzoli P, Bassi C, Dervenis C, Friess H, Büchler M: Progress report. A randomized multicenter European study comparing adjuvant radiotherapy, 6-mo chemotherapy, and combination therapy vs no-adjuvant treatment in resectable pancreatic cancer (ESPAC-1). Int J Pancreatol 1997;21:97–104.

Neoptolemos JP, Kerr DJ, Beger H, Link K, Pederzoli P, Bassi C, Dervenis C, Fernandez-Cruz L, Lacaine F, Friess H, Büchler M: ESPAC-1 Trial Progress Report: The European randomized adjuvant study comparing radiochemotherapy, 6 months chemotherapy and combination therapy versus observation in pancreatic cancer. Digestion 1997; 58:570–577.

Nguyen TD, Theobald S, Rougier P, Ducreux M, Lusinchi A, Bardet E, Eymard JC, Conroy T, Francois E, Seitz JF, Bugat R, Ychou M: Simultaneous high-dose external irradiation and daily cisplatin in unresectable, non-metastatic adenocarcinoma of the pancreas: A phase I-II study. Radiother Oncol 1997;45:129–132.

Nose H, Okada S, Okusaka T, Furuse J, Yoshino M, Ogoshi K, Kato T, Miyaji M, Hoshino M, Ariyama J, Suyama M, Karasawa E, Yoshimori M: 5-Fluorouracil continuous infusion combined with cisplatin for advanced pancreatic cancer: A Japanese Cooperative Study. Hepatogastroenterology 1999;46:3244–3248.

Palmer KR, Kerr M, Knowles G, Cull A, Carter DC, Leonard RC: Chemotherapy prolongs survival in inoperable pancreatic carcinoma. Br J Surg 1994;81:882–885.

Pedersen FM, Lassen AT, Schaffalitzky de Muckadell OB: Randomized trial of stent placed above and across the sphincter of Oddi in malignant bile duct obstruction. Gastrointest Endosc 1998;48:574–579.

Pinol V, Castells A, Bordas JM, Real MI, Llach J, Montana X, Feu F, Navarro S: Percutaneous self-expanding metal stents versus endoscopic polyethylene endoprostheses for treating malignant biliary obstruction: Randomized clinical trial. Radiology 2002;225:27–34.

Polati E, Finco G, Gottin L, Bassi C, Pederzoli P, Ischia S: Prospective randomized double-blind trial of neurolytic coeliac plexus block in patients with pancreatic cancer. Br J Surg 1998;85:199–201.

Prat F, Chapat O, Ducot B, Ponchon T, Fritsch J, Choury AD, Pelletier G, Buffet C: Predictive factors for survival of patients with inoperable malignant distal biliary strictures: A practical management guideline. Gut 1998;42:76–80.

Prat F, Chapat O, Ducot B, Ponchon T, Pelletier G, Fritsch J, Choury AD, Buffet C: A randomized trial of endoscopic drainage methods for inoperable malignant strictures of the common bile duct. Gastrointest Endosc 1998;47:1–7.

Raderer M, Becherer A, Kurtaran A, Angelberger P, Li S, Leimer M, Weinlaender G, Kornek G, Kletter K, Scheithauer W, Virgolini I: Comparison of iodine-123-vasoactive intestinal peptide receptor scintigraphy and indium-111-CYT-103 immunoscintigraphy. J Nucl Med 1996;37:1480–1487.

Ragnarson-Tennvall G, Wilking N: Treatment of locally advanced pancreatic carcinoma in Sweden. A health economic comparison of palliative treatment with best supportive care versus palliative treatment with gemcitabine in combination with best supportive care. Pharmacoeconomics 1999;15:377–384.

Rautalahti MT, Virtamo JR, Taylor PR, Heinonen OP, Albanes D, Haukka JK, Edwards BK, Karkkainen PA, Stolzenberg-Solomon RZ, Huttunen J: The effects of supplementation with alpha-tocopherol and beta-carotene on the incidence and mortality of carcinoma of the pancreas in a randomized, controlled trial. Cancer 1999;86:37–42.

Robert F, Raben D, Spencer S: UFT/oral calcium folinate plus radiation in pancreatic cancer. Oncology (Huntingt) 1999;13:127–128.

Robins HI, Rushing D, Kutz M, Tutsch KD, Tiggelaar CL, Paul D, Spriggs D, Kraemer C, Gillis W, Feierabend C, Arzoomanian RZ, Longo W, Alberti D, d'Oleire F, Qu RP, Wilding G, Stewart JA: Phase I clinical trial of melphalan and 41.8 degrees C whole-body hyperthermia in cancer patients. J Clin Oncol 1997;15:158–164.

Rykowski JJ, Hilgier M: Efficacy of neurolytic celiac plexus block in varying locations of pancreatic cancer: Influence on pain relief. Anesthesiology 2000;92:347–354.

Sung JJ, Sollano JD, Lai CW, Ismael A, Yung MY, Tumala I, Chung SC: Long-term ciprofloxacin treatment for the prevention of biliary stent blockage: A prospective randomized study. Am J Gastroenterol 1999;94:3197–3201.

Takada T, Kato H, Matsushiro T, Nimura Y, Nagakawa T, Nakayama T: Comparison of 5-fluorouracil, doxorubicin and mitomycin C with 5-fluorouracil alone in the treatment of pancreatic-biliary carcinomas. Oncology 1994;51:396–400.

Takada T, Kato H, Matsushiro T, Nimura Y, Nagakawa T, Nakayama T, Yamauchi H, Ogata Y, Shimada H, Miyakawa S, Yamaguchi A, Sakoda K, Yasuda H, Tsukada K, Yoshida K, Ashida H, Ishikawa Y, Kotoura Y, Kinoshita H, Kajiwara T, Watanabe G, Uchimura M, Funabiki T, Ikeda S, Okada S, et al (Japanese Study Group of Surgical Adjuvant Therapy for Carcinomas of the Pancreas and Biliary Tract): Prospective randomized trial comparing 1/2 FAM (5-fluorouracil (5-FU) + adriamycin + mitomycin C) versus palliative therapy for the treatment of unresectable pancreatic and biliary tract carcinomas (the 2nd trial in non-resectable patients). Gan To Kagaku Ryoho 1996; 23:707–714.

Takada T, Nimura Y, Katoh H, Nagakawa T, Nakayama T, Matsushiro T, Amano H, Wada K: Prospective randomized trial of 5-fluorouracil, doxorubicin, and mitomycin C for non-resectable pancreatic and biliary carcinoma: Multicenter randomized trial. Hepatogastroenterology 1998;45: 2020–2026.

Taylor OM, Benson EA, McMahon MJ (The Yorkshire Gastrointestinal Tumour Group): Clinical trial of tamoxifen in patients with irresectable pancreatic adenocarcinoma. Br J Surg 1993;80:384–386.

Terruzzi V, Comin U, De Grazia F, Toti GL, Zambelli A, Beretta S, Minoli G: Prospective randomized trial comparing Tannenbaum teflon and standard polyethylene stents in distal malignant biliary stenosis. Gastrointest Endosc 2000;51:23–27.

Topham C, Glees J, Coombes RC: Comparison of single-agent epirubicin and 5-fluorouracil/epirubicin/mitomycin in patients with advanced adenocarcinoma of the pancreas. Oncology 1993;14:78–80.

Von Hoff DD, Goodwin AL, Garcia L (The San Antonio Drug Development Team): Advances in the treatment of patients with pancreatic cancer: Improvement in symptoms and survival time. Br J Cancer 1998;78:9–13.

Wagner HJ, Vakil N, Knyrim K: Improved biliary stenting using a balloon catheter and the combined technique for difficult stenoses. Gastrointest Endosc 1993;39:688–693.

Wils JA, Kok T, Wagener DJ, Selleslags J, Duez N: Activity of cisplatin in adenocarcinoma of the pancreas. Eur J Cancer 1993;29A:203–204.

Metaanalysen

Bansal P, Sonnenberg A: Comorbid occurrence of cholelithiasis and gastrointestinal cancer. Eur J Gastroenterol Hepatol 1996;8:985–988.

Calvert GM, Ward E, Schnorr TM, Fine LJ: Cancer risks among workers exposed to metalworking fluids: A systematic review. Am J Ind Med 1998;33:282–292.

Collins JJ, Esmen NA, Hall TA: A review and meta-analysis of formaldehyde exposure and pancreatic cancer. Am J Ind Med 2001;39:336–345.

Darby SC, Whitley E, Howe GR, Hutchings SJ, Kusiak RA, Lubin JH, Morrison HI, Tirmarche M, Tomasek L, Radford EP, et al: Radon and cancers other than lung cancer in underground miners: A collaborative analysis of 11 studies. J Natl Cancer Inst 1995;87:378–384.

Eisenberg E, Carr DB, Chalmers TC: Neurolytic celiac plexus block for treatment of cancer pain: A meta-analysis. Anesth Analg 1995;80:290–295.

Everhart J, Wright D: Diabetes mellitus as a risk factor for pancreatic cancer. A meta-analysis. JAMA 1995;273:1605–1609.

Fietkau R, Sauer R: Future prospects of radiotherapy in pancreatic cancer. Eur J Surg Oncol 1991;17:201–210.

Madajewicz S, Avvento L: Clinical trials with 5-fluorouracil, folinic acid and cisplatin in patients with gastrointestinal malignancies. J Chemother 1990;2(suppl 1):33–37.

Ojajarvi A, Partanen T, Ahlbom A, Boffetta P, Hakulinen T, Jourenkova N, Kauppinen T, Kogevinas M, Vainio H, Weiderpass E, Wesseling C: Risk of pancreatic cancer in workers exposed to chlorinated hydrocarbon solvents and related compounds: A meta-analysis. Am J Epidemiol 2001; 153:841–850.

Ojajarvi IA, Partanen TJ, Ahlbom A, Boffetta P, Hakulinen T, Jourenkova N, Kauppinen TP, Kogevinas M, Porta M, Vainio HU, Weiderpass E, Wesseling CH: Occupational exposures and pancreatic cancer: A meta-analysis. Occup Environ Med 2000;57:316–324.

Saleh MM, Norregaard P, Jorgensen HL, Andersen PK, Matzen P: Preoperative endoscopic stent placement before pancreaticoduodenectomy: A meta-analysis of the effect on morbidity and mortality. Gastrointest Endosc 2002;56:529–534.

Schwartz GG, Reis IM: Is cadmium a cause of human pancreatic cancer? Cancer Epidemiol Biomarkers Prev 2000;9:139–145.

Shore RE, Gardner MJ, Pannett B: Ethylene oxide: An assessment of the epidemiological evidence on carcinogenicity. Br J Ind Med 1993;50:971–997.

Terwee CB, Nieveen Van Dijkum EJ, Gouma DJ, Bakkevold KE, Klinkenbijl JH, Wade TP, van Wagensveld BA, Wong A, van der Meulen JH (Triple-P Study Group): Pooling of prognostic studies in cancer of the pancreatic head and periampullary region: The Triple-P Study. Eur J Surg 2000;166:706–712.

Taylor MC, McLeod RS, Langer B: Biliary stenting versus bypass surgery for the palliation of malignant distal bile duct obstruction: A meta-analysis. Liver Transpl 2000;6:302–308.

Praktische Leitlinien

American Gastroenterological Association (AGA) Medical Position Statement: Epidemiology, diagnosis, and treatment of pancreatic ductal adenocarcinoma. Gastroenterology 1999;117:1463–1484.

Albores-Saavedra J, Heffess C, Hruban RH, Klimstra D, Longnecker D (The Association of Directors of Anatomic and Surgical Pathology): Recommendations for the reporting of pancreatic specimens containing malignant tumors. Am J Clin Pathol 1999;111:304–307.

Compton CC (Cancer Committee of the College of American Pathologists): Protocol for the examination of specimens from patients with endocrine tumors of the pancreas, including those with mixed endocrine and acinar cell differentiation: A basis for checklists. Arch Pathol Lab Med 2000;124:30–36.

DiMagno EP, Reber HA, Tempero MA (American Gastroenterological Association): AGA technical review on the epidemiology, diagnosis, and treatment of pancreatic ductal adenocarcinoma. Gastroenterology 1999;117:1464–1484.

Evans DB, Jessup JM, Colacchio T (Pancreatic Cancer Practice Guideline Committee): Pancreatic cancer surgical practice guidelines. Oncology (Huntingt) 1997;11:1074–1079.

Patient Care Committee of the Society for Surgery of the Alimentary Tract (SSAT): Surgical treatment of pancreatic cancer. J Gastrointest Surg 1999;3:208–209.

Raedsch R, Sauerbruch T: Use of ERCP in suspected bile duct and pancreatic cancer. Z Gastroenterol 1992;30:765–769.

Sonstiges

Baczako K, Büchler M, Beger HG, Kirkpatrick J, Haferkamp O: Morphogenesis and possible precursor lesions of invasive carcinoma of the papilla of Vater: Epithelial dysplasia and adenoma. Hum Pathol 1985;16:305–310.

Beger HG, Bittner R (Hrsg). Das Pankreaskarzinom. Frühdiagnostisches und therapeutisches Dilemma. Berlin, Springer, 1985.

Beger HG, Büchler M, Schulz G, Reisfeld R (eds): Cancer Therapy. Heidelberg, Springer, 1989.

Büchler M, Friess H, Malfertheiner P, Schultheiss KH, Muhrer KH, Kraemer HP, Beger HG: Studies of pancreatic cancer utilizing monoclonal antibodies. Int J Pancreatol 1990; 7:151–157.

Büchler M, Malfertheiner P, Baczako K, Krautzberger W, Beger HG: A metastatic mixed endocrine-neurogenic tumor of the ampulla of Vater with multiple endocrine immunoreaction-malignant paraganglioma? Digestion 1985;31:54–59.

Büchler M, Malfertheiner P, Baczako K, Merkle P, Beger HG: Aspects of morphogenesis in carcinoma of the ampulla of Vater. Dig Surg 1986;3:15–20.

Büchler M, Rampf W, Baczako K, Lobeck H, Merkle P, Bittner R, Krautzberger W, Beger HG: Klinik und Feinstruktur des Papillenkarzinoms unter besonderer Berücksichtigung der morphologischen Karzinogenese. Dt Med Wschr 1984; 109:1629–1634.

Casey G, Yamanaka Y, Friess H, Kobrin MS, Lopez ME, Büchler M, Beger HG, Korc M: p53 mutations are common in pancreatic cancer and are absent in chronic pancreatitis. Cancer Lett 1993;69:151–160.

Friess H, Büchler M, Auerbach B, Weber A, Malfertheiner P, Hammer K, Madry N, Greiner S, Bosslet K, Beger HG: CA 494 – a new tumor marker for the diagnosis of pancreatic cancer. Int J Cancer 1993;53:759–763.

Friess H, Büchler M, Kiesel L, Krüger M, Beger HG: LH-RH receptors in the human pancreas. Basis for antihormonal treatment in ductal carcinoma of the pancreas. Int J Pancreatol 1991;10:151–159.

Friess H, Büchler M, Krüger M, Beger HG: Treatment of duct carcinoma of the pancreas with the LH-RH analogue buserelin. Pancreas 1992;7:516–521.

Korc M, Chandrasekar B, Yamanaka Y, Friess H, Büchler M, Beger HG: Overexpression of epidermal growth factor receptor in human pancreatic cancer is associated with concomitant increases in the levels of epidermal growth factor and transforming growth factor alpha. J Clin Invest 1992;90:1352–1360.

Kübel R, Büchler M, Baczako K, Beger HG: Immunhistochemie beim Pankreaskarzinom mit neuen monoklonalen Antikörpern. Langenbecks Arch Chir 1987;371:243–252.

Lygidakis NJ, Tytgat GNJ (eds): Hepatobiliary and Pancreatic Malignancies. Stuttgart, Thieme, 1989.

Neoptolemos JP, Lemoine NR (eds): Pancreatic Cancer, Molecular and Clinical Advances. Oxford, Blackwell Science, 1995.

Safi F, Beger HG, Bittner R, Büchler M, Krautzberger W: CA 19-9 and pancreatic adenocarcinoma. Cancer 1986;57: 779–783.

Safi F, Büchler M, Schenkluhn B, Beger HG: Diagnostische Wertigkeit des Tumormarkers CA 19-9 beim Pankreaskarzinom. Dt Med Wschr 1984;109:1869–1873.

Takasaki H, Tempero MA, Uchida E, Büchler M, Ness MJ, Burnett DA, Metzgar RS, Colcher D, Schlom J, Pour PM: Comparative studies on the expression of tumor-associated glycoprotein (TAG 72), CA 19-9 and DU-PAN-2 in normal, benign and malignant pancreatic tissue. Int J Cancer 1988;42:681–686.

Chirurgie

Randomisierte kontrollierte Studien

Bakkevold KE, Kambestad B: Morbidity and mortality after radical and palliative pancreatic cancer surgery. Risk factors influencing the short-term results. Ann Surg 1993;217: 356–368.

Bassi C, Falconi M, Lombardi D, Briani G, Vesentini S, Camboni MG, Pederzoli P: Prophylaxis of complications after pancreatic surgery: Results of a multicenter trial in Italy. Digestion 1994;55:41–47.

Berman RS, Harrison LE, Pearlstone DB, Burt M, Brennan MF: Growth hormone, alone and in combination with insulin, increases whole body and skeletal muscle protein kinetics in cancer patients after surgery. Ann Surg 1999;229:1–10.

Bloechle C, Busch C, Tesch C, Nicolas V, Binmoeller KF, Soehendra N, Izbicki JR: Prospective randomized study of drainage and resection on non-occlusive segmental portal hypertension in chronic pancreatitis. Br J Surg 1997;84: 477–482.

Braga M, Gianotti L, Vignali A, Cestari A, Bisagni P, Di Carlo V: Artificial nutrition after major abdominal surgery: Impact of route of administration and composition of the diet. Crit Care Med 1998;26:24–30.

Braga M, Vignali A, Gianotti L, Cestari A, Profili M, Di Carlo V: Benefits of early postoperative enteral feeding in cancer patients. Infusionsther Transfusionsmed 1995;22:280–284.

Braga M, Vignali A, Gianotti L, Cestari A, Profili M, Di Carlo VD: Immune and nutritional effects of early enteral nutrition after major abdominal operations. Eur J Surg 1996; 162:105–112.

Brennan MF, Pisters PW, Posner M, Quesada O, Shike M: A prospective randomized trial of total parenteral nutrition after major pancreatic resection for malignancy. Ann Surg 1994;220:436–441.

Büchler M, Friess H, Klempa I, Hermanek P, Sulkowski U, Becker H, Schafmayer A, Baca I, Lorenz D, Meister R, et al: Role of octreotide in the prevention of postoperative complications following pancreatic resection. Am J Surg 1992; 163:125–130.

Büchler M, Friess H, Muller MW, Wheatley AM, Beger HG: Randomized trial of duodenum-preserving pancreatic head resection versus pylorus-preserving Whipple in chronic pancreatitis. Am J Surg 1995;169:65–69.

Chou FF, Sheen-Chen SM, Chen YS, Chen MC, Chen CL: Postoperative morbidity and mortality of pancreaticoduodenectomy for periampullary cancer. Eur J Surg 1996; 162:477–481.

D'Andrea AA, Costantino V, Sperti C, Pedrazzoli S: Human fibrin sealant in pancreatic surgery: It is useful in preventing fistulas? A prospective randomized study. Ital J Gastroenterol 1994;26:283–286.

Di Carlo V, Gianotti L, Balzano G, Zerbi A, Braga M: Complications of pancreatic surgery and the role of perioperative nutrition. Dig Surg 1999;16:320–326.

Imrie CW: Complications of pancreatic resection reduced by somatostatin. Hepatobiliary Surg 1993;7:92–93.

Izbicki JR, Bloechle C, Broering DC, Knoefel WT, Kuechler T, Broelsch CE: Extended drainage versus resection in surgery for chronic pancreatitis: A prospective randomized trial comparing the longitudinal pancreaticojejunostomy combined with local pancreatic head excision with the pylorus-preserving pancreatoduodenectomy. Ann Surg 1998; 228: 771–779.

Izbicki JR, Bloechle C, Knoefel WT, Kuechler T, Binmoeller KF, Broelsch CE: Duodenum-preserving resection of the head of the pancreas in chronic pancreatitis. A prospective, randomized trial. Ann Surg 1995;221:350–358.

Izbicki JR, Bloechle C, Knoefel WT, Kuechler T, Binmoeller KF, Soehendra N, Broelsch CE: Drainage versus resection in surgical therapy of chronic pancreatitis of the head of the pancreas: A randomized study. Chirurg 1997;68:369–377.

Izbicki JR, Knoefel WT, Bloechle C, Kuechler T, Kuhn R, Limmer JC, Broelsch CE: The status of duodenum-preserving resection of the head of the pancreas in therapy of chronic pancreatitis. Zentralbl Chir 1995;120:298–305.

Johnstone PA, Sindelar WF: Lymph node involvement and pancreatic resection: Correlation with prognosis and local disea-se control in a clinical trial. Pancreas 1993;8:535–539.

Klempa I, Spatny M, Menzel J, Baca I, Nustede R, Stockmann F, Arnold W: Pancreatic function and quality of life after resection of the head of the pancreas in chronic pancreatitis. A prospective, randomized comparative study after duodenum preserving resection of the head of the pancreas versus Whipple's operation. Chirurg 1995;66:350–359.

Lai EC, Mok FP, Fan ST, Lo CM, Chu KM, Liu CL, Wong J: Preoperative endoscopic drainage for malignant obstructive jaundice. Br J Surg 1994;81:1195–1198.

Lillemoe KD, Cameron JL, Hardacre JM, Sohn TA, Sauter PK, Coleman J, Pitt HA, Yeo CJ: Is prophylactic gastrojejunostomy indicated for unresectable periampullary cancer? A prospective randomized trial. Ann Surg 1999;230:322–328.

Lin PW, Lin YJ: Prospective randomized comparison between pylorus-preserving and standard pancreaticoduodenectomy. Br J Surg 1999;86:603–607.

Lygidakis NJ, Spentzouris N, Theodoracopoulos M, Dedemadi G, Gemos K, Kyriakou A: Pancreatic resection for pancreatic carcinoma combined with neo- and adjuvant locoregional targeting immuno-chemotherapy – A prospective randomized study. Hepatogastroenterology 1998;45:396–403.

Montorsi M, Zago M, Mosca F, Capussotti L, Zotti E, Ribotta G, Fegiz G, Fissi S, Roviaro G, Peracchia A, et al: Efficacy of octreotide in the prevention of pancreatic fistula after elective pancreatic resections: A prospective, controlled, randomized clinical trial. Surgery 1995;117:26–31.

Nealon WH, Thompson JC: Progressive loss of pancreatic function in chronic pancreatitis is delayed by main pancreatic duct decompression. A longitudinal prospective analysis of the modified Puestow procedure. Ann Surg 1993;217: 458–466.

Nieveen van Dijkum EJ, Romijn MG, Terwee CB, de Wit LT, van der Meulen JH, Lameris HS, Rauws EA, Obertop H, van Eyck CH, Bossuyt PM, Gouma DJ: Laparoscopic staging and subsequent palliation in patients with peripancreatic carcinoma. Ann Surg 2003;237:66–73.

Pederzoli P, Bassi C, Falconi M, Camboni MG: Efficacy of octreotide in the prevention of complications of elective pancreatic surgery. Br J Surg 1994;81:265–269.

Pedrazzoli S, DiCarlo V, Dionigi R, Mosca F, Pederzoli P, Pasquali C, Kloppel G, Dhaene K, Michelassi F (Lymphadenectomy Study Group): Standard versus extended lymphadenectomy associated with pancreatoduodenectomy in the surgical treatment of adenocarcinoma of the head of the pancreas: A multicenter, prospective, randomized study. Ann Surg 1998;228:508–517.

Reissman P, Perry Y, Cuenca A, Bloom A, Eid A, Shiloni E, Rivkind A, Durst A: Pancreaticojejunostomy versus controlled pancreaticocutaneous fistula in pancreaticoduodenectomy for periampullary carcinoma. Am J Surg 1995;169:585–588.

Reynolds JV, Kanwar S, Welsh FK, Windsor AC, Murchan P, Barclay GR, Guillou PJ: 1997 Harry M. Vars Research Award: Does the route of feeding modify gut barrier function and clinical outcome in patients after major upper gastrointestinal surgery? J Parenter Enteral Nutr 1997;21:196–201.

Seiler CA, Wagner M, Sadowski C, Kulli C, Büchler M: Randomized prospective trial of pylorus-preserving vs. classic duodenopancreatectomy (Whipple procedure): Initial clinical results. J Gastrointest Surg 2000;4:443–452.

Suc B, Msika S, Fingerhut A, Fourtanier G, Hay JM, Holmieres F, Sastre B, Fagniez PL: Temporary fibrin glue occlusion of the main pancreatic duct in the prevention of intra-abdominal complications after pancreatic resection: Prospective randomized trial. Ann Surg 2003;237:57–65.

Takano S, Ito Y, Watanabe Y, Yokoyama T, Kubota N, Iwai S: Pancreaticojejunostomy versus pancreaticogastrostomy in reconstruction following pancreaticoduodenectomy. Br J Surg 2000;87:423–427.

Tran K, Van Eijck C, Di Carlo V, Hop WC, Zerbi A, Balzano G, Jeekel H: Occlusion of the pancreatic duct versus pancreaticojejunostomy: A prospective randomized trial. Ann Surg 2002;236:422–428; discussion 428.

Tulassay Z, Flautner L, Fehervari I, Sandor Z, Nemeth J. Somatostatin in the prevention of postoperative increase of pancreatic enzyme after pancreatic surgery. Orv Hetil 1992;133:777–780.

Tulassay Z, Flautner L, Sandor Z, Fehervari I: Perioperative use of somatostatin in pancreatic surgery. Acta Biomed Ateneo Parmense 1993;64:205–211.

Van Berge Henegouwen MI, Akkermans LM, van Gulik TM, Masclee AA, Moojen TM, Obertop H, Gouma DJ: Prospective, randomized trial on the effect of cyclic versus continuous enteral nutrition on postoperative gastric function after pylorus-preserving pancreatoduodenectomy. Ann Surg 1997;226:677–685.

Wenger FA, Jacobi CA, Haubold K, Zieren HU, Muller JM: Gastrointestinal quality of life after duodenopancreatectomy in pancreatic carcinoma. Preliminary results of a prospective randomized study: Pancreatoduodenectomy or pylorus-preserving pancreatoduodenectomy. Chirurg 1999;70:1454–1459.

Yeo CJ, Cameron JL, Lillemoe KD, Sauter PK, Coleman J, Sohn TA, Campbell KA, Choti MA: Does prophylactic octreotide decrease the rates of pancreatic fistula and other complications after pancreaticoduodenectomy? Results of a prospective randomized placebo-controlled trial. Ann Surg 2000; 232:419–429.

Yeo CJ,Cameron JL, Lillemoe KD, Sohn TA, Campbell KA, Sauter PK, Colleman J, Abrams RA, Hruban RH: Pancreaticoduodenectomy with or without distal gastrectomy and extended retroperitoneal lymphadenectomy for periampullary adenocarcinoma. Part 2: Randomized controlled trial evaluating survival, morbidity and mortality. Ann Surg 2002;236:355–366; discussion 366–368.

Metaanalysen

Bartoli FG, Arnone GB, Ravera G, Bachi V: Pancreatic fistula and relative mortality in malignant disease after pancreaticoduodenectomy. Review and statistical meta-analysis regarding 15 years of literature. Anticancer Res 1991;11: 1831–1848.

Levraut J, Jambou P, Grimaud D: Effect of postoperative complications on nutritional status: Therapeutic consequences. Ann Fr Anesth Reanim 1995;2:66–74.

Malfertheiner P, Büchler M: Indications for endoscopic or surgical therapy in chronic pancreatitis. Endoscopy 1991;23: 185–190.

Schwarz A, Schlosser W, Schoenberg MH, Beger HG: Is a Whipple operation in chronic pancreatitis still a current procedure? Z Gastroenterol 1999;37:241–248.

Sonstiges

Beger HG, Büchler M: Duodenum-preserving resection of the head of the pancreas in chronic pancreatitis with inflammatory mass in the head. World J Surg 1990;14:83–87.

Beger HG, Büchler M, Bittner R, Block S, Nevalainen T, Roscher R: Necrosectomy and postoperative local lavage in necrotizing pancreatitis. Br J Surg 1988;75:207–212.
Beger HG, Büchler M, Bittner R, Oettinger W, Roscher R: Duodenum-preserving resection of the head of the pancreas in severe chronic pancreatitis – Early and late results. Ann Surg 1989;209:273–278.
Beger HG, Büchler M, Malfertheiner P (eds): Standards in Pancreatic Surgery. Heidelberg, Springer, 1993.
Beger HG, Krautzberger W, Bittner R, Block S, Büchler M: Results of surgical treatment of necrotizing pancreatitis. World J Surg 1985;9:972–979.
Beger HG, Krautzberger W, Bittner R, Büchler M: Duodenum-preserving resection of the head of the pancreas in patients with severe chronic pancreatitis. Surgery 1985;97:467–473.
Bittner R, Block S, Büchler M, Beger HG: Pancreatic abscess and infected pancreatic necrosis: Different local septic complications in acute pancreatitis. Dig Dis 1987;32:1082–1087.
Bradley EL: Management of infected pancreatic necrosis by open drainage. Ann Surg 1987;206:542–550.
Büchler M, Friess H, Klempa I, Hermanek P, Sulkowski U, Becker H, Schafmayer A, Baca I, Lorenz D, Meister R, Beger HG: Role of octreotide in the prevention of postoperative complications following pancreatic resection. Am J Surg 1992;163:125–131.
Büchler M, Halter F, Uhl W (eds): Pancreatic Diseases: New Horizons in Digestive Surgery. Basel, Karger, 1994, pp 132–468.
Cameron JL (ed): The Surgical Clinics of North America. The Pancreatic Neoplasms. Philadelphia, Saunders, 1995.
Encke A (Hrsg): Breitner Chirurgische Operationslehre, vol 5: Chirurgie des Abdomens, Teil 3, Leber, Galle, Pankreas und Milz. München, Urban & Schwarzenberg, 1992.
Frey CF, Bradley EL, Beger HG: Progress in acute pancreatitis. Surg Gynecol Obstet 1988;176:282–286.
Gerzof SG, Robbins AJ, Johnson WC, Birkett DH, Nabseth DC: Percutaneous catheter drainage of abdominal abscess: A five year experience. N Engl J Med 1981;305:653–657.
Gloor B, Friess H, Uhl W, Büchler MW: A modified technique of the Beger and Frey procedure in patients with chronic pancreatitis. Dig Surg 2001;18:21–25.
Groth CG: Pancreatic Transplantation. Philadelphia, Saunders, 1988.
Hollender LF, Peiper HP (Hrsg): Die Praxis der Chirurgie: Pankreaschirurgie. Berlin, Springer, 1988.
Howard JM, Jordan EL, Reber HA (eds): Surgical Diseases of the Pancreas. Philadelphia, Lea & Febiger, 1987.
Koretz RL: Comparing apples with apples. Gastroenterology 1998;115:1299–1301.
Larvin M, Chalmers AG, Robinson PJ, McMahon MJ: Debridement and closed cavity irrigation for the treatment of pancreatic necrosis. Br J Surg 1989;76:465–471.
Leger L, Chiche B, Ghouti A, Lovel A: Pancréatities aiguës, nécrose capsulaire superficielle et atteinte parenchymateuse. J Chir (Paris) 1978;115:65–70.
McCarthy MC, Dickermann RM: Surgical management of severe acute pancreatitis. Arch Surg 1982;117:476–480.
Mayer AD, McMahon MJ, Corfield AP, Cooper MJ, Williamson RCNM, Chir M: Controlled clinical trial of peritoneal lavage for the treatment of severe acute pancreatitis. N Engl J Med 1985;312:399–404.
Sarr MH, Nagorney DM, Much P, et al: Acute necrotizing pancreatitis: Management by planned, staged pancreatic necrosectomy/debridement and delayed primary wound closure over drains. Br J Surg 1991;78:576–581.
Thayer SP, Fernandez-del Castillo C, Balcom JH, Warshaw AL: Complete dorsal pancreatectomy with preservation of the ventral pancreas: A new surgical technique. Surgery 2002; 131:577–580.
Trede M, Carter DC (eds): Surgery of the Pancreas. Edinburgh, Churchill Livingstone, 1993.
Van Sonnenberg E, Wing VW, Casola G: Temporizing effect of percutaneous drainage of complicated abscesses in critically ill patients. Am J Radiol 1984;142:821–826.
Wall AJ: Peritoneal dialysis in the treatment of severe acute pancreatitis. Med J Aust 1965;2:281–287.
Warshaw AL, Jin G: Improved survival in 45 patients with pancreatic abscess. Ann Surg 1985;202:408–417.

Allgemein

Beger HG, Büchler M, Goebell H, Singer MV (Hrsg): Regulation der Bauchspeicheldrüse durch den Gastrointestinaltrakt. Z Gastroenterol 1989(suppl).
Beger HG, Warshaw AL, Büchler M, Carr-Locke DL, Neoptolemos JP, Russell C, Sarr MG (eds): The Pancreas. Oxford, Blackwell Science, 1998.
Büchler M, Uhl W, Friess H, Malfertheiner P (eds): Acute Pancreatitis. Novel Concepts in Biology and Therapy. Berlin, Blackwell Science, 1999.
Carter DC, Warshaw AL (eds): Pancreatitis. Clin Surg Int 1989; 16:(suppl).
Freeny PC (ed): The Radiologic Clinics of North America, vol 27. Philadelphia, Saunders, 1989, p 1.
Fujita T (ed): Endocrine Gut and Pancreas. Amsterdam, Elsevier, 1975.
Go VLW (ed): The Exocrine Pancreas. Biology, Pathobiology and Diseases. New York, Raven Press, 1986.
Gyr KE, Singer MV, Sarles H (eds): Pancreatitis. Concepts and Classification. Amsterdam, Excerpta Medica, 1984.

Johnson CD, Imrie CW (eds): Pancreatic Diseases. Progress and Prospects. London, Springer, 1991.
Johnson CR (ed): Physiology of the Gastrointestinal Tract, vol 1 + 2, ed 2. New York, Raven Press, 1987.
Kozuschek W, Paquet K-J (Hrsg): Pankreas-Diagnostik, Therapie. Basel, Karger, 1992.
Lankisch PG, Büchler M, Mössner J, Müller-Lissner S (Hrsg): Pankreatitisfibel. Berlin, Springer, 1993.
Lygidakis NJ, Makunchi M, Hai Y, Riemann JF (eds): Pitfalls and Complications in the Diagnosis and Management of Hepatobiliary and Pancreatic Diseases. Stuttgart, Thieme, 1993.
Malfertheiner P, Ditschuneit H (eds): Diagnostic Procedures in Pancreatic Diseases. Berlin, Springer, 1986.
Mössner J, Adler G, Fölsch UR, Singer MV (Hrsg): Erkrankungen des exkretorischen Pankreas. Jena, Fischer, 1995.
Neoptolemos JP, Lemoine NR (eds): Pancreatic Cancer. Molecular and Clinical Advances. Oxford, Blackwell Science, 1996.
Pederzoli P (ed): Pancreatic Fistulas. Berlin, Springer, 1992.
Pott G, Adolph L, Clemens M, Müller K-M (Hrsg): Krankheiten des exokrinen Pankreas. Stuttgart, Schattauer, 1984.
Pott G, Schrameyer B (Hrsg): ERCP-Atlas. Stuttgart, Schattauer, 1989.
Reber HA (ed): The Pancreas. The Surgical Clinics of North America, vol 69, No. 3. Philadelphia, Saunders, 1989.
Squifflet J-P (ed): Pancreas Transplantation: Experimental and Clinical Studies. Basel, Karger, 1990.
Steinberg WM (ed): Disorders of the Pancreas. Gastroenterology Clinics of North America. Philadelphia, Saunders, 1990.
Strohmeyer G, Niederau C (Hrsg): Neue Möglichkeiten in der Diagnostik und Therapie von Pankreaserkrankungen. Braunschweig, Friedrich Borek, 1990.
Sulkowski U (Hrsg): Aktuelle Aspekte der Pankreatologie. München, Marseille Verlag, 1995.
Sulkowski U, Meyer J (Hrsg): Erkrankungen des Pankreas. Diagnostik und Therapie. Köln, Deutscher Ärzte-Verlag, 1991.

Internetadressen

www.adp-dormagen.de
www.chirurgieinfo.com
www.diabetes-world.net
www.elis-stiftung.de
www.med.uni-heidelberg.de
www.pancreas-help.com
www.pancreasweb.com
www.pankreasinfo.com
www.swiss-magen-darm.com
www.swiss-pancreas.ch

Sachregister

Akute Pankreatitis

Chronische Pankreatitis

Tumore des Pankreas

Anhang